Bernadette Schwienbacher

Wenn Körper und Seele zueinander finden

Liebe Sabrina,

möge Gesundheit

Deine ständige

Begleiterin sein!

Bernadette

Schwienbacher

BERNADETTE SCHWIENBACHER

Wenn Körper & Seele zueinander finden

Altes Heil- und Lebenswissen aus den Südtiroler Bergen

UNTER MITARBEIT VON
DIANE ZILLIGES

INTEGRAL

Die in diesem Buch vorgestellten Informationen und Empfehlungen sind nach bestem Wissen und Gewissen geprüft. Dennoch übernehmen die Autorin und der Verlag keinerlei Haftung für Schäden irgendwelcher Art, die sich direkt oder indirekt aus dem Gebrauch der hier beschriebenen Anwendungen ergeben. Bitte nehmen Sie im Zweifelsfall beziehungsweise bei ernsthaften Beschwerden immer professionelle Diagnose und Therapie durch ärztliche oder naturheilkundliche Hilfe in Anspruch.

MIX
Papier aus verantwortungsvollen Quellen
FSC® C014496
FSC www.fsc.org

Verlagsgruppe Random House FSC® N001967

Integral Verlag
Integral ist ein Verlag der Verlagsgruppe Random House GmbH.

ISBN 978-3-7787-9260-5

Dritte Auflage

Redaktion: Martina Darga
Einbandgestaltung: Guter Punkt, München
Coverfoto: Berge: © istock / thinkstock, Wiese und Blumen:
© by Paul / shutterstock, Hütte: © privat
Satz: EDV-Fotosatz Huber/Verlagsservice G. Pfeifer, Germering
Druck und Bindung: GGP Media GmbH, Pößneck

www.integral-verlag.de

Inhalt

Vorwort

Wenn Körper und Seele zueinander finden – als Kind hätte ich mir nicht vorstellen können, dass beide je getrennt sein könnten. Damals war alles am richtigen Platz, alles beieinander. Ich erinnere mich beispielsweise daran, wie gern ich mit meinen Geschwistern im Frühjahr mit Vaters Fernglas zur anderen Talseite hinübergeschaut habe, wo eine Fuchsmutter die ersten Male mit ihren Jungen vor den Bau ging. Jedes Jahr gab es dieses Schauspiel: Sie tobte mit den Kleinen herum, ausgelassen purzelten sie übereinander. Mal vorsichtig und mal wild erkundeten sie die Welt. Eine kleine Welt, die in den Ausschnitt passte, den uns das Fernglas heranholte. Weiter weg gingen sie nicht. Mich beeindruckte es, dass sie mit diesem kleinen Stückchen Welt zufrieden, ja geradezu glücklich waren. Dass sie dort alles fanden, was sie brauchten. Letztlich ging es mir selbst ja nicht anders.

Ich bin auf eine Weise aufgewachsen, die vielen heute sehr fremd erscheint und doch tiefe Sehnsüchte nach einem »guten Leben« in ihnen weckt. Auf unserem Bergbauernhof im Südtiroler Ultental haben wir uns in beinahe allen Belangen von Nahrung, Kleidung und Gebrauchsgütern selbst versorgt. Wir lebten in einem intakten Familienverband und mit einem innigen Bezug zur Natur als nährender Mutter und kundiger Heilerin. Gemeinschaft war für uns selbstverständlich und sie war auch notwendig. Wie meine vierzehn Geschwister habe auch ich von klein auf mitgearbeitet. Es waren die Natur und der eigene Fleiß, die alles hervorbrachten, was die Familie zum Leben brauchte. Geredet wurde nicht viel, und wenn es eine Verletzung oder eine Krankheit gab, wusste man, dass der Mensch sich selbst helfen musste und konnte: durch Beten, Handauflegen oder die Kräuter von den umliegenden Wiesen oder Berghöhen. Es war ein Leben mit festen Wurzeln, im klaren Rhythmus der Natur.

Die Zeit blieb allerdings nicht stehen. So vieles veränderte sich. Als junge Erwachsene zog ich hinaus aus dem Tal meiner behüteten Kindheit, erlernte verschiedene Berufe und ging nach und nach meinen eigenen Weg. Einige gesundheitliche Krisen brachten mich dazu, mein Heilwissen stetig weiterzuentwickeln. So vertiefte ich meine von der Mutter erlernten Kenntnisse über die Kräuter, absolvierte die Ausbildung zur Heilpraktikerin, erlernte das psychotherapeutische Arbeiten und einige spirituelle Heilmethoden, die ich seither auch an Klienten und Seminarteilnehmer weitergebe.

Mein ganzes Leben lang habe ich mich mit der Frage beschäftigt, was uns Menschen heil werden, heil sein lässt. Das ließ mich schließlich die Lebensweise meiner Kindheit in einem neuen Licht betrachten. Denn in ihr findet sich vieles, was dem modernen Menschen neue Wurzeln, neue Kraft und wahre Heilung geben kann. Wir können heute das Alte mit dem Neuen verbinden, Traditionen des Heilens und des achtsamen Seins mit zahlreichen modernen Heiltechniken und Gesundheitsübungen.

Mit diesem Buch möchte ich die reichen Schätze, die mir zugänglich wurden, an alle weitergeben, die das Gefühl haben, wieder zu einer natürlichen Basis, zum »richtigen Leben« finden zu wollen. Und genauso an alle, die ihren Alltag um etwas traditionelles (Heil-)Wissen bereichern wollen.

Ich möchte dabei ein wenig von der früheren bäuerlichen Welt erzählen und hoffe, dass Ihnen dadurch deutlich wird, was uns heute wesentlich fehlt und was wir aber durchaus wiedererlangen können: eine selbstverständliche und fühlbare Verbindung zur Erde sowie Zutrauen in die eigenen, ganz natürlich in uns angelegten Fähigkeiten.

Auf der Basis dieser veränderten Haltung zum Leben fruchten dann alltagspraktische Hinweise zur Entschleunigung und zur Fokussierung auf das persönlich wirklich Wichtige. Atemtechniken, Übungen des Innehaltens und Betens, kleine Rituale der Gelassenheit – all dies kann den Alltag nach und nach auf heilsame Weise verändern.

Darüber hinaus erwarten Sie hier viele konkrete Tipps und Rezepte für die Gesundheitspflege, die Heilung von Beschwerden mithilfe von Kräutern, Heilerde und Sole. Außerdem möchte ich Ihnen ein paar Rezepte für wohltuende Kosmetik mit den Kräften der Natur weitergeben. All das ist für Naturfreunde ebenso gut nutzbar wie für überzeugte Städter.

Das Beste aus zwei Welten

Es geht mir nicht darum, die alten Zeiten zu verherrlichen. Auch wenn ich mich an eine sehr schöne Kindheit im Einklang mit der Natur, die uns alles schenkte, was wir zum Leben brauchten, erinnere: Jede Zeit hat ihre Herausforderungen und ihre Chancen, ihre hellen und ihre dunkleren Seiten. Ich bin sehr dankbar, dass ich diese Kindheit so erlebt habe und dass ich zugleich all die Möglichkeiten der modernen Welt nutzen konnte, um mich weiterzuentwickeln und mein grundlegendes Interesse an Gesundheit und Heilung immer weiter zu vertiefen. So kann ich die Schätze aus beiden Welten leben, verbinden und anderen Menschen damit helfen: die Tradition meiner Vorfahren auf ihrem Bergbauernhof und die vielen darüber hinausgehenden Heilweisen mit den Kräften der Natur und des Geistes.

In diesem Buch finden Sie vieles von dem über Generationen weitergegebenen Wissen meiner Vorfahren. Ich möchte Ihnen vom bäuerlichen Leben aus der Zeit bis in die 1950er- und 1960er-Jahre erzählen. Ich möchte versuchen, Ihnen neben praktischen Rezepten die grundlegende Lebenshaltung der Menschen damals zu vermitteln, die von großer Ruhe und innerer Gelassenheit getragen war. Zumindest habe ich es in meiner Familie so erleben dürfen.

Auf der anderen Seite möchte ich Ihnen Anregungen geben, die ich aus meiner weiteren Lebenserfahrung entwickelt habe oder bei Weiterbildungen bezüglich verschiedener Heilmethoden lernen durfte. Sie gehören für mich ganz maßgeblich in dieses Buch, denn es ist nicht möglich, ganz und gar zu dieser traditionellen Kultur zurückzukehren. Wir Menschen sind in eine neue und gänzlich andere Phase unserer Entwicklung eingetreten und das Drängen zurück kann aus meiner Sicht nicht die Lösung für unsere Probleme sein. Durchaus aber die Orientierung daran, wie Menschen bestimmte Dinge früher gehandhabt haben, als es viele unserer heutigen Probleme – denken Sie nur an Hektik, Stress und Burn-out – einfach nicht gab. So ist es mir ein Anliegen, eine Brücke zwischen beiden Welten zu schlagen.

Viele der praktischen Anregungen in diesem Buch stammen also nicht von meinen Vorfahren und haben in diesem Sinne nichts mit der Tradition Südtirols zu tun. Die in der alten bäuerlichen Kultur verwurzelten Menschen hätten sie nicht gebraucht, Atemübungen beispielsweise wären für sie nicht nötig gewesen. Manchmal kommt es mir so vor, als wäre ihr gesamter Alltag eine ununterbrochene Übung im gleichmäßigen tiefen Atmen gewesen.

Ihr Sein aus der eigenen Mitte heraus und in Verbundenheit mit etwas Höherem – in diesem Falle Gott, dem Schöpfer – ist uns heute zu großen Teilen verloren gegangen. Wenn wir uns aufmachen, es wiederzufinden, kann uns die Tradition ebenso helfen wie unterschiedliche Methoden des Heilens aus anderen Teilen der Welt oder solche, die erst angesichts der aktuellen Schwierigkeiten entwickelt wurden. So möchte ich Ihnen mit allem, was mir aus meinem geistig-emotionalen Familienerbe und meiner weiteren Entwicklung und Ausbildung zur Verfügung steht, helfen, Körper und Seele wieder zueinanderfinden zu lassen.

Leben im Einklang

Wenn ich als Kind abends im Bett lag, war es meist ganz still. Nur der Bach unten im Tal, vielleicht hundert Meter entfernt von mir, rauschte. Ich liebte dieses Geräusch. Das Wasser, klar und eiskalt, kam von oben aus den Bergen, wo mir jeder Baum und jeder Fels vertraut waren. Wohin es talabwärts weiterfloss, in Richtung von Dörfern und Städten, das wusste ich nicht so genau. Das war nicht mehr meine Welt.

Meine Welt war die Natur. Die Berge und Wälder im und um das Ultental. Und vor allem der Bergbauernhof meiner Familie mit den umliegenden Feldern und den Weiden für meine geliebten Kühe.

Wenn ich abends so dalag, hörte ich auch im Zimmer meine Schwestern leise atmen. In den Räumen nebenan schliefen meine Brüder. Sechzehn Kinder hatte meine Mutter auf die Welt gebracht, jedes Jahr eins, und mit vierzehn Geschwistern wuchs ich auf. Wir gehörten zusammen, wir konnten uns aufeinander verlassen. Ebenso wie auf unsere Eltern, Menschen, die nicht viele Worte machten und die ihr Leben – wie ich heute im Rückblick erkenne – aus einer tiefen inneren Ruhe und in echtem Gottvertrauen lebten.

Die Gemeinschaft der Familie

Wie es früher üblich war, lebten auch bei uns drei oder sogar vier Generationen unter einem Dach oder zumindest auf einem Hof zusammen. Die Älteren, selbst wenn sie den Hof bereits an ihre Nachkommen übergeben hatten, waren wichtige Ratgeber, auf die gehört wurde. Sie waren hoch geachtet. Wenn ein Älterer sprach, waren die anderen still.

Wir Kinder waren immer von Menschen aller Altersstufen umgeben. Von ganz kleinen Geschwistern und solchen, die schon fast erwachsen schienen. Von den Eltern und deren Geschwistern. Von den Großeltern und ihrer gewachsenen Lebensklugheit. Ob beim Arbeiten draußen auf dem Feld oder am Abend beim gemeinsamen Essen – wir waren eine Gemeinschaft. Unser Austausch war das Zentrale. Einen Fernseher hatten wir nicht, nur ein Radio, mit dem ab und an die Nachrichten gehört wurden. Wir selbst und die Natur, das waren die Quellen für Information, Inspiration und Unterhaltung.

Dass meine Eltern oder überhaupt viele Familien der früheren Generationen so viele Kinder hatten, war nicht immer ganz freiwillig. Sicherlich kannten sie es einfach so, denn auch meine Eltern hatten selbst viele Geschwister. Und natürlich liebte man es, in der Familie zu sein und gemeinsam den großen Hof zu bewirtschaften. Man muss dabei aber natürlich auch sehen, dass meine Mutter bald zwanzig Jahre lang ununterbrochen schwanger und/oder stillend war. Für heutige Verhältnisse eine unvorstellbare Leistung. Noch dazu war natürlich von Mutterschutz oder zusätzlicher Haushaltshilfe keinerlei Rede – alles auf dem Hof musste weiter funktionieren und dazu wurde auch die Mutter tagein tagaus gebraucht.

Nachdem ich auf der Welt war, als Kind Nummer sechs, sind meine Eltern zum Pfarrer des Ortes gegangen, weil sie ihm eine wichtige Frage stellen wollten: Wir haben bereits sechs Kinder und das reicht uns. Wäre es in Ordnung, wenn wir uns künftig auch ab und zu begegnen, ohne dass dabei ein Kind entsteht?

Der Pfarrer verbot es – und so kamen noch zehn weitere Kinder. Es war nicht so, dass meine Eltern diesem Pfarrer einfach so gehorchten. Aber sie waren sehr gläubige Menschen und hatten ehrlich Angst, etwas zu tun, was Gott nicht gutheißen würde. Sie hätten sich nicht getraut, einfach so Sex zu haben. Es war ja nicht so, dass sie nicht wussten, wo die Kinder herkommen. Sie wären durchaus in der Lage gewesen, weitere Schwangerschaften zu verhindern. Die aus heutiger Sicht mehr als fragwürdige Moral, nach der eine sexuelle Begegnung ausschließlich dem Zweck der Zeugung eines Kindes dienen dürfe, wurde damals in vielen ländlichen Bereichen noch nicht infrage gestellt. Ich denke, dass es sehr vielen Paaren so gegangen ist. Zum Glück haben die Menschen und hier vor allem die Frauen heute mehr Freiheit und Selbstbestimmtheit.

Meine Eltern liebten ihre Kinder. Sie hatten beim Pfarrer diesen Versuch unternommen – und nun lebten sie das, was eben ihr Weg war. Beide habe ich sie als sehr ausgeglichen erlebt, da war kein Hadern mit den Dingen, wie sie nun einmal waren.

Ein offenes Haus für alle

Der Hof meiner Familie war im Tal durchaus etwas Besonderes. Ich kann mich kaum daran erinnern, dass wir bei anderen zu Gast gewesen wären. Dafür aber waren die Nachbarn von nah und fern ständig bei uns zu Hause. Meine Eltern führten ein sehr offenes Haus. Nicht nur, dass damals ganz selbstverständlich immer alle Türen offen waren, es war auch jeder, der vorbeikam, ohne Frage eingeladen, mit uns zu essen und den guten Wein zu trinken, den mein Vater von einem Freund aus dem Trentino in Holzfässern erhielt. Sehr oft entwickelten sich gerade an den Wochenenden ganz spontane Feiern, die bis tief in die Nacht gingen. Es wurde musiziert und gesungen, getanzt und gelacht. Oft lagen Dutzende Matratzen ausgebreitet auf unserem Dachboden, wo die Gäste schliefen, die es in der Nacht nicht mehr nach Hause geschafft hatten. Nicht selten hatten wir fünfzig oder sechzig Leute zu Gast und meine Eltern versorgten alle mit reichlich Brot, Speck, Wurst, Käse und Wein. Das war ganz selbstverständlich, es war ihnen eine Freude, das zu teilen, was sie hatten.

Wir besaßen einen für das Ultental verhältnismäßig großen Hof und immer gab es bei uns mehr als genug. Dieses Mehr gaben meine Eltern gern an andere weiter. Speicher und Keller waren immer voll. Das Obst, das wir ernteten, Kirschen, Äpfel, Birnen, Zwetschgen, wurde in Gläsern eingekocht. Das Gemüse, Rote Bete, Rettich und Kohl vor allem, musste vor dem ersten Frost aus dem Boden, wir lagerten es im Keller in Sand und konnten bis zur nächsten Ernte im kommenden Jahr davon essen. Ich erinnere mich, dass die Rote Bete nach Monaten noch genauso frisch war wie direkt nach der Ernte. Wir hatten im Winter sogar Salate, da wir sie im Herbst mit der Gabel im Ganzen aus der Erde hoben und so in den Keller legten. Sie hatten ihre Wurzeln und noch ausreichend Erde dabei, sodass sie sich bis ins Frühjahr hinein frisch hielten. Es fehlte uns wirklich an nichts.

Hinzu kam, dass mein Vater im Tal sehr beliebt war. Er hatte in seinem Leben so viel gelernt, so viele Handwerke beherrschte er. Er konnte einfach alles basteln und flicken, weswegen die Leute oft zu ihm kamen. Zeitweise war er auch der Bürgermeister des Ortes, an dessen Rand unser Hof lag. Er war damit ein Zentrum des Tales. Die Gastlichkeit gehörte außerdem zur Tradition unseres Wohnhauses. Schließlich war es auch die allererste Gaststätte im Tal gewesen, das allererste Geschäft gab es ebenfalls in unserem Haus und die allererste Kegelbahn. Restaurant und Geschäft waren zu meiner Zeit schon nicht mehr da, dafür aber die Kegelbahn, auf der auch wir Kinder uns viel und gern mit den Kegeln und Kugeln aus Holz beschäftigten.

In der Erinnerung empfinde ich dieses Zuhause meiner Kindheit als so angenehm und irgendwie kuschelig, dass ich gut verstehen kann, warum wir auch als Heranwachsende kaum eine Veranlassung sahen, von dort wegzugehen. Wir hatten alles, und für uns als Kinder und Jugendliche gab es vor allem genügend Raum, wir selbst zu sein, uns zu erproben und uns zu entfalten. Wenn ich sehe, dass die Jugend heute oftmals die halbe Samstagnacht im Auto verbringt, auf weiten Fahrten von einem Club zum nächsten, dann bin ich froh, dass bei uns damals die besten Partys im Haus stattfanden – entweder mit der ganzen Familie und allen möglichen Nachbarn und Freunden oder in einem Raum im Souterrain, den wir uns als Jugendliche selbst hatten einrichten können, mit Billardtisch und allem, was wir liebten.

Jeder hat seinen Platz

Jeder in der Gemeinschaft, die unsere große Familie darstellte, hatte seinen Platz und konnte mit all den Veränderungen, die er im Laufe der Zeit durchmachte, er selbst sein. Ich kann mich auch nicht daran erinnern, dass Einzelne mal ausgeschlossen wurden. Wir Geschwister hielten zusammen, es gab nur wenig Streit und vor allem keinen Neid und kein Ringen um die Zuneigung der Eltern.

Eine Ausnahme allerdings gab es: Ein jüngerer Bruder war mit sechs oder sieben Jahren mal fast ein Jahr lang im Krankenhaus, teilweise sogar in Venedig. So ein Jahr ist in diesem Alter eine sehr lange Zeit – und als er zurückkam, hatte er unseren deutschsprachigen Dialekt fast vergessen und redete nur noch

Italienisch, was wir aber nicht konnten. Etwas boshaft nannten wir Kinder ihn eine Zeit lang sogar den »Welschen«. Heute ist diese Bezeichnung, glaube ich, nicht mehr so schlimm, damals aber war es durchaus abwertend und auch so gemeint. Dieser Bruder war für eine Zeit wie ein Fremdkörper in der Familie. Es schien so, als würden alle warten, ob und wie er seinen Platz wieder einnehmen kann. Es war das einzige Mal, soweit ich es noch weiß, dass einer von uns ausgeschlossen wurde.

Aber auch bei diesem Bruder änderte sich das schnell, wahrscheinlich vor allem deshalb, weil kurz darauf ein anderer Bruder mit elf Jahren gestorben ist. So war »der Fremde« mit einem Mal kein Thema mehr. Später hatte dieser Junge sogar große Vorteile von seiner Krankenhauszeit: Da er fließend Italienisch konnte, durfte er auf die Oberschule gehen und hatte es dort viel leichter als die anderen Geschwister, die ebenfalls auf diese Schule konnten.

Was mich betrifft, ich habe Italienisch erst als junge Erwachsene gelernt, als ich für eine Zeit in Venedig gearbeitet habe. Lustigerweise gibt es Schulzeugnisse von mir, in denen Noten im Fach Italienisch stehen – ich kann mich aber an keine einzige Unterrichtsstunde und auch keinen Lehrer für dieses Fach erinnern. Wahrscheinlich war es damit genauso wie mit Handarbeit und Sport. Auch dafür stehen in meinen Zeugnissen Noten, und ich bin mir sicher, dass es diesen Unterricht niemals gegeben hat. Doch es musste die Norm erfüllt werden, die das Schulsystem vorgab. Sport hatten wir außerhalb der Schule sowieso genug und auch Handarbeiten oder eher noch handwerkliches Geschick lernten wir auf unserem Hof.

Natur und Tiere als Teil der Gemeinschaft

Das Gemeinschaftsgefühl hörte damals nicht bei den Menschen der Familie und den Nachbarn auf. Die Tiere und die Natur der Umgebung und natürlich auch in der Landwirtschaft gehörten selbstverständlich mit dazu. Nie wäre irgendjemand von uns auf die Idee gekommen, etwas zu tun, was der Natur hätte schaden können. Wir lebten mit ihr und von ihr. Alles, was wir hatten, kam aus der Natur. All die Materialien für unser Haus und die Scheune, das Holz für Tisch, Stuhl und Bett, alles, was gegessen und getrunken wurde, die Kleidung und die Kräuter für den Tee, wenn es einem von uns mal nicht gut ging.

Meine engste Vertraute über viele Jahre war eine Kuh. Sie hieß Sterna und war meine ganze Kindheit über bei uns. Ich wurde immer Berna genannt – und schon die Ähnlichkeit unserer Namen machte uns irgendwie besonders vertraut. Sie war wirklich mein Stern. Wenn es mir mal nicht gut ging, wenn ich Kummer hatte oder verärgert war, ging ich in den Stall. Ich brauchte weder meine Mutter noch meine Geschwister zum Reden oder um mich auszuweinen. Das tat ich nie. Ich ging in den Stall zu den Kühen. Alle Tiere standen dort, und als hätte Sterna schon von der Ferne gemerkt, was mit mir ist, war sie die Einzige, die lag. So konnte ich mich auf ihren Rücken legen und dort einfach die Wärme genießen, ihr weiches Fell spüren und ihren Atem hören. Nach einer Zeit ging es mir besser und ich konnte wieder rausgehen.

Schon in jungen Jahren und bis zu meinem Weggang als junge Frau hatte ich die Aufgabe übernommen, für die Kühe zu sorgen. Das hieß, dass ich jeden Morgen als Erstes in den Stall ging – zum Füttern, zum Melken, zum Ausmisten. Tagsüber waren die Tiere draußen und am Abend mussten sie erneut gemolken werden. Das war immer meine Aufgabe, und es machte mir auch nichts aus, beispielsweise sonntags gegen vier Uhr von der Bergtour zurück sein zu müssen, um für die Kühe zu sorgen.

Heute kann ich verraten, dass ich Sterna heimlich immer etwas mehr vom Zusatzfutter gegeben habe. Wir hatten eine so innige Beziehung, dass ich sie gern verwöhnt habe. Überhaupt ging es allen Kühen in meiner Zeit sehr gut, aber vor allem Sterna hatte eine so außergewöhnliche Milchleistung, dass sie gleich dreimal am Tag gemolken werden musste. Das hieß für mich, dass ich mittags nach der Schule mit einem großen Eimer zu der Weide ging, auf der die Tiere gerade waren. Dort brauchte ich nur einmal ihren Namen zu rufen – und schon kam sie angetrabt, ließ sich melken und ich schleppte den Eimer zurück zum Haus.

Nicht nur die Tiere, auch die Pflanzen gehörten zur Familie. Früher war es für jede Bauernfamilie selbstverständlich, dass vier Baumarten das Haus umgaben. Zunächst ein Holunder, ein im gesamten europäischen Raum als heilig geachteter Strauch. Es gibt sogar den Spruch, dass man vor einem Holunder den Hut ziehen soll. Er gilt als Wohnort guter Geister, auch Frau Holle ist mit ihm verbunden, wie schon der Name zeigt. Man kann seine Blüten in der Küche und zu Heilzwecken verwenden, ebenso im Herbst seine Beeren. Außerdem bietet er Schutz, insbesondere vor schädlicher Strahlung.

Als Zweites war immer eine Birke vorhanden, deren frische Blätter im Frühjahr und deren noch früher gewonnener Saft gut für die Nieren sind. Diesen Saft hat damals jeder gekannt. Bevor der Baum im Frühjahr austreibt, geht er im Stamm nach oben. Man bohrt etwas über dem Boden ein Loch hinein, schiebt dort ein Stückchen halbrundes Blech hinein und stellt einen Kessel darunter. Der Saft fließt in Strömen nach draußen in diesen Kessel. Er sieht aus wie klares Wasser und hat auch keinen speziellen Geschmack. Wir sammelten diesen Saft hektoliterweise. Der Vater gab Weinstein für die Haltbarkeit hinein, außerdem einige Nüsse und vielleicht noch weitere Zusätze – das weiß ich nicht mehr – für den Geschmack. Bis weit in den Sommer hinein war das unser Getränk. Der Körper wurde ordentlich durchgespült, Nieren, Haare und Haut konnten davon profitieren.

Früher wusste jeder um diesen Birkensaft und nutzte ihn. Wer keine Birke (mehr) hatte, setzte unbedingt welche. Den Bäumen selbst übrigens schadete diese Art »Ernte« nicht, sobald sie oben die Blätter austrieben, schlossen sie unten dieses Loch und es floss nichts mehr. Man musste also unbedingt den richtigen Zeitpunkt erwischen.

Der dritte Baum, der zu jedem Hof gehörte, war die Linde, ebenfalls ein Schutzbaum und heilsam wegen ihres schweißtreibenden Blütentees. Als Viertes kam die Walnuss hinzu, die Nüsse konnte man essen und als Wintervorrat aufheben. Außerdem half der in Südtirol weithin bekannte Nusserlschnaps dem Magen und der Verdauung. Ein Walnussbaum hält nach alter Überlieferung alle Fremdenergien fern – Ungeziefer, Schädlinge, ja sogar feindlich gesinnte Menschen. Auch deswegen durfte er auf keinem Hof fehlen.

Der Weg in die Welt

Für mich war es gar nicht so einfach, aus der Geborgenheit meiner relativ eng abgesteckten Kindheitsräume hinaus in die Welt zu gehen. Draußen, außerhalb des Tales, war mir doch alles sehr fremd. Im Tal selbst kannte ich jedes Haus, jeden Stein, jeden Baum und natürlich auch jeden Menschen. Es war eine behütete Welt, und ich brauchte viel Zeit, bis ich gelernt hatte, mich auch »draußen« durchzusetzen und meinen Weg zu gehen.

Wie gern hätte ich als junges Mädchen Naturkunde und Mathematik studiert. Diese Fächer liebte ich und ich wollte noch viel, viel mehr darüber wissen. Allerdings fand ich Geschichte schrecklich – diese ganzen Kriege, über die man da Bescheid wissen sollte, das war nichts für mich. Aber ich wusste, dass ich auch dieses Fach weiter besuchen müsste, wenn ich auf eine weiterführende Schule gehen würde. Außerdem traute ich mich nicht, meine Eltern darum zu bitten. Es herrschte damals noch das Selbstverständnis vor, dass sich eine höhere Bildung für Mädchen nicht lohnen würde. So eine Ausbildung, automatisch fernab des Tales, kostet viel Geld – wenig später heiratet das Mädchen und alles war umsonst.

Sehr oft lag ich abends lange wach und überlegte, wie ich mir vielleicht doch den Traum vom Studium ermöglichen könnte. Wenig später allerdings zog ich mir eine schwere Gasvergiftung zu und hatte eine ganze Zeit lang erst mal nur damit zu tun, wieder gesund zu werden. Das Erobern der großen Welt musste warten.

Als es dann so weit war, ging ich zunächst zum Arbeiten nach Venedig, was vor allem meinen Italienischkenntnissen guttat. Das tägliche Schwimmen im Meer sollte insbesondere meinen Rücken stärken, der ebenfalls in Mitleidenschaft gezogen worden war. Über die Jahre habe ich mehrere Berufe von der Pike auf gelernt und ausgeübt. Köchin beispielsweise, Schneiderin, Bademeisterin und Schwimmlehrerin. Ich habe als Servierkraft gearbeitet und dafür Kurse besucht und so weiter. Das alles war wichtig für meinen Weg, und es hat mir viel Kraft gegeben, mich selbst in einer solchen Vielseitigkeit zu erleben. All diese Tätigkeiten haben mir sehr viel Freude gemacht und ich habe mich überall voll und ganz eingebracht. Ich weiß heute: Wenn man sich selbst bei dem spürt, was man tut, dann ist man erfolgreich, was auch immer man macht.

Wirklich innerlich erfüllt fühlte ich mich, als ich begann, Heilpraktikerin zu werden, mich mit alten und neuen Heilweisen zu beschäftigen, mit Klienten zu arbeiten und mein Wissen an andere weiterzugeben. Heilung in allen Facetten, das ist meine Lebensaufgabe. Und auch mit diesem Buch hoffe ich, Ihnen vieles mit auf den Weg geben zu können, das in Ihnen und Ihrem Leben Heilung anstößt.

Verantwortung für das eigene Dasein

Wenn ich zurückdenke und die damalige Zeit mit der heutigen vergleiche, dann fällt mir vieles auf, was ganz grundsätzlich anders war. In Äußerlichkeiten oder materiellen Dingen ist das natürlich ganz offensichtlich. Ich spreche aber eher von den versteckten Bereichen, von inneren Haltungen und Einstellungen zum Leben. Und dazu gehört ganz grundsätzlich die Eigenverantwortung, die ich heute bei vielen Menschen nicht mehr so stark wahrnehme wie bei früheren Generationen. Vieles von den äußeren Umständen scheint uns heute die Verantwortung für unser eigenes Wohl abzunehmen – die Ärzte beispielsweise, die Nahrungsmittelfirmen, die Medien mit ihren unzähligen Informationen. Doch kann es wirklich sein, dass ein erwachsener Mensch einem anderen die Verantwortung für sein Leben und sein Wohlergehen übergeben kann? Ist das möglich? Und sinnvoll?

Komplette Selbstversorgung

Wir haben früher so gut wie alles, was wir gebraucht haben, selbst angebaut und selbst hergestellt. Wenn ich heute zurückdenke, dann staune ich immer wieder, was meine Vorfahren alles konnten. Sie haben nicht nur die Landwirtschaft in allen Facetten betrieben, sie haben auch geschmiedet, getischlert, ganze Häuser selbst gebaut, gesponnen, geschneidert, Lebensmittel verarbeitet – alles, was für das Leben nötig war.

Da meine Mutter aus einer Schweizer Gärtnerei stammte, hatten wir auch immer eigenes Gemüse. Oft war sie in ihrer Jugend im frühesten Morgengrauen mit Pferd und Wagen losgezogen, um Salat auf dem Markt zu verkaufen. Sie wusste, worauf es beim Anbau ankam, und konnte auch in unserer Höhe vieles zum Reifen bringen, was unsere Ernährung sehr viel gesünder machte als die manch anderer in der Gegend. Außerdem ermöglichte das Gemüse einen finanziellen Zugewinn für die Familie. Auch von unserem Hof aus war meine Mutter sehr oft frühmorgens losgezogen, um die frisch geernteten Sachen in Meran zu verkaufen. Für uns alle war es das Selbstverständlichste von der Welt, für alles, was auf den Tisch kam, von Anfang an selbst verantwortlich zu sein.

Und es ging weit über den Tisch hinaus. Wir hatten zum Beispiel eine höher gelegene Alm, und um die Arbeiten zu erleichtern, hat mein Vater entschieden, dass dort oben ein Traktor gebraucht würde. Da es aber nicht möglich war, das riesige Fahrzeug hinaufzufahren, hat er es in Einzelteile zerlegt, mit dem Pferd zur Alm gebracht und dort wieder zusammengebaut. Das klingt für viele lustig, aber wer würde das heutzutage noch schaffen?

Die Bauern heute, auch die im Ultental, betreiben die Landwirtschaft meist nur noch parallel zu einer anderen Arbeit. Immer heißt es, sie würde nicht ausreichend abwerfen. Unsere Landwirtschaft damals hat eine große Familie sehr gut ernährt. In Form einer solchen Selbstversorgung würde das heute natürlich auch noch gehen – das Land und die Möglichkeiten, es zu bebauen, haben sich ja nicht geändert. Es ist viel Arbeit, doch es würde funktionieren, so wie es über Jahrhunderte funktioniert hat.

Allerdings wäre es ein vergleichsweise karges Leben. Man könnte die grundlegenden Bedürfnisse sehr gut – und sehr gesund – stillen, aber all die Extras, die heute zum Leben scheinbar selbstverständlich dazugehören, die wären nicht möglich. Darauf zu verzichten, das wollen die meisten Menschen nicht. Und so betreiben diejenigen, die Ackerfläche haben, nebenbei etwas Landwirtschaft, verkaufen die erzeugten Rohstoffe und kaufen dann beim Discounter die verarbeiteten Lebensmittel ein, die längst nicht die gleiche Qualität haben. Eine Entwicklung, die ich in sich logisch und dennoch bedauernswert finde.

Eine Familie von Tüftlern und Erfindern

Es ist heute für viele gar nicht mehr recht vorstellbar, wie die Menschen damals gelebt und damit auch gedacht und gefühlt haben. Wenn es irgendwo nicht so gut lief, hat man überlegt, wie man es mit all den vorhandenen Materialien, Gegenständen, Werkzeugen und den eigenen Fähigkeiten besser machen kann. Man konnte nicht einfach in den Baumarkt gehen oder bei einem Hersteller für Gartengeräte nachfragen. Man baute selbst etwas und einige waren darin sehr erfinderisch. In meiner Familie gehörten sehr viele zu den Menschen, die voller Ideen waren und diese auch mit großer Leidenschaft umsetzten, weil sie wussten, dass Leben Weiterentwicklung bedeutet.

Der Hof meiner Familie war beispielsweise der erste im Ultental und weit darüber hinaus, auf dem es elektrischen Strom gab. Bereits seit 1901 konnte mithilfe der Elektrizität Licht gemacht werden und zunehmend haben Maschinen meiner Familie die Arbeit erleichtert. Es war ein Großonkel von mir, der ein Tüftler und Erfinder war und das erste Elektrizitätswerk im Tal baute.

Der Bach im Tal lieferte die Energie, und bis 1910 konnten drei weitere Elektrowerke gebaut werden, alle von meiner Familie. Die umliegenden Höfe wurden angeschlossen und bald brannten abends in vielen Häusern die Lichter. Doch selbst zu meiner Zeit in den Fünfziger- und Sechzigerjahren wurden noch längst nicht alle Höfe mit Strom versorgt.

Viele meiner Vorfahren waren sehr geschickt und weitsichtig. Was sie für Geräte entwickelt haben und was auf unserem Hof alles nach und nach mit Strom betrieben wurde! Selbst die Motoren wurden selber gebaut, wie oft haben mein Vater, mein Großvater oder einige Onkel dafür Kupferdrähte gewickelt. Sie haben sich von überall her Informationen geholt und dann so lange gebastelt, bis das funktioniert hat, was sie sich vorgenommen hatten. So hatten wir eine Transportseilbahn, eine elektrisch betriebene Zentrifuge, die den Rahm von der Milch trennte, außerdem lief der Butterkübel automatisch, die Dreschmaschine, die Getreidemühle und der »Wurster«. Auf dem Feld half der sogenannte Kranich, eine Seilwinde, beim Pflügen. Selbst eine Belüftung für das Heu in der Scheune war bei uns elektrisch. Viele Arbeiten waren durch den Strom auch für mich in der Kindheit sehr viel leichter, als sie es auf anderen Höfen gewesen wären. Ich finde das beachtlich. Niemand dieser Erfinder hatte studiert oder konnte sich ausschließlich um seine Ideen kümmern. Sie alle machten das in ihrer Freizeit und aus reiner Begeisterung.

Mein Vater und sein Bruder waren es auch, die bei uns im Tal den ersten Skilift bauten und betrieben. Ich selbst habe später als erste Frau Südtirols die Liftprüfung abgelegt. Allerdings hatte ich zu diesem Zeitpunkt bereits mehrere Jahre Erfahrung im Betreiben dieser Anlage. Wie oft hatte ich bereits dort gestanden und ganze Schulklassen nach oben fahren lassen! Dann plötzlich sollte ich die Prüfung machen und war darüber zuerst sauer. Mein Vater aber sagte etwas, was mir bis heute in Erinnerung ist und mir noch oft geholfen hat: »Wenn du denen damit eine Freude machen kannst, dann mach es doch.«

Diesen vielen Forschern und Erfindern in meiner Verwandtschaft waren gleichzeitig auch die Tradition und das Erhalten der Werte wichtig. Es zeigt mir, dass beides parallel möglich ist: das gute Alte bewahren und stets das Neue versuchen. Meine Familie hatte großes Vertrauen in die Weiterentwicklung. Immer konnte es auch weitergehen, konnte Neues entdeckt werden, konnten Dinge ausprobiert und zur Reife gebracht werden. Sogar einer der ersten Fotoapparate überhaupt war eine Erfindung von einem meiner Vorfahren. Er wurde bis nach Berlin eingeladen, um seine Entdeckung zu präsentieren. Und Josef Schwienbacher, der Großonkel, der das Wasserkraftwerk gebaut hatte, entwickelte auch einen der ersten Cinematographen, mit dem er bereits 1907 hüpfende Figuren auf einer Leinwand zeigen konnte.

Leben, was ist

Wofür ich meinen Eltern heute besonders dankbar bin, ist das Selbstverständnis, mit den Dingen, die gerade da sind, umgehen zu können. Was auch immer passiert ist, ob wir Kinder irgendeinen größeren Blödsinn angestellt hatten, ob ein Geschwister gestorben ist, ob es einen Unfall gab – meine Eltern reagierten aus einer inneren Ruhe und Zentriertheit darauf. Es wurde kein Drama gemacht. Man nahm die Dinge an und handelte entsprechend, wenn es erforderlich war. Die Frage war immer: Okay, was können wir daraus am besten machen?

Erst viel später wurde mir bewusst, dass genau das die Weisheit alter Lehren und auch zeitgemäßer spiritueller Lehrer betonen: Mit dem sein, was ist. Es so annehmen, wie es sich jetzt zeigt. Heute müssen das die meisten Menschen in einem langjährigen Prozess wieder lernen – und es ist wunderbar und für die Gesellschaft ebenso wie für die Erde wichtig, wenn es immer mehr Menschen auch tun. Frühere Generationen, die wie meine Eltern und Großeltern lebten, hatten diese Qualität noch, ohne dass darüber gesprochen wurde.

Wie wichtig eine solche Haltung in Gefahrensituationen sein kann, macht mir ein Beispiel aus meiner Kindheit deutlich: Eine Schwester war damals mit vielleicht acht Jahren im dritten Stockwerk auf einer Art Balkon aufs Geländer geklettert und dort herumspaziert. Vor ihr ging es zehn Meter senkrecht nach unten. Der Vater war zu der Zeit auf der anderen Talseite beim Heumachen und sah seine kleine Tochter dort auf diesem schmalen Geländer. Und er tat nichts. Vielleicht sprach er innerlich ein Gebet, das weiß ich nicht. Auf jeden Fall war er in dem Vertrauen, dass sie dort auch wieder heruntersteigen würde. Das tat sie nach ein paar Minuten dann auch. Es war nichts passiert.

Nun stellen Sie sich aber vor, der Vater wäre erschrocken und hätte aus diesem Schrecken heraus nach drüben geschrien und gebrüllt – dann wäre vor allem eines passiert: Das Mädchen wäre ebenfalls erschrocken und die Wahrscheinlichkeit, dass sie abstürzt, wäre viel größer gewesen. Oder wenn die Mutter oder ein größeres Geschwisterkind sie von der Nähe aus gesehen hätte und mit einem Schreck und Panik reagiert hätte – es hätte sich auf die Kleine übertragen, die sich zuvor auf ihrem Geländer ganz sicher gefühlt hatte. Sie wollte einfach probieren, was da möglich ist, und offensichtlich hatte sie ihre Fähigkeiten richtig einschätzen können. Auch das ist nämlich sehr häufig zu beobachten: Kinder, die sich frei entfalten und ausprobieren können und dabei das Vertrauen ihrer Eltern spüren, wissen ihre Grenzen selbst meist sehr gut einzuschätzen.

Oft geraten die Eltern in schwierigen Situationen derart in Panik, dass sie einfach nicht angemessen handeln können. Ich habe beispielsweise einmal beim Spazieren erlebt, dass das kleine Kind einer Bekannten unter einem Geländer hindurch sicher sechs Meter tief herunterfiel und dort regungslos liegen blieb. Die Mutter war so geschockt, dass sie wie versteinert wirkte. Vollkommen handlungsunfähig. Zur Salzsäure erstarrt. Ich hingegen bleibe zum Glück in solchen Situationen ruhig, und alle Sinne sind darauf ausgerichtet, was nun zu tun ist. Und so sagte ich zu meinen damals ebenfalls sehr kleinen Kindern, dass sie ganz still dort bleiben sollten, wo sie gerade waren, und dann kletterte ich zu dem Jungen hin und brachte ihn wieder nach oben. Vor allem in solchen Momenten bin ich dem Erbe meiner Vorfahren sehr dankbar. Weder Hysterie noch Handlungsunfähigkeit habe ich bei ihnen jemals erlebt.

Das Grundgefühl des Bei-sich-Seins

Die Menschen früher meditierten, ohne es so zu nennen. Wenn ich mich heute, mit all der Meditationserfahrung, die ich seither gesammelt habe, zurückerinnere, dann begreife ich, dass meine Eltern und Großeltern genau das, was die meisten von uns heute durch eine Meditationspraxis erlangen wollen, bereits hatten: innere Ruhe, Gelassenheit, Verbundenheit mit etwas Höherem. Mehrmals am Tag wurde gebetet – das Christentum war sehr stark. Von den Erwachsenen, die ich als Kind erleben durfte, war es aber keinesfalls ein hohles Nachmachen dessen, was der Pfarrer vorgesagt hatte. Es wurde tatsächlich innig gebetet und eine tiefe Kraft daraus geschöpft. Auch die Stille bei Tisch oder abends nach getaner Arbeit, sie war tief und kraftvoll. Selbst das Arbeiten würde ich als meditativ beschreiben. Schritt für Schritt, Handgriff für Handgriff tun, was zu tun ist.

Bei einer Sache bleiben – trotz der vielen Möglichkeiten

Da es kaum Zerstreuung gab, weder bei den Arbeiten noch in der freien Zeit, waren die Menschen fokussierter. Sie erlebten ihr eigenes Sein in Verbundenheit mit dem Göttlichen als zentral. Diese Zentriertheit gab ihnen Vertrauen und Sicherheit in den äußeren Dingen. Wenn beispielsweise im Winter ein Schneedach abgekehrt werden musste, um nicht unter der Last zusammenzubrechen, dann wäre niemand auf die Idee gekommen, sich dabei anzubinden. Die innere Balance reichte aus – und so ging es auch gut.

Man lebte damals einfach das, was das Leben einem gab. Ohne Murren, ohne Schimpfen, ohne Schielen nach etwas anderem, vielleicht Besserem. Mir fällt dazu immer wieder meine Mutter ein. Sie kam aus der Schweiz und war am Rande einer Großstadt aufgewachsen. Als Tochter einer Gärtnerfamilie war sie es natürlich auch schon gewohnt, hart zu arbeiten. Aber als sie dann zu meinem Vater ins Ultental kam, war das schon ein riesiger Unterschied zu ihrer gewohnten Lebensweise nahe einer Metropole. Bei uns gab es damals ja noch nicht einmal eine Straße. Alles war sehr viel mühsamer. Doch ich habe es niemals erlebt, dass sie darüber geschimpft hätte oder mit ihrem Leben unzufrieden gewesen sei.

Diese Zentrierung, das Einmal-dabei-Bleiben, finde ich sehr wichtig und vielen fehlt es heute. Wir haben unzählige Möglichkeiten – aber wir erreichen nur dann etwas, wenn wir an einer Sache dranbleiben. Natürlich kann man vieles lernen und ausprobieren, aber für eine Zeit sollte man bei einem bleiben. Auch früher haben die Menschen oft mehrere Berufe gelernt und sich darüber hinaus noch einiges selbst angeeignet. Nicht nur meine Vorfahren waren in der Lage, ein komplettes Wohnhaus mit allem, was dazugehört, selbst zu bauen. Um etwas wirklich zu können, muss man es eine Zeit lang tun. Man muss dabeibleiben, auch um herauszufinden, ob man es wirklich (nicht) mag.

Wirkliche Entspannung

Dass Menschen wie meine Vorfahren mehr bei sich waren, liegt wesentlich an einem grundsätzlich entspannteren und ruhigeren Leben, trotz der vielen und schweren Arbeit. Viele Menschen heute erleben kaum noch wirkliche Entspannung. Ein ruhiger Abend – das heißt oft, ein paar Stunden vor dem Fernseher zu verbringen. Schon Kinder werden über Stunden vor das Gerät gesetzt oder Computerspielen überlassen. In einem solchen Zustand aber sind wir mit unserer Aufmerksamkeit über die Augen und die Ohren ganz intensiv im Außen und damit alles andere als bei uns. Unser Gehirn, egal wie jung oder alt wir sind, kann nicht anders als alle Reize, die über einen Bildschirm auf uns einströmen, wahrzunehmen und zu verarbeiten. Viele Menschen meinen, sich vor dem Fernseher zu entspannen. Auf Dauer aber ist das für das Gehirn und damit am Ende für den gesamten Organismus ein riesiger Stress. Denn all die Reize, Bilder, Töne, Worte, Geschichten und die ausgelösten Emulationen müssen irgendwie bewertet und sortiert werden – das Gehirn nimmt sie alle als vollkommen real an.

Auch auf diese Weise verlieren wir das Gefühl dafür, was uns guttut, was uns stärkt und was wir selbst wirklich wollen. Wir werden zum Spielball der äußeren Einflüsse. Je mehr wir uns den ganzen Bildern aussetzen, desto mehr verlieren wir unsere ureigene Realität, unser Gespür für uns selbst und unsere tatsächliche Umgebung. Eine solche Vielfalt von Reizen ist in einer natürlichen Umgebung nicht vorhanden. Die Überflutung mit Impulsen überlastet unser Gehirn und lähmt nicht zuletzt unsere Kreativität.

Da die Menschen früher nicht in diesem Ausmaß von sich selbst entfernt waren, hatten sie auch keine praktischen Übungen, um wieder in das Gefühl des Bei-sich-Seins zu kommen. Sie waren einfach bei sich, in freudigen ebenso wie in schwierigen Zeiten. Wir heute können uns in sie hineinversetzen und so möglichst tief nachempfinden, wie sich innere Ruhe und Zentriertheit anfühlen könnten. So können wir versuchen, davon etwas auf uns abfärben zu lassen. Wir können versuchen, ihnen einiges nachzumachen und von ihnen zu lernen, was auch heute für uns sinnvoll und gesund sein könnte. Ich nutze außerdem gern Atem- und Zentrierungsübungen, die Sie im Buch ebenfalls noch kennenlernen werden.

Völlig autark leben?

Es macht für das Grundgefühl eines Menschen sicherlich sehr viel aus, wenn er mit seiner Familie so wirtschaftet, dass er tatsächlich ohne weitere Menschen gut überleben könnte. Wir konnten das damals. Natürlich mussten ein paar Dinge dazugekauft werden, seien es Schrauben oder die Kupferdrähte für einen Motor. Aber es waren sehr wenige Sachen, und uns allen war bewusst, dass wir ohne andere Menschen und fremde Hilfe auf unserem Hof sehr gut leben könnten. Vollständig autark.

Heute ist so etwas unvorstellbar. Es ist eine andere Zeit, alles vernetzt sich immer stärker und so nehmen auch die Abhängigkeiten der Menschen voneinander in starkem Maße zu. Das gilt auch für die Bauern und sogar die Bergbauern heute. Jeder heute muss »raus in die Welt«. Und daher ist es für heutige Menschen sehr viel schwerer, in der Ruhe, gelassen und bei sich zu sein. Das sind Tatsachen. Wir leben heute einfach ganz anders als vor fünfzig oder hundert Jahren. Also müssen wir uns dem anpassen und schauen, wie wir dennoch gesund bleiben und Lebensfreude empfinden können.

Nicht nur die Ansprüche, die die Welt an uns stellt, sind enorm gestiegen, sondern auch die Ansprüche, die wir an die Welt und unser Leben haben. Es ist für uns heute vollkommen selbstverständlich, dass man mindestens einmal im Jahr irgendwo in die Ferne fliegt, um dort Urlaub zu machen. Und was wir erst alles besitzen wollen! Ich freue mich sehr daran, weite Reisen unternehmen und mein Leben frei gestalten zu können. Ich versetze mich aber zugleich auch gern in die damalige Zeit und die Lebensweise meiner Vorfahren zurück. Dabei wird mir klar, dass so vieles vom heute Normalen oder Angestrebten überhaupt nicht notwendig ist, damit wir erfüllt sein können. Im Gegenteil: Es lenkt uns nur vom Wesentlichen, vom eigenen Wesen, ab, macht uns unruhig und am Ende krank.

Warum die Veränderungen?

Ich habe mich oft gefragt, warum es eigentlich innerhalb weniger Jahrzehnte zu all den gravierenden Veränderungen gekommen ist, die seit meiner Kindheit zu beobachten sind. Natürlich sind zahllose Ursachen und Zusammenhänge dafür verantwortlich, die letztlich niemand in allen Details überschauen und erfassen kann.

Was ich bei uns im Tal beobachtet habe, hängt aus meiner Sicht mit einer gewissen Müdigkeit vieler Bauern nach dem Zweiten Weltkrieg zusammen. Mit so einem tiefen Wunsch, es endlich etwas leichter zu haben. Das nutzten viele Handelsvertreter aus, indem sie den Familien Dinge verkauften, die sie zuvor nicht gebraucht und nicht gekannt hatten. Zum Beispiel Federkernmatratzen – für jeden, der für das Thema Erdstrahlung und Elektrosmog sensibilisiert ist, eine furchtbare Erfindung. Den Bauern damals wurde erzählt, dass sie solch eine Matratze viele, viele Jahre lang nutzen können und nicht mehr mühsam das Stroh ihrer bisher in der Schlafstätte genutzten Strohsäcke auswechseln müssen. So ließen sich viele überreden. Weitere Sachen kamen nach und nach hinzu. Die Handarbeit, das Natürliche, die Selbstversorgung nahmen im gleichen Maße ab.

Das Schlimme aber ist: Das Leben wurde nicht leichter. Stattdessen nahmen die Wünsche und Ansprüche zu, ebenso der Stress, um sie sich zu erfüllen. Diese Entwicklungen gibt es dabei nicht nur auf dem Land und sie gehören auch nicht nur in die Vergangenheit. Bis heute sind wir alle geneigt, uns Geräte und Dinge zu kaufen, die uns Zeit und Mühe ersparen sollen – und am Ende kosten sie uns Zeit, Geld und Nerven.

Veränderungen, zum Guten wie zum Schlechten, kommen häufig schleichend. Ich bin meinem Vater sehr dankbar, dass er frühzeitig bemerkt hat, dass die Industrialisierung der Landwirtschaft nicht unbedingt etwas Gutes verheißt. Als ich klein war, kamen bereits die ersten Spritzmittel auf den Markt. Ich weiß noch, dass mein Vater immer sagte: Nein, das geht alles auch ohne. Seine Weitsicht hat es ermöglicht, dass der Hof bis heute ohne diese chemischen Keulen bewirtschaftet wird. Und es zeigt die Haltung vieler traditioneller Bauern von damals: Es geht nicht um Profit und Wachstum, es geht um ein gutes Leben.

Wie macht es die Natur?

Immer mehr Menschen heute wissen ganz genau, dass sie etwas an ihrem Leben ändern möchten, dass sie zu mehr Ruhe und Gelassenheit, zu neuer Freude und nicht zuletzt zu mehr Gesundheit und Vitalität finden wollen. Wenn Sie zu diesem Buch gegriffen haben, gehören Sie sicherlich auch dazu und wollen sich von dem Wissen der Generationen vor uns inspirieren lassen. Viele Anregungen werden Ihnen dazu in den weiteren Kapiteln begegnen, und letztlich lassen sich ganz viele davon auf einen Nenner bringen: Wir sind noch immer natürliche Wesen. Die Erde ist unser Zuhause und unsere Mutter, genauso wie sie es für Pflanzen, Tiere, Landschaften, Kontinente und Meere ist. Auch wir sind Natur – und so ist es nur logisch, dass wir uns an ihr orientieren können, wenn wir ein gesundes und ausgeglichenes Leben führen wollen.

Wie macht es die Natur? Diese Frage kann uns in ganz vielen Belangen weiterhelfen. Die traditionellen Bergbauern in Südtirol, von denen ich Ihnen hier aus meiner Erfahrung erzähle, haben sich diese Frage sicherlich nicht bewusst gestellt. Aber sie orientierten sich ganz von selbst, aus inneren Impulsen und einem überlieferten Wissen heraus an ihr. Und sie fuhren gut damit.

Ein gesunder Lebensrhythmus

Meine Aufgabe als Kind war es über viele Jahre, die Kühe zu versorgen. Ich bin also jeden Morgen sehr früh aufgestanden, habe mich kurz gewaschen und angezogen und bin in den Stall. Dort haben die Kühe schon geschrien, weil sie ihr Futter erwarteten. Ich habe ihnen zu fressen gegeben, habe sie gemolken und dann ausgemistet und den Stall sauber gemacht. Es war wie ein Ritual für mich. Jeden Morgen in der Stille zwischen den Kühen zu sitzen und zu melken. Ich habe das als eine sehr schöne Zeit in Erinnerung. Der Atem der Tiere, die Ruhe, die behagliche Wärme.

Wenn die Kühe versorgt waren, bin ich ins Haus gegangen, wo es für die ganze Familie Frühstück gab. Es war völlig normal, sich zuerst um die Tiere zu kümmern und dann selbst zu essen. Ich kann mich auch nicht erinnern, dass ich während des Melkens von der Milch getrunken hätte. Ich habe immer erst beim Frühstück etwas zu mir genommen. Oft gab es Polenta, also Maisbrei in Milch und Wasser gekocht. Alle saßen zusammen und nach einem kurzen Innehalten und einem Tischgebet wurde still gegessen.

Nach dem Frühstück sind wir größeren Kinder in die Schule gegangen, die kleineren blieben zu Hause. Unser Schulweg war nur etwa einen Kilometer lang, das war gar kein Problem. Aber auch die Kinder, die von weiter oben aus den Bergen kamen, gingen zu Fuß zur Schule, was durchaus zwei Stunden pro Weg kosten konnte. Es war einfach so. Niemand hat sich daran gestört. Im Winter hatten sie besonders viel Spaß dabei: Wenn sie den Schnee über ein paar Tage hinweg erst einmal festgetreten hatten, konnten sie zumindest einen Weg mit dem Schlitten fahren. Wir tobten herum und waren trotz allem meist pünktlich zum Unterricht da.

Wenn spätestens um drei nachmittags die Schule aus war, liefen alle wieder nach Hause. Wir hatten Hausaufgaben zu machen, vor allem aber galt es wieder auf dem Hof zu helfen. Meine Kühe beispielsweise musste ich natürlich auch am Abend versorgen. Beim Essen saßen dann wieder alle beisammen, es war eine Ruheinsel: Es wurde ein Dankgebet gesprochen und man genoss die Mahlzeit und die Gemeinschaft.

Leben im biologischen Rhythmus

Die Tage begannen und endeten auf die immer gleiche Weise – eine Weise, die dem natürlichen Biorhythmus entspricht: frühes Aufstehen, Bewegung, Sorge für die Gemeinschaft und das Leben, Frühstück und dann die Pflichten, die jeder hat. Es war überhaupt kein Problem, dass alle Kinder von selbst früh aufstanden. Ich kann mich nicht erinnern, dass es da auch nur annähernd Gezeter oder Unwillen gab. Heute dagegen ist es in vielen Familien jeden Morgen ein Drama, die Kinder müssen sogar gebettelt oder gezwungen werden aufzustehen. Das liegt aus meiner Sicht vor allem daran, dass sie gegen ihren Biorhythmus leben. Selbst bei kleinen Kindern sieht man schon, wie wir heute aus dem Rhythmus gekommen sind. Diese Entwicklung verstärkt sich bei den Heranwachsenden und den Erwachsenen. Zeitnot, Stress, Überforderung, Müdigkeit und Schlafstörungen sind allgegenwärtig – und nicht nur in den Großstädten, in denen es nie dunkel, nie wirklich still ist. Der Tag scheint niemals vorbei zu sein.

Aus meiner frühen Zeit mit der Familie in der Landwirtschaft kenne ich all das nicht. Da endete der Tag einfach deswegen, weil es allmählich dunkel wurde. Im Sommer später, im Winter früher. Zugleich spürte man, dass die Kräfte zur Neige gingen, das natürliche Bedürfnis nach Pause und Regeneration tauchte auf, es wurde gefühlt und ernst genommen. Natürlich machte man die Stallarbeit gerade in der kalten Jahreszeit noch im Dunkeln, wenn die Sonne eben schon gegen fünf untergegangen war. Aber man tat es in Ruhe. Es gab das Bewusstsein, dass der Tag jetzt zur Neige geht und sich alle Kräfte wieder nach innen zurückziehen.

Dieses Bedürfnis ist heute nicht verschwunden. Je schnelllebiger die Zeit geworden ist, desto mehr Menschen sehnen sich danach, wieder in einem gesunden, von der Natur vorgegebenen Rhythmus zu leben. Sie wollen zu ihren Wurzeln zurückfinden. Ganz sicher ist das heute schwieriger, als es zu Zeiten meiner Kindheit war. Die äußeren Anforderungen im Beruf, aber auch im Familienleben und in der Freizeit sind extrem hoch und nehmen keinerlei Rücksicht auf die Natur des Menschen, der nun einmal aktive Phasen und Zeiten der Ruhe, des Rückzugs und der Regeneration braucht. Zum anderen haben die meisten Menschen heute kaum noch Kenntnisse über die Verläufe des natürlichen Lebens. Sie haben kaum Handwerkszeug, um sich gegen den allgemeinen Strom von Stress und Hektik aufzulehnen, aber auch keines, um ihn längerfristig durchzuhalten.

Vor fünfzig, sechzig oder hundert Jahren lebten die Menschen gemeinschaftlich in einem Rhythmus. Man konnte also gar nicht so leicht da rausfallen. Heute muss man sich ganz eigenständig um einen sinnvollen Tages- und Wochenablauf kümmern. Doch glücklicherweise kann man sich dabei an vielem orientieren, was die Menschen früher taten.

Vor allem in bäuerlichen Regionen gab die Natur diesen Rhythmus vor, und alle folgten ihm, da sie ganz direkt von der Natur abhängig waren. Im Stockfinstern ein Feld zu bestellen oder Gemüse zu ernten, ist nicht sinnvoll. Heute kommt vielen Menschen das frühere Leben auf dem Land als hart und entbehrungsreich vor. Das mag es teilweise auch gewesen sein, doch es war zugleich gesünder, es entsprach dem Menschsein mehr als vieles, was heute gängig ist.

Mancher Druck ist hausgemacht

Ich erlebe es oft mit, wie viel heute auch an Kindern herumgezerrt wird. Jeden Morgen diese Unruhe: Steh endlich auf! Beeil dich! Du musst frühstücken! Mach doch endlich! Beeil dich! Du musst essen! … Dieser Druck versetzt schon die Kinder, aber auch die Erwachsenen in einen Zustand der Hektik und des Stresses. Natürlich müssen die Kinder zur Schule und oftmals ist die Zeit knapp. Aber wenn sie nicht frühstücken möchten, was macht das schon? Nicht jeder möchte morgens gleich essen. Wenn sie Hunger haben, dann werden sie schon essen. Statt den Kindern mit Ideen nachzulaufen, wie sie sich verhalten sollen, kann man sie unterstützen, ihre Bedürfnisse selbst zu erfahren und dann entsprechend zu befriedigen. Wenn alles für ein gutes Frühstück dasteht und man selbst in Ruhe dort sitzt und isst, dann wird sich ein hungriges Kind gern dazusetzen und essen. Oder es trinkt nur etwas, weil es eben noch keinen Hunger hat.

Um einen gestörten Zeitkreislauf in Ordnung zu bringen, ist es das Beste, abends zu beginnen. Für die meisten heißt das, früher schlafen zu gehen und den Abend insgesamt ruhiger zu gestalten. Wenn sich schon Kinder bis spät in die Nacht einer Unzahl an Fernseh- oder Computerbildern aussetzen, ist es kein Wunder, dass sie morgens nicht aus dem Bett kommen. Während der Nacht muss ihr System all diese Eindrücke verarbeiten, was viel Energie kostet. Wenn abends Ruhe einkehrt und man relativ früh schlafen geht, ist man morgens ganz von allein wach und möchte den Tag beginnen. Dann fällt dieses »Theater« schon mal weg, dass man sich selbst und die Kinder aus dem Bett kämpfen muss. Auch hier aber gilt, sich die eigenen Bedürfnisse – durchaus auch entgegen dem allgemeinen Zeitgeist – erst einmal bewusst zu machen und sie ernst zu nehmen.

Der Rhythmus wird bei den meisten leider schon im Säuglingsalter gestört. Warum müssen Babys zum Trinken geweckt werden? Nur weil eine bestimmte Uhrzeit gekommen ist? Jedes kleine Kind wacht von allein auf und meldet sich, wenn es Hunger hat. Dann kann die Mutter da sein und das Bedürfnis befriedigen. Eigentlich ganz leicht. Doch was früher instinktiv richtig gemacht wurde, wird heute von Moden und äußeren Vorgaben bestimmt. Ich weiß noch aus der Zeit, als meine Kinder klein waren: Mal gab es die Vorgabe, dass Kinder möglichst auf dem Bauch liegen sollten, dann plötzlich galt das wieder als gefährlich. Mal sollte man sie schreien lassen, mal wieder ganz und gar nicht. All solche Ideen, die in den Medien oder sogar von Kinderärzten oder Erzieherinnen verbreitet werden, bringen viele junge Mütter völlig durcheinander. Sie untergraben das instinktive Wissen. Dann entscheiden Frauen gegen ihr eigenes Gefühl und glauben, es damit richtig zu machen, weil irgendwelche Experten es sagen. Setzt sich das über einige Generationen fort, sind die Instinkte wirklich verschwunden und wir wissen nicht mehr, was gut für uns oder für unser Baby ist. Dann sind wir umso stärker von sogenannten Expertenmeinungen abhängig.

Früher horchten die Menschen viel mehr in sich hinein und hatten allein daraus ein großes Wissen. Frauen beispielsweise wussten meist auch, ob eine Schwangerschaft normal verlief oder nicht. Meine Mutter, die sechzehnmal schwanger war, war nur zweimal deswegen beim Arzt. Beide Male lag sie damit richtig. Gerade bei ihrem jüngsten Kind schien etwas ganz und gar nicht zu stimmen. Das Krankenhauspersonal schimpfte, dass dies nur Gejammer sei und sie sich nicht so haben solle. Dann aber war es eine sehr schwere Geburt, die sowohl sie als auch ihr Kind das Leben hätte kosten können, wenn sie sich nicht in professionelle Hände begeben hätte. Doch meine Mutter konnte ihren Körper und ihren Gefühlen vertrauen. Alle anderen Schwangerschaften und Geburten hatte sie zu Hause erlebt, so wie es früher üblich war.

Der Rhythmus der Natur

Die Natur macht uns wirklich alles vor, auf genau die Weise, die auch uns guttun würde. Gerade hier im mittleren Europa ist ganz offensichtlich, dass sie lange Ruhephasen im Wechsel mit Aktivität erlebt. Im Winter wächst fast nichts und es kann so gut wie nichts geerntet werden. Es ist Ruhezeit, Stille, Pause. Die Natur regeneriert sich. Sie gibt nichts her – in höheren Lagen, wo Schnee liegt, ist die Ruhepause noch deutlicher sichtbar. Wenn der Frühling naht, sammeln die Pflanzen wieder Saft in ihren Wurzeln, das Leben erwacht neu. Alles beginnt zu sprießen, nach einer Zeit zu blühen – und dann dauert es noch eine ganze Weile, bis sich Früchte zeigen.

Für uns Menschen gilt das genauso, über das Jahr hinweg, über das gesamte Leben hinweg, aber auch an jedem einzelnen Tag. Immer brauchen wir Ruhephasen zum Regenerieren und Kraftsammeln. Wir brauchen Zeiten, in denen etwas wachsen kann, und ausreichend Gelegenheit, die Dinge zur Reife zu bringen. Erst am Abend ist sichtbar, was der Tag an Früchten hervorgebracht hat. Dies zu würdigen und dafür zu danken, das leitet dann in die nächste Ruhephase über.

Neu in den Kreislauf einsteigen

Wenn es Ihnen nicht gut geht, können Sie versuchen, sich zu fragen: Welche der Phasen des natürlichen Zyklus fehlt mir? Vermisse ich es, zu wachsen und zu blühen? Fehlt mir das Reifen, das Zulassen von Weiterentwicklung, das vertrauensvolle Abwarten? Ernte ich nicht – vielleicht weil ich zu ungeduldig bin und nicht bis zur Reife warten kann? Würde ich gern mehr Wertschätzung für all das, was in meinem Leben ist und was ich leiste, erfahren – von anderen oder von mir selbst? Oder fehlt mir – und das ist sehr typisch für uns Menschen heute – die Phase der Regeneration und des Ausruhens?
Wenn Sie wissen, an welcher Stelle dieser Zyklus, den die Natur uns alljährlich vorlebt, bei Ihnen aus dem Gleichgewicht gekommen ist, ist Hilfe da: Sie können sich auf genau die Phase stärker konzentrieren, die Sie bis jetzt vernachlässigt haben. Beginnen Sie an irgendeiner Stelle des Kreislaufs neu und lassen Sie zu, dass sich die Zyklen natürlich entfalten.

In der Landwirtschaft sehen wir genau, was passiert, wenn die natürlichen Kreisläufe nicht eingehalten werden. Wenn Bauern immer mehr Dünger auf ihre Felder geben, wenn sie fünfmal im Jahr Heu machen, dann ist das vergleichbar mit einem Menschen, der immer mehr aus sich herauspressen möchte und nie zur Ruhe kommt. Er wird mit der Zeit – vielleicht nach ein paar durchaus großen Erfolgen – ausgelaugt und krank sein. Ähnlich wie der Boden, der irgendwann nichts mehr hergibt, weil er keine Kraft mehr in Form von Mineralien hat.

Außerdem gerät das gesamte Gleichgewicht in der Umgebung durcheinander: Die überdüngten und mit Gift besprühten Feldfrüchte vergiften die Menschen, die sie essen. Der viele Dünger beeinträchtigt das Grundwasser und die umliegenden Bäche und Flüsse. Nach und nach wird immer mehr zerstört – so wie auch das Umfeld des Dauergestressten mit leidet, seine Familie, sein Freundeskreis. Wer aus solchen Mustern aussteigen und gesund werden möchte, muss bereit sein, etwas zu ändern. Manchmal sind dafür nur ganz kleine Schritte nötig. Und oft ist es der beste Anfang, sich mehr Ruhe zu geben. Viele glauben, dafür hätten sie nicht die Zeit. Aber mit einem ausgeruhten Körper und Geist und einem ausbalancierten System geht alles viel leichter und schneller. Am Ende wird Zeit gespart.

Regelmäßiges Innehalten

Mir erscheint es ganz wesentlich, dass ein Mensch, der wieder an seine wahre Natur anknüpfen möchte, erst einmal zur Ruhe findet. Wir sprechen ja hier über den Rhythmus des Lebens, und der ist zugunsten der Aktivität aus dem Gleichgewicht gekommen. Die andere Seite, das Innehalten, das Empfänglichsein, Ruhe und Entspannung fehlen heute zunehmend. Dann aber ist es auch nicht möglich, die eigene Natur, die eigene innere Stimme oder das, was die Natur uns zu sagen hat, wahrzunehmen.

Das Glockenläuten als Rhythmusgeber

In meiner Kindheit orientierte man sich wie gesagt vor allem an der Natur. Hinzu kam eine weitere stabile Größe, die wie in allen katholischen Gegenden einen Rhythmus vorgab, an den man sich halten konnte: das Läuten der Kirchenglocken zum Gebet. Wenn die Bauern auf dem Feld arbeiteten und mittags um zwölf die Glocken läuteten, dann legten sie ihr Werkzeug ganz selbstverständlich beiseite, hielten inne, beteten und aßen dann ihr Mittagessen. Das Beten war ganz automatisch immer auch eine Zentrierung: Es brachte die Menschen von dem, womit sie gerade befasst waren, zurück zu sich selbst und zu den höheren, göttlichen Kräften. Das Bewusstsein kam wieder im Zentrum des eigenen Wesens, im Zentrum des Lebens an. Ganz einfach gesagt: Man kam wieder zu sich.

Zugleich war das Gebet ein Dank an die Schöpfung, mit dem sich der Mensch letztlich bewusst in der größeren Ordnung verankerte. Denn es ist tatsächlich so, dass ihm dieser Tag mit allem, was zu ihm gehört, auch mit dem gleich folgenden Mittagessen, geschenkt wurde. Es ist ja nicht und vor allem nicht allein sein Verdienst, morgens gesund aufgewacht zu sein und ausreichend Gemüse, Kartoffeln oder Früchte zum Essen zu haben.

Dankbarkeit für die Schöpfung und das eigene Leben in sich zu spüren und dies auch zu äußern, bringt viel innere Ruhe und angenehme positive Gefühle mit sich. Und dies ganz regelmäßig vor jedem Essen, einfach weil gebetet wird. Die Mittagspause war so tatsächlich eine Kraftquelle, zumal nach dem Essen auch noch ein wenig geruht wurde. Da war völlige Stille, die jeder einhielt. Gern lag man unter einem Baum, der spendete Schatten und ebenfalls Kraft.

Ich kann mich nicht daran erinnern, dass wir im Religionsunterricht oder in der Kirche jemals irgendetwas über Dankbarkeit gehört oder gelernt hätten. Dort ging es viel eher um Schuld und kaum um Dankbarkeit für die Schönheit des Lebens. Ich kann diesen Verdienst also nicht der Kirche zuschreiben. Aber in meiner Familie und bei vielen anderen Bauernfamilien in unserem Tal lebte diese Dankbarkeit und wurde vor jedem Essen bewusst zelebriert. Das war keine große Sache, es passierte einfach im Innehalten, im Beten und im stillen Essen in Gemeinschaft.

Gebete strukturierten nicht nur in Klöstern über Jahrhunderte den Tag. Bis weit ins 20. Jahrhundert hinein war es in den ländlichen katholischen Gebieten selbstverständlich, zu den meist fünf Malen am Tag, wenn es diese besonderen Glockenschläge gab, innezuhalten und zu beten. Ich erinnere mich daran, dass wir bei diesem Glockenläuten wirklich jede Form von Arbeit unterbrochen haben. Ganz egal wo wir gerade waren und was wir getan haben, es wurde alles weggelegt und dann gab es das Innehalten. Wir haben uns zentriert und auf das Göttliche ausgerichtet.

Diese sehr schöne Strukturierung des Tages begann am frühen Morgen, dann gab es einen weiteren intensiven Glockenklang am Vormittag um zehn Uhr, danach das eben beschriebene Mittagsläuten, das ganz selbstverständlich die Mittagspause ankündigte. Ein weiterer Moment des Innehaltens war am Nachmittag um drei Uhr. Und auch der Feierabend wurde von den Glocken signalisiert. Ich glaube sogar, dass dies im Winter etwas früher und im Sommer etwas später war. Es harmonierte also mit den Zyklen der Natur und damit auch mit dem Alltagsleben und Arbeiten der Bauern.

Nach dem Feierabendläuten wurde auch tatsächlich nicht mehr gearbeitet. Es war ein Zeichen, das absolut ernst genommen wurde. Jeder Tag, die ganze Woche und das ganze Jahr waren mit Arbeit angefüllt – in der Landwirtschaft geht das kaum anders. Aber es gab niemals dieses Dauerarbeiten unter dem Druck, es nicht schaffen zu können, wenn man innehalten würde. Man wusste, ohne darüber überhaupt nachdenken zu müssen, dass Pausen und Innehalten im Sinne des Biorhythmus ganz selbstverständlich dazugehören und überhaupt erst Produktivität ermöglichen.

Sicher gab es eine starke religiöse Abhängigkeit. Zugleich bin ich mir sicher, dass diese Rituale des mehrfachen Innehaltens und Betens zur gleichen Tageszeit die Menschen in diese starke Zentrierung gebracht haben, die heute nur noch sehr wenige haben. Heute wird viel von Resilienz gesprochen – der Fähigkeit, mit schwierigen Umständen und Belastungen erfolgreich umzugehen, Krisen durchzustehen und gesund zu bleiben. Die Menschen damals hatten diese Kraft einfach und können uns in so manchem dazu anregen, sie in uns selbst auch wieder zu stärken.

Der Glaube gab den Menschen sicherlich einen großen Teil ihrer Kraft und ihrer inneren Sicherheit. Mein Vater beispielsweise besaß recht früh ein Auto, und wann immer er damit aus dem Tal hinausfuhr, hielt er noch im Tal an einer Kapelle, stieg aus und betete dort für eine gute Reise. Er hat das jedes Mal getan, wie eilig er es auch haben mochte. Es ging auch nicht im Vorbeifahren, er hielt an, stieg aus und trat in diese kleine Kapelle. Sein Leben lang fuhr er unfallfrei.

Gebete für uns heute

Ich bin den Gedanken und Ritualen der Kirche aus unterschiedlichen Gründen über meine frühe Kindheit hinaus nicht treu geblieben, sondern habe zu einer freieren Form gefunden, Spiritualität zu leben. Die Stundengebete aber halte ich nach wie vor für eine sehr hilfreiche Unterstützung der Menschen im Alltag. Die Grundidee, regelmäßig mehrmals am Tag aus allem

Alltäglichen herauszutreten und dankend mit einer höheren Kraft Kontakt aufzunehmen, wäre für viele Menschen heute sinnstiftend und nicht zuletzt auch gut für die Gesundheit. Dieses kleine Ritual unterbricht das meist angestrengte oder hastige Tun und sorgt für kleine Momente der Ruhe und des Zu-sich-Kommens. Genau das, was der Mehrzahl der Menschen heute fehlt. Es ist mehrmals am Tag ein Signal: Hallo, tauche wieder auf aus deinem Tun, komm zu dir, du kannst später weitermachen. Und am Abend: Schließe den Tag ab, lass Ruhe einkehren und erhol dich. Du hast für heute genug getan.

Heute finden so viele Menschen nicht mehr zu dieser Ruhe. Immer ist noch etwas Wichtiges zu erledigen. Sicher, auch die früheren Bauern konnten nicht an jedem Tag diesen Rhythmus folgen. Wenn das Wetter trocken war und die Heuernte im vollen Gang, während bereits die ersten Anzeichen eines kommenden Regens zu sehen oder zu spüren waren, dann musste die Arbeit unbedingt noch abgeschlossen werden. Dann hat man natürlich nicht so streng auf den Feierabend achten können. Ebenso, wenn im Stall eine Geburt anstand. Dann blieb man selbstverständlich bei dem Tier. Aber der Großteil der Tage wurde in diesem klar rhythmisierten Wechselspiel von Arbeit und Innehalten, von Aktivität und Entspannung, von Tun und sich Besinnen durchlebt. Eine grundlegende Ausgeglichenheit war bei vielen Menschen die natürliche Folge. Bei meinen Eltern und Großeltern habe ich dies tatsächlich erlebt.

Mit welchen Worten beten?

Heute muss niemand mehr so beten wie vor fünfzig oder hundert Jahren. Es aber gar nicht mehr zu tun, wäre sehr schade. Man würde sich damit eine Quelle der Hilfe und der Kraft vergeben. Es gibt sehr schöne christliche Gebete, in vielen aber kommt nicht gerade ein aufbauendes und positiv stimmendes Vokabular zum Einsatz. Wenn ich mich an die Gebete erinnere, die wir in der Schule lernten, dann ging es dort sehr viel um Schuld und um mich als »armen Sünder«. Solche Worte bin ich nicht mehr bereit zu nutzen. Und das beobachte ich auch bei vielen anderen, bei denen aber leider oft die Tür vollständig zufällt, wenn es um Gebete geht.

Sie müssen nicht zu Gott und erst recht nicht zum »Herrn« bitten. Benennen Sie es, wie Sie möchten. Sie können auch sagen »Leben«, »Kosmos«, »große Kraft«, Sie können auch zur »reinen Luft« oder zur »lieben Sonne« beten, ganz wie es für Sie passt. Es geht darum, dass es eine Kraft ist, die höher ist als Sie selbst, und dass Sie sie als höhere Kraft anerkennen und ihr vertrauen. Wählen Sie die Bezeichnung also ganz frei. Es müssen auch nicht viele Worte gemacht werden, sogar stumme Gebete sind möglich und können in Ihrem Inneren viel bewegen. Insbesondere nämlich ein Zentrieren und eine Verankerung in der größeren Ordnung des Lebens. Gebet heißt für mich letztlich, sich daran zu erinnern, dass man geborgen zwischen Himmel und Erde in sich selbst zentriert ist. Dafür reicht ein achtsames Spüren nach innen und ein gefühltes oder gesprochenes »Danke«. Es ist ein Ja zum Leben, ein Ja zum Sosein.

Einfaches Durchatmen zwischendurch

Aus meiner Erfahrung wird das Leben bereits viel leichter, wenn man täglich kleine Atemübungen einbaut. Fünf Minuten lang bewusst tief durchatmen – da verfliegen bereits der Stress und die Anstrengung, der ganze Körper atmet auf. Menschen, die wie meine Vorfahren leben, brauchen so etwas nicht. Sie sind in der Balance, die wir uns heute immer erst wieder aneignen müssen und um deren Erhalt wir uns auch aktiv bemühen müssen. Für uns heute aber gibt es zum Glück jede Menge Übungen.

Bei der folgenden Übung des Innehaltens und Durchatmens empfehle ich, sich ganz bewusst mit der Erde unter sich und dem Himmel über sich zu verbinden. Die Erde gibt Wurzeln und der Himmel – ich spreche hier gern von Vater Kosmos – gibt Kraft und Weisheit. Es ist fast so, als würden wir selbst in einer senkrechten Röhre sein, aufrecht und von unten und oben gehalten. Wir sind wie ein Kanal und werden mit Energie durchströmt – Kraft und Lebensenergie von unten, Weisheit, Inspiration und kosmische Energie von oben. Wir selbst sind zentriert im Herzen, und so kann uns das, was von Himmel und Erde in uns einströmt, nähren.

Übung

Innehalten und durchatmen

- Beginnen Sie damit, sich aufrecht hinzustellen oder zu setzen und sich zu zentrieren. Lassen Sie die Wirbelsäule lang und aufrecht sein, spüren Sie die Erde unter sich und den Himmel über sich. Werden Sie zu einem Kanal für die Energien von unten und von oben.

- Öffnen Sie Ihr Herz und lassen Sie es zum Zentrum Ihres Wesens werden. So können die Energien von Himmel und Erde ungehindert fließen, Sie mit Lebenskraft versorgen und Sie innerlich ganz ruhig werden lassen.

- Atmen Sie in einem gleichmäßigen Rhythmus, möglichst langsam, ein und aus. Spüren Sie, wie die Luft in Sie einströmt und Sie wieder verlässt.

- Wenn Sie möchten, sprechen Sie ein kleines Gebet oder ein paar Worte des Dankes und beenden Sie die Übung dann am besten damit, dass Sie sich dehnen und strecken. Nun sind Sie bereit für die nächste Etappe des Alltags.

Das Zentrieren ist heute enorm wichtig. Anders als die traditionell lebenden Menschen früher sind wir heute einfach nicht mehr in unserer Mitte. Was im Alltag alles auf uns einströmt, macht es uns zusätzlich schwer, wieder in diese Mitte zu kommen. Hier muss jeder selbst aktiv werden und eine Möglichkeit der Zentrierung für sich finden, die er dann regelmäßig anwendet. Mir helfen dabei ganz einfache Gesten, die ich mit in solche Übungen des Innehaltens wie eben beschrieben einflechte. Mit einer immer gleichen Handbewegung fahre ich dabei in der Mitte meines Körpers entlang in Richtung Herz. Das kann von unten nach oben passieren, wenn ich mich stärker an die Erde anbinden und besser verwurzeln möchte. Meist aber nehme ich die rechte Hand nach oben über meinen Kopf, die Fingerspitzen zeigen zum Himmel, und dann fahre ich mit der Hand langsam mittig vor dem Körper entlang zum Herzen. Ich führe gewissermaßen die Energie vom Kosmos zu mir und in mein Herz. Ich atme dabei ein und nehme wahr, wie ich im Zentrum meiner selbst ankomme und gleichzeitig die Anbindung an Himmel und Erde spüre. Um die Wirkung zu verstärken, können Sie dafür auch beide Hände nehmen, so wie es die Abbildungen zeigen. Auf diese Weise lässt sich die Geste besonders intensiv erleben und einüben.

Wenn Sie solche Gesten eine Zeit lang regelmäßig machen, verinnerlichen Sie ihre Wirkung, die dann immer schneller und zuverlässiger eintritt. Irgendwann reicht es sogar aus, die Geste nur zu denken, wenn Sie irgendwo sind, wo Sie sie nicht unbedingt zeigen möchten, ihre Wirkung aber trotzdem brauchen. Sie funktioniert dann ein bisschen so wie der Glockenschlag für meine Vorfahren: Sobald er ertönt, ist das Innehalten da, die Zentrierung und das ruhige Atmen in einer Lücke in der Zeit. Das gibt Stabilität, aus der heraus alles Weitere viel leichter gelingt, Sie viel weniger anstrengt und auch nicht verschleißt.

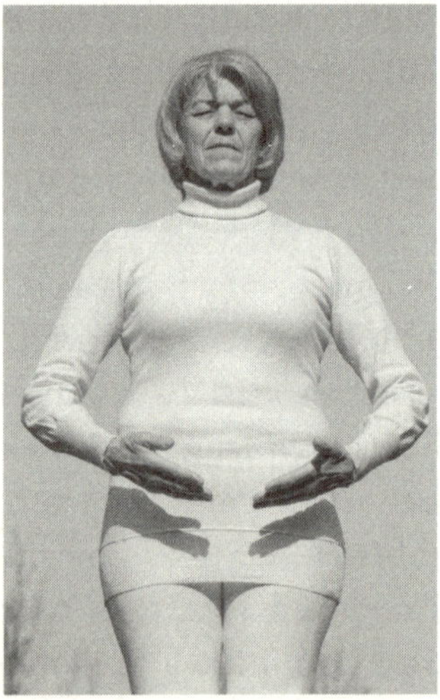

Sie verbinden sich mit der Erdenergie
und führen sie nach oben.

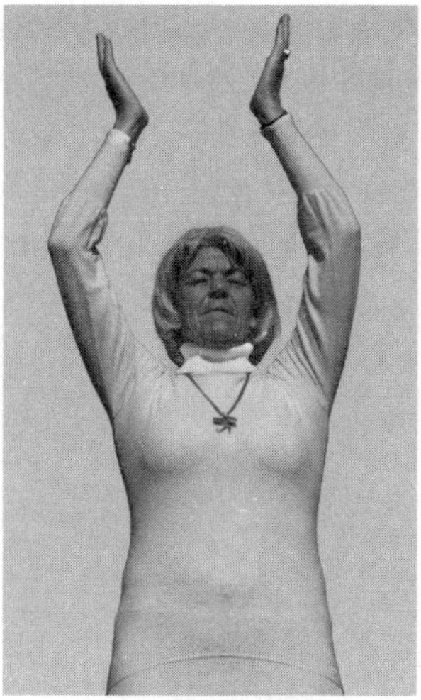

Sie verbinden sich mit
der Energie des Himmels.

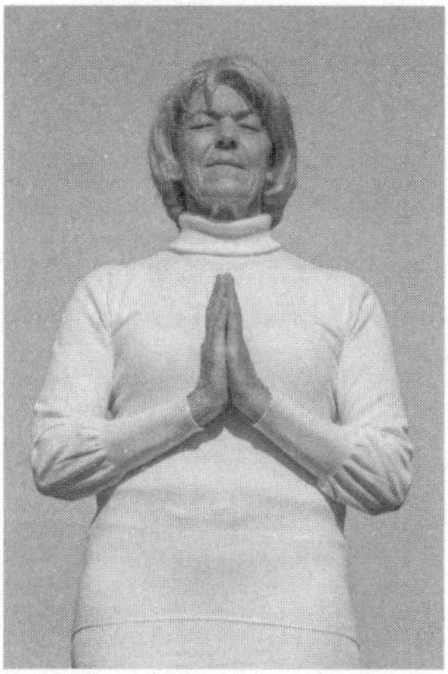

Am Ende sammeln Sie die Energie und
Ihre Aufmerksamkeit in Ihrem Herzen.

Um in der Zentrierung zu bleiben, bietet sich eine weitere Geste an, die sich in vielen Kulturen und uralten Schriften dargestellt findet. Dabei wird die rechte Hand vor das Herz gehalten, mit der Handfläche zum Körper hin. Die linke Hand kommt mit der Handfläche nach vorn vor die rechte Hand. Die Handrücken zeigen also zueinander. Probieren Sie einmal aus, wie sich das für Sie anfühlt. Vielleicht können Sie die Kraft darin spüren.

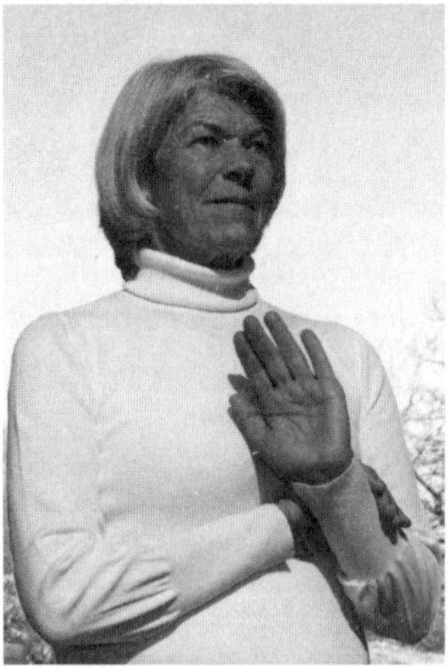

Sie halten beide Hände vor dem Herzen,
die linke Hand zeigt nach außen.

Die Geste hat einen tieferen Hintergrund: Die linke Hand nämlich ist die Hand des Empfangens, so wie die linke Seite auch die Seite des Herzens ist. Diese Hand halten Sie in der beschriebenen Geste nach vorn, also zur Welt hin. So kann die kosmische Energie in Sie einfließen. Die rechte Hand ist die Hand des Gebens. Mit ihr geben Sie diese Energie in Ihr Herz hinein. Beide Hände helfen Ihnen gleichzeitig, sich zu zentrieren und ganz bei sich, in Ihrer Mitte und in der Verbundenheit mit den größeren Kräften des Lebens zu sein.

Es ist eine sehr liebevolle Geste. Wenn Sie in dieser Haltung ein paar Mal ruhig und tief durchatmen, sind Sie ganz bei sich und fühlen sich liebevoll mit sich und dem Leben verbunden. Die meisten Menschen spüren schon nach kurzer Zeit ein Kribbeln in den Händen und eine Berührtheit im Herzen. Die Lebensenergien kommen wieder in einen harmonischen Fluss.

Ich kann nur jedem empfehlen, solche kleinen Momente des Innehaltens in seinen Alltag einzubauen. Es klingt sehr simpel. Aber es hat eine große Wirkung. Die Regelmäßigkeit solcher kleinen Augenblicke der Zentrierung und des Kraftschöpfens verändern das ganze Leben. Sie können ja trotzdem die Kaffeepause mit Ihren Kollegen verbringen. Aber nehmen Sie sich vorher diesen winzigen Moment, üben Sie eine Geste der Zentrierung und atmen Sie dabei ein paar Mal tief durch. Stress und Hektik werden dabei mit der Zeit weniger und stattdessen können Gefühle wie Freude und Liebe entstehen. Das sind dann auch die Energien, die auf Ihre Mitmenschen ausstrahlen. Denn es überträgt sich immer die Grundstimmung – und die ist als Freude und Liebe viel angenehmer, als wenn Sie Unruhe und Hektik erleben und weitergeben.

Wenn die Zeit nicht reicht

Es kann wirklich niemand sagen, dass er für so einen Moment des Innehaltens nicht die Zeit hat. Das Beste ist, den Tag gleich mit einem solchen Moment zu beginnen – sozusagen als kleines Morgenritual. Viele sagen dann: Dann muss ich ja noch früher aufstehen! Das stimmt aber nicht. Ein solches Zentrieren braucht nicht mehr als eine Minute. Vielleicht dauert es am Anfang etwas länger, um sich daran zu gewöhnen und auch wirklich etwas zu spüren. Bald aber wird es so verinnerlicht sein, dass es nur einen Moment braucht. Es könnte natürlich sein, dass Sie es dann so sehr schätzen und mögen, wirklich bei sich zu sein, mit Himmel und Erde verbunden, dass Sie diesen Moment weiter ausdehnen. Ihr Zeitgefühl verändert sich, weg von dem heute so typischen Gefühl der Zeitnot.

Keine Zeit zu haben, das ist ja heute für so viele ein Grundgefühl geworden. Früher gab es das nicht. Man war von früh bis spät auf den Beinen und erledigte eine notwendige Arbeit nach der anderen. Hektik oder Hetze gab es dabei nicht. Sicher musste vieles schnell gehen, beispielsweise wenn das Wetter umzuschlagen drohte. Aber das Grundgefühl war eine Ausgeglichenheit. Mit unserer heutigen Zeit lässt sich das nicht vergleichen, die Bedingungen, unter denen wir heute leben – auch auf dem Land und als Bauern –, sind völlig anders.

Mir gefällt eine kleine Übung sehr, mit der ich mich wieder in dieses Gefühl, »alle Zeit der Welt« zu haben, hineinbegeben kann. Ich habe sie schon vielen Ratsuchenden und Seminarteilnehmern empfohlen und die meisten sind begeistert. Vielleicht wollen Sie sie auch einmal ausprobieren. Sie funktioniert, weil Zeit keine fixe objektive Größe ist, sondern sehr subjektiv wahrgenommen wird. Einige Momente verfliegen, andere ziehen sich scheinbar unendlich in die Länge. Das lässt sich bewusst nutzen.

Übung

Die Zeit dehnen

- Setzen Sie sich für einen Moment bequem und möglichst aufrecht hin und zentrieren Sie sich, sodass Sie wieder zu diesem Kanal für die Energien zwischen Himmel und Erde werden. Wenn Sie möchten, können Sie die Hände wie beschrieben für einen Augenblick so vor Ihr Herz halten, dass Sie Lebensenergie aufnehmen und an sich selbst weitergeben.

- Drehen Sie Ihre Hände dann zueinander und halten Sie sie wie zum Gebet zusammengelegt vor sich. Spüren Sie, wie die Handflächen sich berühren.

- In Zeitlupe nehmen Sie die Hände jetzt auseinander, zunächst nur einen oder zwei Zentimeter. Spüren Sie die Energie zwischen Ihren Händen? Vielleicht ein Kribbeln oder Wärme? Stellen Sie sich vor, dass dieses Gefühl zwischen Ihren Händen die Zeit ist.

- Nun bewegen Sie die Hände ganz langsam weiter auseinander, ohne das Kribbeln oder ein anderes Gefühl für die Energie dazwischen zu verlieren. Sie dehnen damit den Raum zwischen Ihren Händen, Sie dehnen die Zeit.

- Lassen Sie den Abstand zwischen Ihren Händen, lassen Sie Ihre Zeit immer weiter werden. Öffnen Sie die Hände so weit, wie es Ihnen möglich ist, ohne das Gefühl zwischen ihnen zu verlieren. All das ist die Zeit, die Sie jetzt haben. Lassen Sie sich ganz auf dieses Gefühl von Weite ein.

- Beenden Sie die Übung in dem Bewusstsein, dass Ihnen dieses große Maß an Zeit zur Verfügung steht. Machen Sie symbolisch den ersten Schritt nach vorn, während Sie in diesem Gefühl der gedehnten Zeit oder sogar der Zeitlosigkeit sind und die Hände noch entsprechend geöffnet sind. Lassen Sie die Hände erst nach diesem Schritt langsam sinken.

Es ist wirklich erstaunlich, wie sich die Zeitwahrnehmung verändert und wie jedes Gefühl von Stress und Eile verschwindet. Es ist plötzlich Zeit da: zum Einkaufen, für alle Erledigungen, für die Kinder, zum Ruhen, einfach für alles. Sollte die Hektik wieder zunehmen, dann ist es einfach nötig, sich wieder zu zentrieren. Denn natürlich bleiben wir nicht auf ewig in einem Zustand.

Ich habe diese Übung – und ebenfalls eine, mit der sich Geld und Fülle dehnen lassen – auf CD aufgenommen, und beide sind sehr beliebt, Infos dazu finden Sie auf meiner Website (siehe Anhang). Diese Techniken schenken das Gefühl, dass immer genug von dem da ist, was wir brauchen. Und genau das scheint mir das grundlegende Lebensgefühl meiner Vorfahren gewesen zu sein: ein Gefühl der Fülle.

Ein guter Rhythmus im Alltag

Bleiben wir gleich bei diesem Gefühl der Fülle. Ob an Zeit, an Geld, an Nahrung oder an Dingen – es ist ein Gefühl, für das man aktiv werden muss. Meine Großeltern und Eltern und auch wir Kinder haben für all das, was wir zur Verfügung hatten, sehr hart gearbeitet. Es kam uns aber nicht so vor. Niemand, weder die Kinder noch die Alten, hätten sich je darüber beklagt. Niemand hatte das Gefühl, dass er lieber etwas anderes tun will, als die nächste anstehende Arbeit zu erledigen. Heute ist das bei vielen anders. Da sie um das, was zu tun ist, aber dennoch nicht herumkommen, ist es klüger – und gesünder – die Einstellung zu verändern und sich beispielsweise mit einer Übung zu helfen.

Stress und Ärger ausatmen

Ärgerlich oder unter Druck ist jeder einmal. Meist passiert es dann, dass man diesen Ärger weiterträgt, mit anderen darüber redet und auf ihre ebenfalls ärgerlichen Reaktionen wartet. Oder man gibt den Ärger ungefiltert an den Partner oder an Kollegen weiter. Hilfreich ist das für niemanden. Ich empfehle eine einfache Atemübung, die den Ärger aus dem System bringt. Es sind nur drei tiefe Atemzüge verbunden mit einer Körperbewegung, aber in der Wirkung ersetzt das beinahe das sprichwörtliche Holzhacken bei Wut.

Übung

Die Übung der drei Atemzüge

- Stellen Sie sich aufrecht und etwas breitbeinig hin.

- Atmen Sie ein und beugen Sie dann den Oberkörper ganz nach unten, bis die Hände den Boden berühren, die Knie können Sie dabei gut beugen. Bei dieser Bewegung nach unten atmen Sie durch den Mund intensiv aus. Man sollte richtig hören, wie Sie alle Luft nach außen bringen und die Lungen regelrecht leer pressen.

- Legen Sie nun die Handrücken aneinander und richten Sie sich tief durch die Nase einatmend wieder auf. Die Hände fahren dabei in der Körpermitte entlang und bringen die Energie mit nach oben. Sobald Sie aufrecht stehen, ziehen Sie die Hände bis weit über den Kopf und öffnen Sie dort oben. Gehen Sie dabei auf die Zehenspitzen, machen Sie sich groß und lang, während der Atem in Sie einströmt.

- Nun lassen Sie sich wieder komplett nach unten fallen, die Hände bis zum Boden, die Knie tief gebeugt. Dabei hörbar durch den Mund alles ausatmen. Stellen Sie sich vor, dass Sie mit der Atemluft alles aus sich herauspusten, was Sie ärgert, belastet und stresst.

- Kommen Sie wieder nach oben und wiederholen Sie einen weiteren tiefen Atemzug. Wenn Sie sich nach dem dritten Ausatmen aufrichten, können Sie die Hände vor Ihrem Herzen halten, um sich zum Abschluss zu zentrieren.

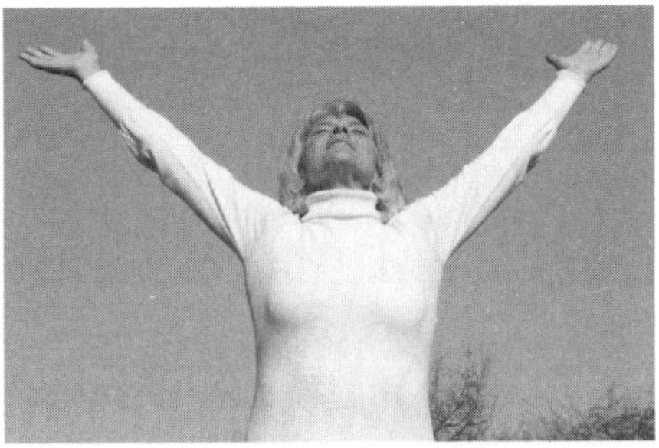

Tief und kraftvoll atmen Sie ein ...

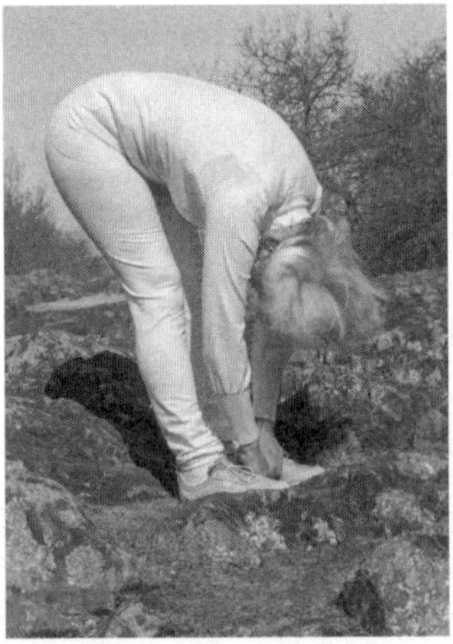

... und dann lassen Sie alle Luft – und allen Druck – entweichen.

Durch das Beugen und Strecken kommt der Körper ordentlich in Bewegung, die Lungen werden vollständig geleert und füllen sich dann mit neuer frischer Luft. Die aufgestaute Energie kann sich wirkungsvoll befreien.

Eine recht temperamentvolle Frau erzählte mir einmal, dass sie sich an diesen Umgang mit Wut und Spannung schon richtig gewöhnt hatte. Als sie dann einmal in ihrer Firma in einen heftigen Streit mit einem Kollegen verwickelt wurde, trat sie plötzlich mitten im lautstarken Argumentieren des anderen ein paar Schritte zurück und machte diese Atemübung. Der Kollege wurde sofort still und schaute. Andere kamen dazu – und am Ende des dritten Atemzuges lachten alle. Die Situation war bereinigt, man konnte wieder versöhnlich und sachlich miteinander reden. In dieser Firma erinnert man sich seither in Stresssituationen gegenseitig mit einem Augenzwinkern daran: »Vielleicht solltest du mal ordentlich ausatmen.«

Rituale für den Morgen und den Abend

Die Übung der drei Atemzüge ist bestens dafür geeignet, als eine Art Abendritual regelmäßig praktiziert zu werden. Es ist überhaupt sehr hilfreich, sich morgens und abends an einen immer gleichen Ablauf zu gewöhnen – aber natürlich einen, der Kraft gibt.

Auf dem Hof meiner Kindheit gaben die Natur und vor allem die Tiere, die versorgt werden mussten, die Abläufe vor. Wenn ich früh wach wurde, hörte ich schon die Kühe lautstark nach mir rufen. Wenn sie dann ihr Futter hatten, kehrte völliger Frieden ein. In der Stille des beginnenden Tages bei ihnen zu sitzen und sie während des Melkens zu spüren, das war meine allmorgendliche Meditation. Da war ich ganz bei mir und irgendwie mit allem verbunden.

Ein Tier – das kennen Sie vielleicht von Ihrem Hund oder Ihrer Katze – gewöhnt sich sehr schnell an einen Rhythmus und fordert ihn dann ein. Er gibt Stabilität und Sicherheit – und beides können auch wir in unserer heutigen, für viele recht verunsichernden Zeit gut gebrauchen. Wenn Sie sich jeden Morgen kurz sammeln und ganz bei sich sind, wird das Ihren Tag gleich leichter machen. Sie werden mehr Klarheit, innere Ruhe und Kraft haben. Genauso abends: Wenn Sie da auf eine gewohnte Weise runterschalten und sich auf die Nacht vorbereiten, werden Sie besser schlafen. Und egal, was den Tag über passiert ist: Sie kommen wieder ganz zu sich zurück, zur Ausgangsbasis Ihres gesamten Lebens.

Morgen- und Abendritual

Für den Beginn des Tages passt beispielsweise Folgendes:

- Sie setzen sich für einen Moment aufrecht hin und zentrieren sich mit den beschriebenen Gesten.
- Sie fokussieren sich auf Ihr Herz und atmen dreimal tief durch.
- Wenn Sie möchten, besinnen Sie sich auf eine Qualität, die Sie heute leben wollen: vielleicht Gelassenheit, Freude oder Dankbarkeit. Sie können auch ein Gebet sprechen.
- Besonders wirkungsvoll wird Ihr Morgenritual, wenn Sie noch ein paar Körperübungen anschließen. Vielleicht nicht unbedingt Stallarbeit, aber so etwas wie den Sonnengruß des Yoga oder die Fünf Tibeter®.

Am Abend geht es darum, den Tag allmählich zu verabschieden:

- Machen Sie sich mit den drei beschriebenen Atemzügen von allem Stress und Ärger des Tages frei.

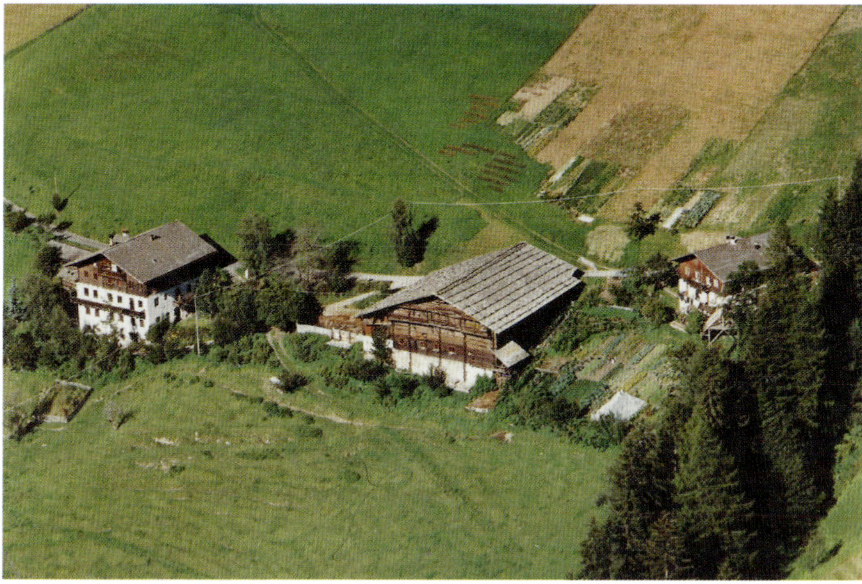

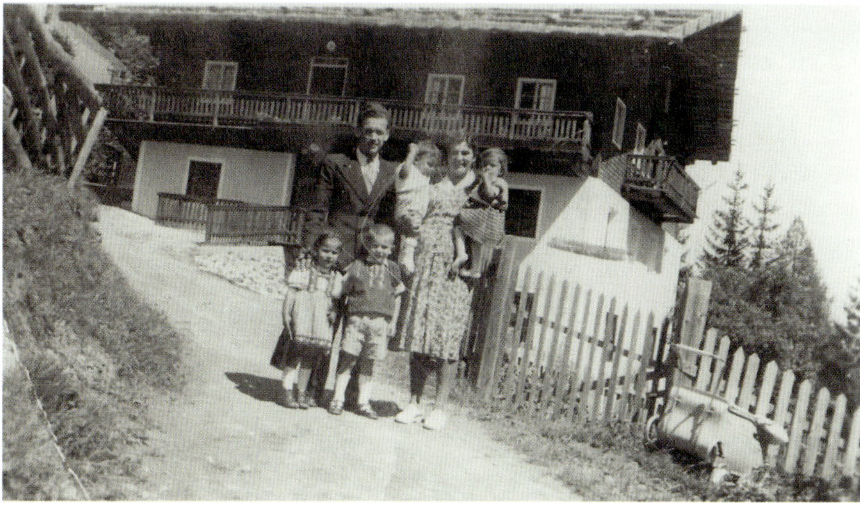

Der Hof im Ultental und die noch kleine Familie.

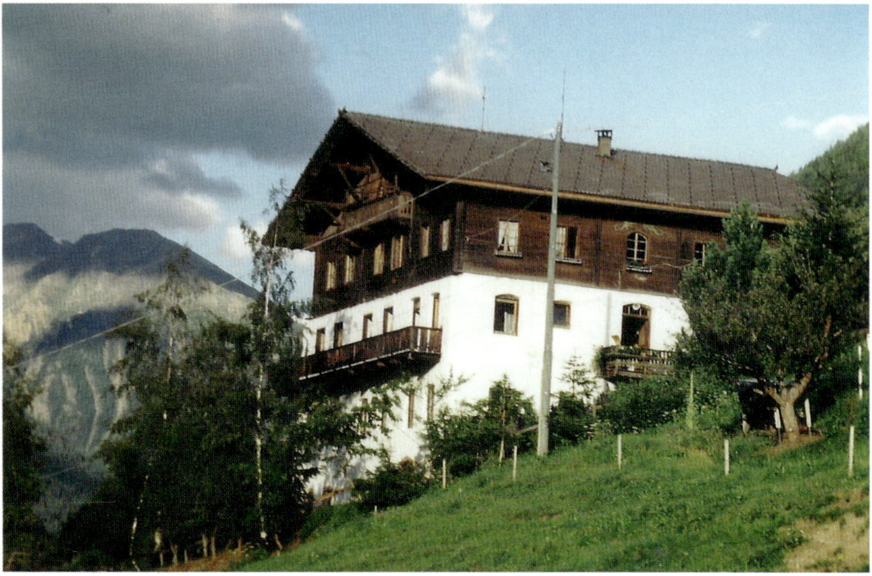

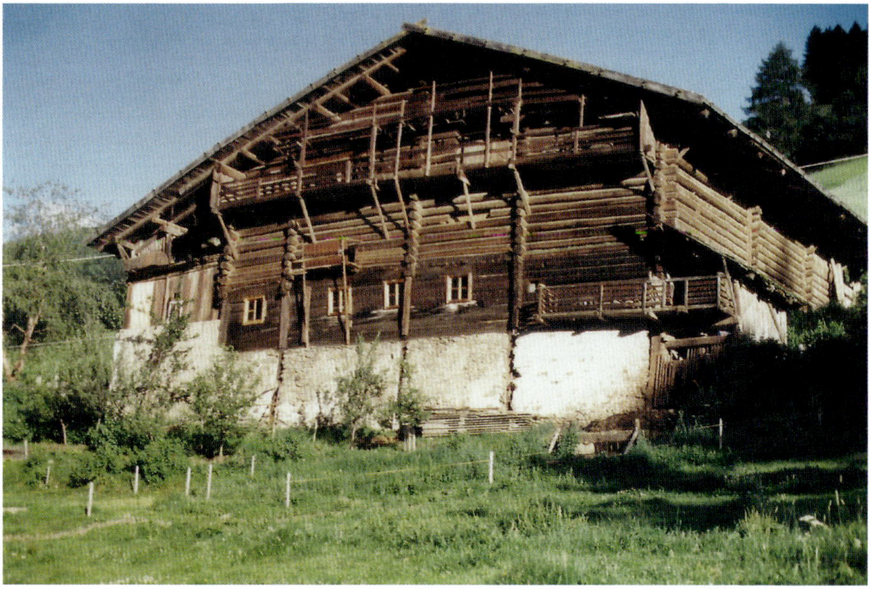

Oben: das Wohnhaus mit vielfältig
genutzten Kellerräumen.
Unten: die Scheune mit dem Stall.

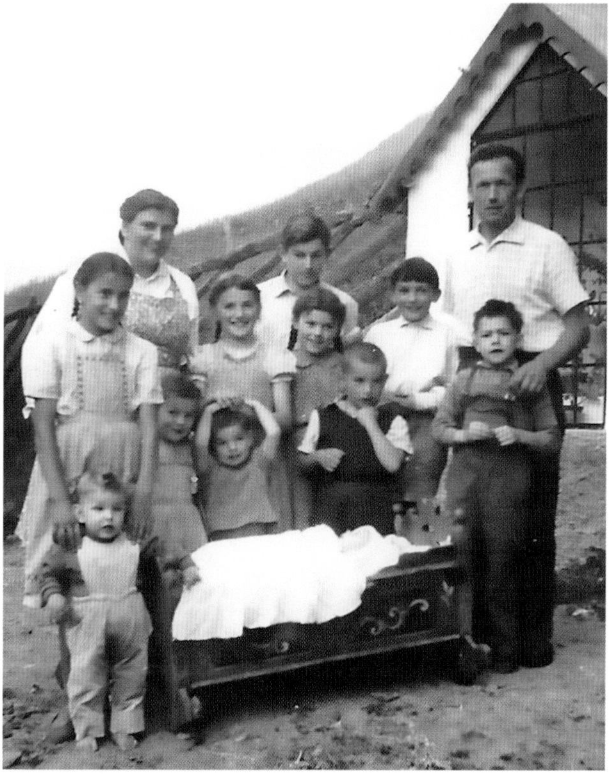

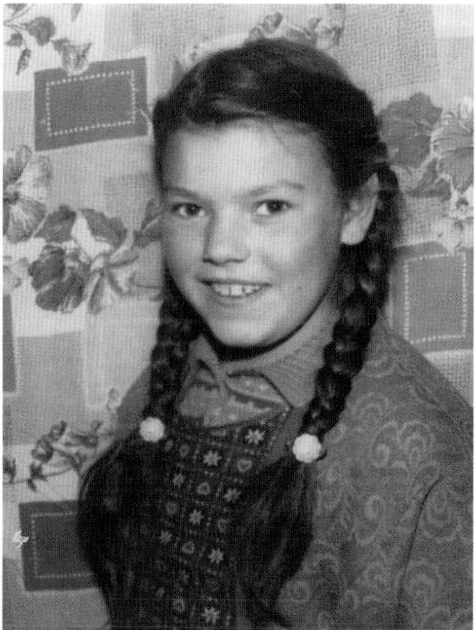

Oben: die Familie vor der Kapelle,
die zum Hof gehört.
Unten: Bernadette im Alter von
etwa acht Jahren.

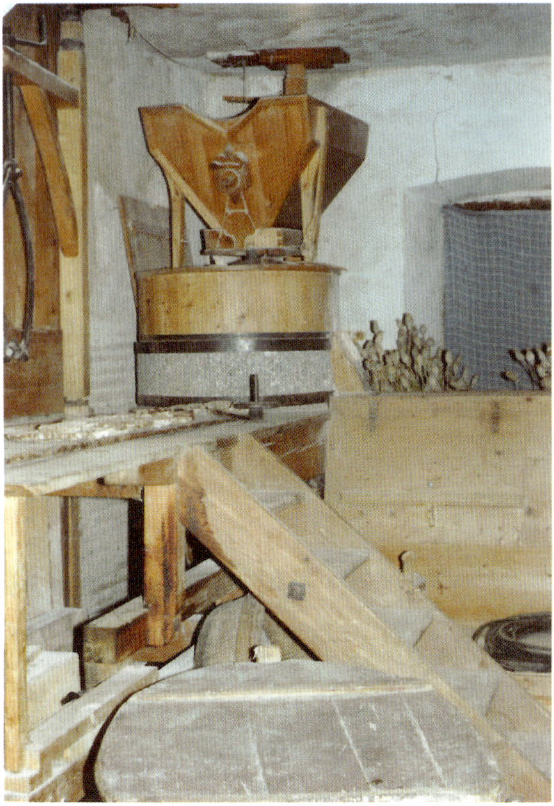

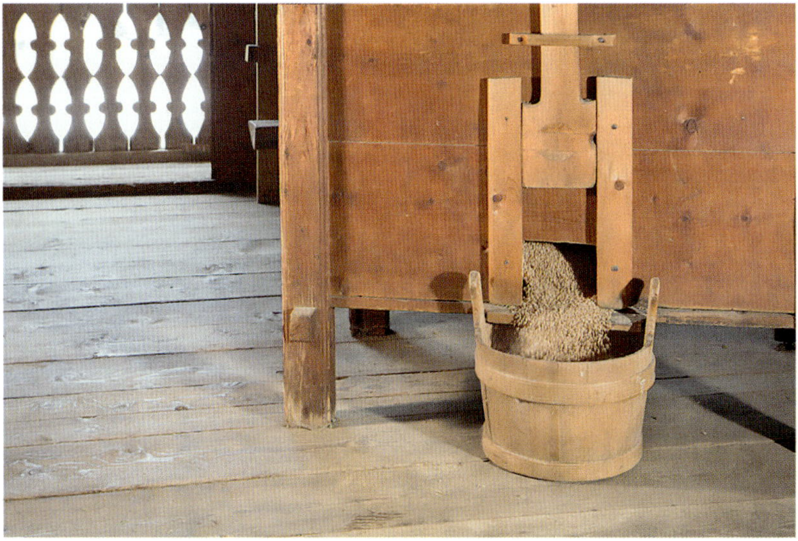

Im Keller stand die Mühle für das selbst geerntete Getreide.
Aufbewahrt wurde es in großen Truhen.

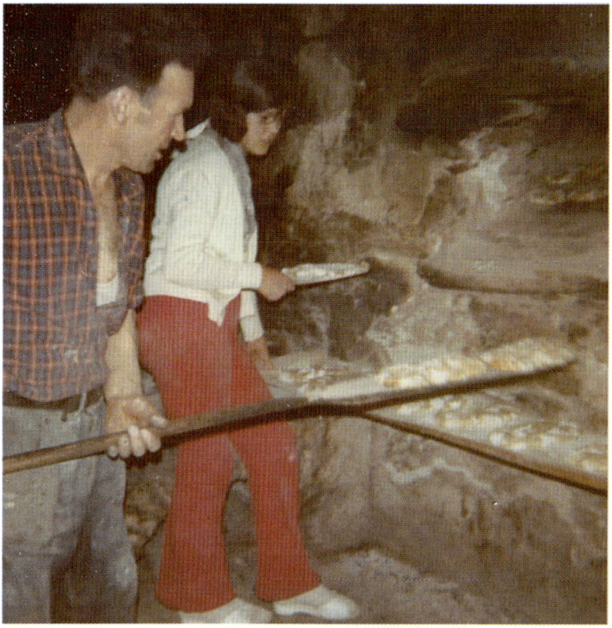

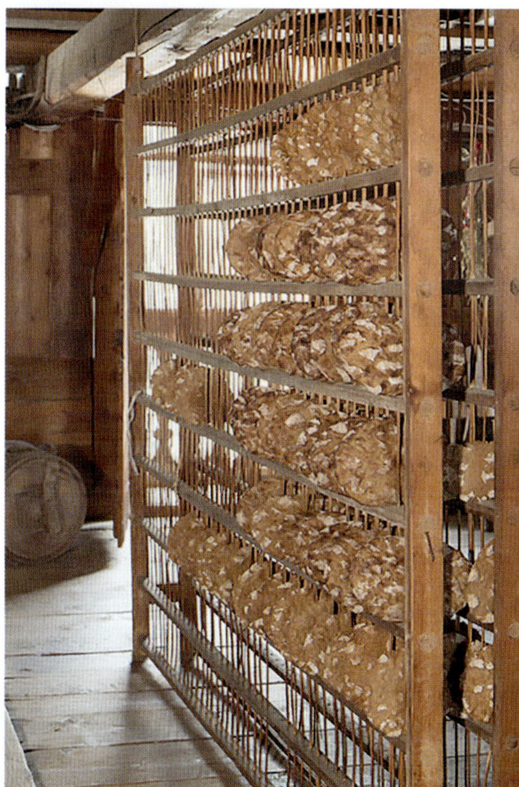

Einmal im Jahr wurden flache Brote gebacken, die in Gittern trockneten. Oben: Bernadette mit ihrem Vater am Backofen.

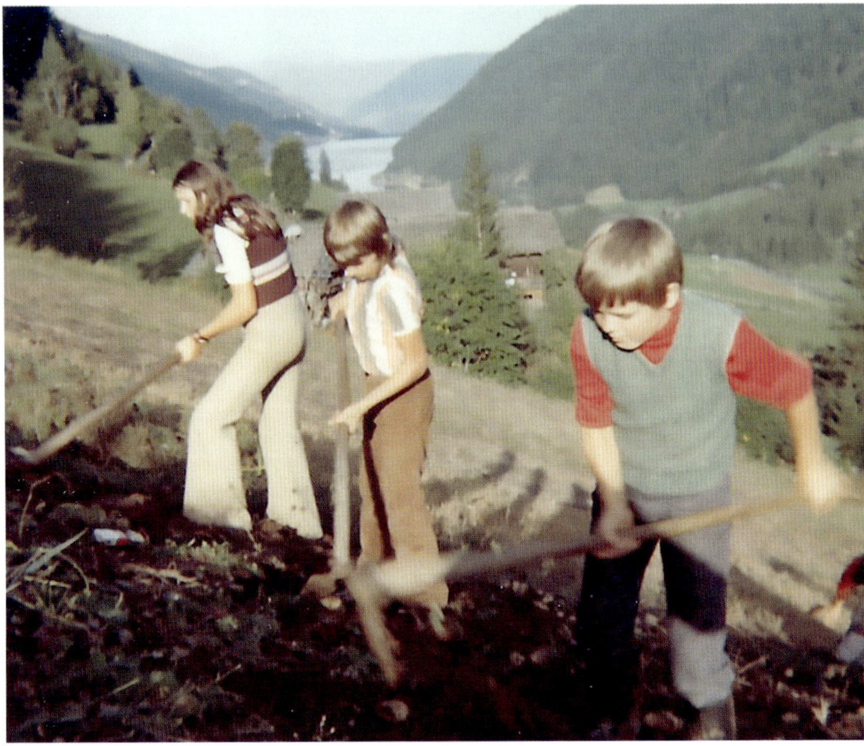

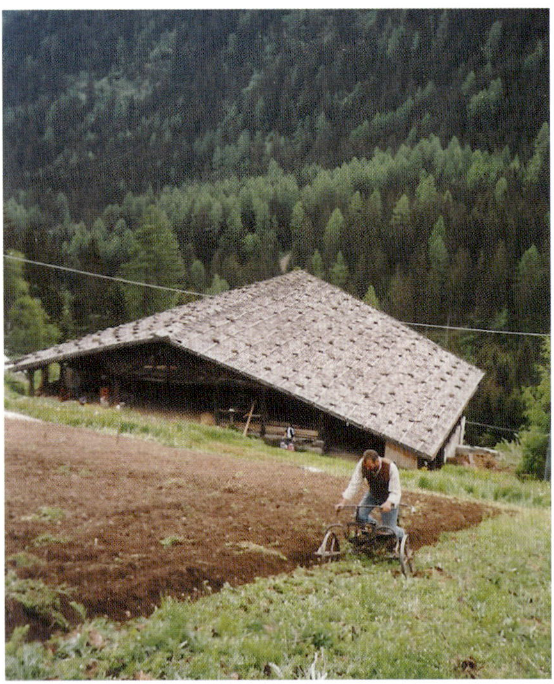

Landwirtschaft auf
einem Bergbauernhof
war stets harte Arbeit
für die ganze Familie –
oben Geschwister beim
Kartoffelhacken, unten
das Pflügen mit der
elektrisch betriebenen
Seilwinde.

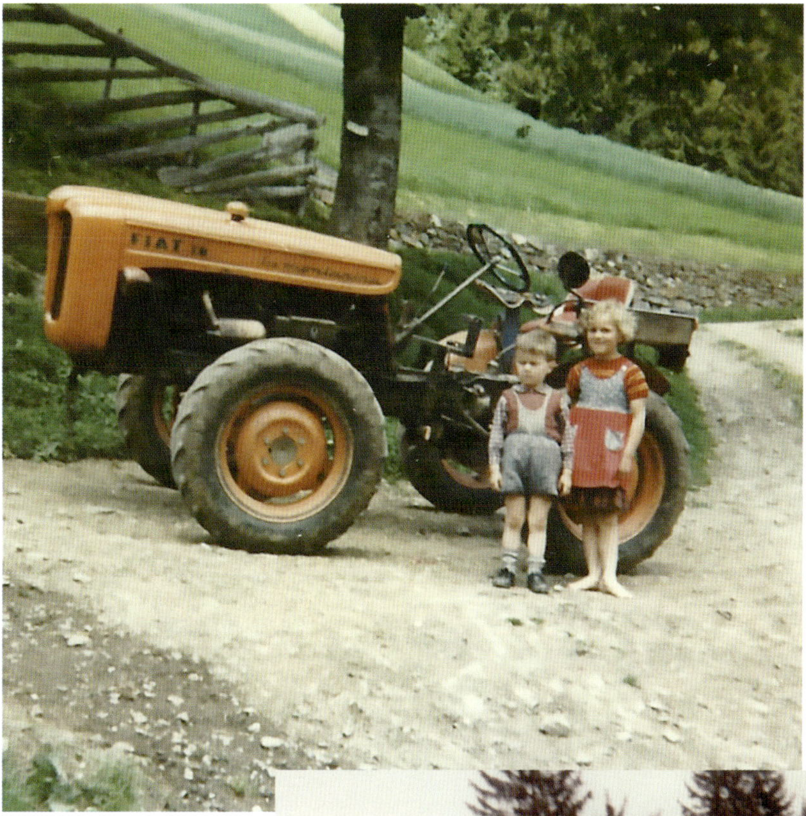

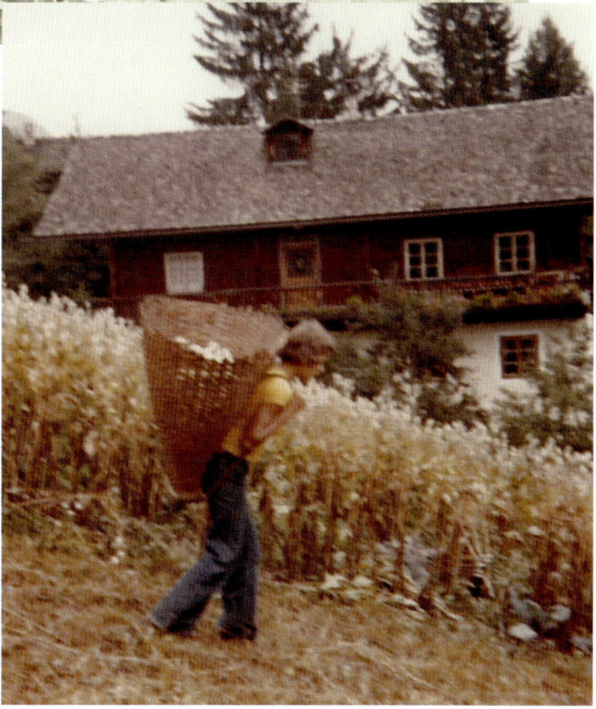

Oben: von klein auf waren alle dabei – hier zwei Geschwister mit dem uralten Traktor. Unten wird Mohn nach Hause transportiert.

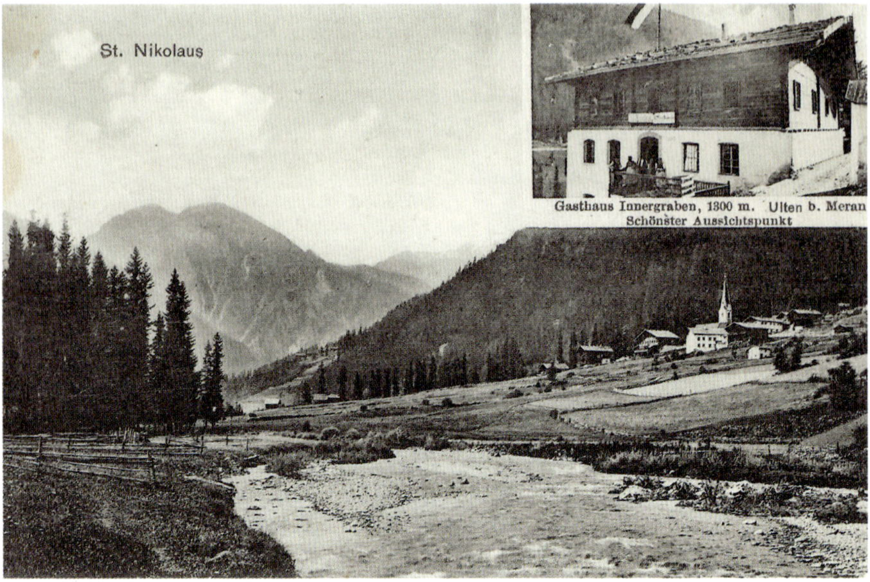
St. Nikolaus
Gasthaus Innergraben, 1300 m. Ulten b. Meran
Schönster Aussichtspunkt

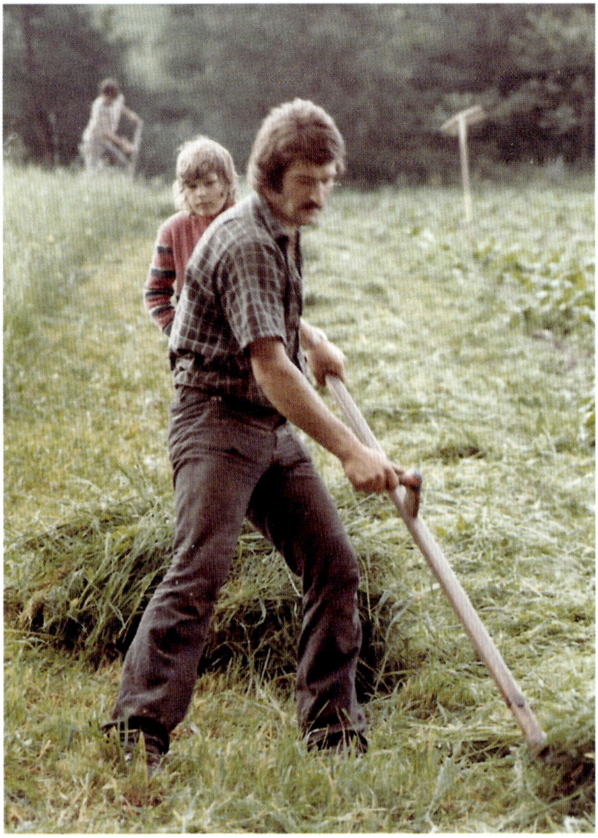

Oben: eine historische Postkarte, die den Blick vom Hof über das Ultental zeigt.
Unten: Geschwister bei der Heuarbeit.

- Setzen Sie sich dann wieder für einen Moment gerade hin und zentrieren Sie sich. Spüren Sie Ihr Herz und Ihren Atem.
- Lassen Sie den Tag kurz Revue passieren und finden Sie Dinge, die gut gelaufen sind und die Sie gefreut haben. Die können Sie sich auch regelmäßig aufschreiben.
- Orientieren Sie sich nun für ein paar Momente auf das, was Ihnen wichtig ist und was Sie in nächster Zeit anpacken und umsetzen wollen. Fokussieren Sie sich darauf und spüren Sie Ihre Kraft, sich diesen Dingen erfolgreich zu widmen.
- Sprechen Sie, wenn das für Sie passt, ein kurzes Dankgebet, welche Worte auch immer Sie dafür verwenden.
- Ihrem Körper können Sie noch ein paar Dehnübungen gönnen.

Mit einem Gefühl der Dankbarkeit ins Bett zu gehen, verbessert die Qualität des Schlafes ganz maßgeblich. Das ist sogar wissenschaftlich erwiesen. Solche Rituale am Abend – so kurz und einfach sie auch sein mögen – haben eine viel tiefere Wirkung, als es uns auf den ersten Blick scheinen mag. Sie machen etwas mit uns. Und wenn wir spüren, dass uns etwas guttut, dann können wir auch davon ausgehen, dass in unserem Gehirn positive Botschaften angekommen sind, die für die Produktion förderlicher Botenstoffe sorgen. Die wiederum führen zu weiteren positiven Empfindungen – und so kommt eine Spirale des Positiven und Angenehmen in Gang. Es ist total einfach, man muss nur daran denken und es sich gönnen.

So ein Innehalten am Morgen und/oder am Abend führt noch sehr viel weiter: Es verhindert nämlich auch, dass wir einfach so vor uns hin leben und überhaupt nicht mehr bemerken, was uns schadet und was uns guttut. Schon eine Minute Reflexion am Tag wirkt dem entgegen. Es ist das Zu-sich-Kommen, bei dem Sie wahrnehmen, was Ihnen fehlt, was Sie sich wünschen und was Sie für sich tun können, damit es Ihnen besser geht. Daraus gewonnene Erkenntnisse lassen sich dann umsetzen.

Zeit für sich selbst

Aus der Erfahrung meiner Kindheit und auch meines gesamten Erwachsenenlebens muss ich sagen, dass es das Ideal wäre, wenn jeder Mensch einen Tag in der Woche ganz für sich haben könnte. Nicht für die Arbeit, nicht für die Kinder, nicht für den Partner, nicht für Freunde oder den Hund und auch nicht für Handy und Internet, sondern wirklich für sich. Einen Tag, den er in Verbindung mit der Natur und Gott verbringt, reflektierend, sich zentrierend, kraftvoll atmend. Ein solcher Tag kann für die Gesundheit langfristig sehr viel bringen und auch für die Entfaltung der Potenziale im Leben.

Natürlich ist mir bewusst, dass sich die meisten einen solchen Tag nicht nehmen können und es auch nicht wollen. Oft ist der Sonntag der einzige Tag, der für die Familie und die Freunde oder den Partner bleibt. Ich möchte diese Anregung dennoch geben, um Sie dafür zu sensibilisieren, dass jeder Mensch ab und zu etwas Zeit für sich allein braucht, um wieder zu sich zu finden und sich auf das zu besinnen, wofür er eigentlich lebt. Wenn sich ein entsprechender Zeitpunkt auftut, und seien es nur zwei oder drei Stunden, dann könnten Sie ihn mal auf diese Weise nutzen. Auch Beziehungen, zum Partner wie zu den Kindern, tun kleine Pausen zwischendurch gut. Die Freude an den anderen kommt dadurch oft überhaupt erst wieder zum Vorschein.

Weiterentwicklung ist natürlich

Etwas, was wir uns auch von der Natur abschauen können, ist, dass sie sich ständig weiterentwickelt. Ich denke, dass auch wir Menschen wieder die Bereitschaft brauchen, uns zu verändern, Wandel zuzulassen, uns zu entwickeln. Die Natur geht auf alle Impulse ein und macht das Beste daraus. So hat sie sich an die Jahreszeiten angepasst, so passt sie sich an Veränderungen in Flora und Fauna an, so nutzt jede Art und jede Rasse die Gegebenheiten, um das Optimum für sich herauszuholen.

Wir Menschen unterliegen heute extremen Impulsen, die uns zur Veränderung aufrufen. Aber man könnte den Eindruck haben, dass wir taub und blind geworden sind. Die meisten versuchen nach wie vor, so weiterzumachen wie immer und wie üblich. Ob das die Ernährung betrifft, unsere Arbeitsweise oder die Schulbildung – wir haben nur dann eine Chance auf Gesundung im weiteren Sinne, wenn wir nötige Veränderungen geschehen lassen und auch selbst anstoßen.

Veränderung bedeutet natürlich oftmals den Schmerz des Loslassens und der Umgewöhnung. Ein Baby schreit vielleicht eine Zeit lang nach der Brust, die ihm plötzlich nicht mehr gegeben wird. Doch es wird sich rasch weiterentwickeln und die anderen Nahrungsangebote annehmen. Wer seine Gesundheit wiedererlangen oder erhalten möchte, muss ebenfalls zu Veränderungen bereit sein.

Für mich bedeutet Weiterentwicklung in einem umfassenderen Sinne, dass wir Menschen immer feiner werden, immer feiner wahrnehmen können, uns weg vom Groben entwickeln. Ich bin in vielem sensibler, als meine Eltern es waren, und sie waren bereits sensibler als ihre Eltern. Die gesamte Menschheit macht aus meiner Sicht diese Entwicklung durch. Bei einigen dauert es länger, bei manchen gibt es tiefe Rückfälle ins extrem Grobe und bei anderen geht es schneller. Insgesamt aber ist diese Entwicklung für mich offensichtlich. Man schaue sich nur an, wie viel weniger Menschen heute prozentual gesehen schwere körperliche Arbeit verrichten als früher, wo es wiederum nur sehr wenige gab, die geistig hoch gefordert waren. Oder man schaue darauf, wie viele Menschen sich heute mit psychologischen, therapeutischen und im weitesten Sinne spirituellen Themen beschäftigen, was eine hohe »Feinsinnigkeit« voraussetzt. Und wie viele Menschen steigen um auf die »feinere« Ernährung ohne tierische Produkte.

Wenn man eine solche große Entwicklung wahrnimmt, dann ist es nur sinnvoll, mit ihr zu gehen und sich nicht dagegen zu stemmen. Natürlich sollten wir gerade heute gut geerdet sein und gut für unseren Körper sorgen, damit uns die Veränderungen nicht hinwegfegen. Aber wir sollten uns aus meiner Sicht intensiv um die feineren Ebenen kümmern – das beginnt bei der Ernährungsweise und zieht sich weiter über die Formen des Umgangs miteinander, über die Einstellung zur Arbeit und geht hin zur Wertschätzung der eigenen inneren seelischen Entwicklung.

Muster ändern

Ich habe oft den Eindruck, dass die Menschen in den letzten Jahrzehnten eine Unmenge an Verhaltensmustern verfestigt haben, die weder ihnen selbst noch ihren Kindern oder der Natur und der Erde guttun. Das war früher nicht so stark. Aber damals gab es auch nicht diese unüberschaubar vielen Ablenkungen. Fernsehen, Internet, soziale Netzwerke, Angebote aus der Werbung, Möglichkeiten der Selbstverwirklichung auf allen denkbaren Ebenen – all das sind Zerstreuungen, denen man sich ganz aktiv entgegenstellen muss, wenn man bei sich selbst bleiben will. Das war früher natürlich sehr viel einfacher. Man stand mit dem ersten Hahnenschrei auf und wusste genau, was zu tun war, bis man sich abends mit der Dunkelheit wieder ins Bett legte. Kleine Besonderheiten nahm man mit Freude zur Kenntnis – einen Regenbogen, das frische Kalb, das Glück, die Ernte vor dem Gewitter eingebracht zu haben, Nachbarn, die etwas vorbeibrachten und spontan zu einer kleinen Feier mit Gesang und Tanz blieben.

Heute tun viele eine Arbeit, die ihnen weder Freude noch Erfüllung schenkt. Dann lenken sie sich abends vor dem Fernseher oder dem Computer ab oder tun es gleich während der Arbeit mit Computerspielen oder Tratsch mit Kollegen. Ist so etwas zu einer Angewohnheit geworden, kann man da nicht so leicht wieder herauskommen. Aber natürlich ist es möglich, zum Beispiel durch aufbauende, konstruktive Gespräche.

Der Fokus muss geändert werden. Ganz gleich, um welches Thema es geht, dem Betroffenen selbst muss klar sein, dass er es verändern will. Wenn ich an einem solchen Punkt bin, mache ich gern ein kleines Ritual am Abend. Dabei setze ich mich vor eine Kerze und konzentriere mich ganz auf das, was ich möchte. Es ist wie die Besprechung einer Familie darüber, was am nächsten Tag auf dem Hof getan werden muss. Nur dass die Familienmitglieder in diesem Fall all die Anteile der Persönlichkeit sind. Meist hat ja jeder dieser Anteile eine eigene Meinung und andere Wünsche und Vorstellungen. Der eine will ein berufliches Ziel erreichen, der andere will Bestätigung, ein dritter will seine Ruhe haben, ein vierter gesund werden, ein fünfter vielleicht grundsätzlich ein ganz anderes Leben führen. Vor der Kerze sitzend werden all diese Anteile zusammengeführt und auf einen Nenner gebracht. Man kommt zu sich und fokussiert sich auf das, was einem wichtig ist. Die Kerze unterstützt diesen Fokus.

Und auch eine Handgeste tut das: Die Kuppen von Daumen, Zeigefinger und Mittelfinger werden zusammengebracht, Ringfinger und kleiner Finger etwas abgespreizt. Für das Gehirn ist diese Geste eine ganz deutliche Konzentrierung. Verbunden mit einem Gedanken an das, was man erreichen möchte, gerät dieses Vorhaben in den Mittelpunkt und es werden die nötigen Energien dafür bereitgestellt.

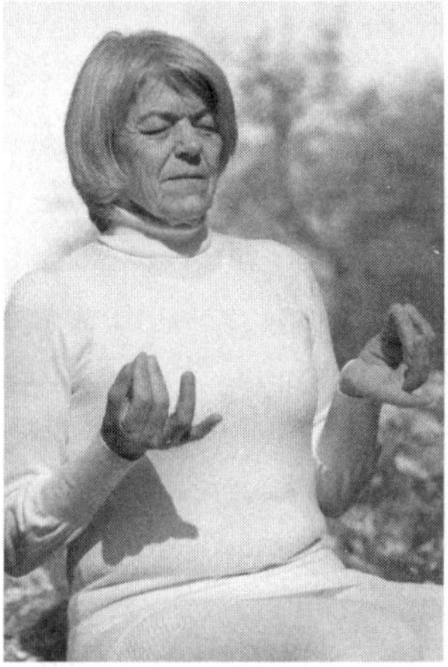

Die Kuppen von Daumen,
Zeigefinger und Mittelfinger berühren sich
für diese Geste der Konzentration.

Ich weiß, dass diese Handhaltung gerade in Italien etwas anderes bedeutet. Als ich meiner kleinen Enkelin diese Geste einmal zeigte, rief sie ganz entsetzt und zugleich lachend: »Oma, weißt du denn nicht, was das heißt?! Das heißt: Hau ab, du A…, lass mich in Ruhe!«

Genau das meine ich letztlich auch mit dieser Geste: »Haut ab, ihr Nöte, Sorgen und alten Muster aus dem Dunkel. Lasst mich in Ruhe!«

Ob Sie nun eine Kerze und diese Handbewegung nutzen oder auch nicht: sich abends kurz hinzusetzen, sich zu zentrieren, bei sich selbst anzukommen und sich dann in diesem

Zustand auf das auszurichten, was einem wichtig ist – das kann ein Vorhaben tatsächlich leichter gelingen lassen. Experten, die anderen die Grundlagen eines guten Zeitmanagements beibringen, betonen auch: Abends sollte sortiert werden, was man am nächsten Tag tun will. Wird das klar in den Fokus genommen, kann man es danach wieder loslassen, sich dem Feierabend widmen – und am nächsten Morgen wird man konzentriert an die Arbeit gehen und hat eine viel größere Chance, dass man sie bewältigen wird. Das ganze System – Gehirn, Willenskraft, Gedanken, Gefühle, innerer Antrieb – stellt sich darauf ein.

Das Prinzip können Sie für Ihren Beruf nutzen, für besondere Aufgaben, aber auch dafür, sich auf ein gesünderes Leben auszurichten. Ihr Fokus am Abend lautet dann vielleicht: »Ich bin in Ruhe und Frieden.« »Ich mache eine Stunde Mittagspause und genieße diese Zeit bei einem Spaziergang.« »Morgen esse ich viel Obst und Gemüse und lasse dafür die Schokolade weg.« »Morgen Abend beende ich den Tag mit ein paar Yogaübungen.« »Gleich morgens mache ich für fünf Minuten ein paar ganz bewusste Atemzüge am offenen Fenster.«

Es sind die kleinen Dinge, die große Veränderungen anstoßen. Die folgende Beschreibung fasst zusammen, wie Sie sich bei Vorhaben und Veränderungen unterstützen können. Das Prinzip ist das gleiche, ob Sie genau wissen, was ansteht, ob Sie eine Herausforderung meistern wollen oder ob Sie nur merken: Es läuft nicht so gut, ich muss etwas verändern, weiß aber noch nicht, was genau.

Übung

Den Fokus auf etwas Neues richten

- Nehmen Sie sich am Abend einen Moment Zeit und zünden Sie sich eine Kerze an. Vielleicht wollen Sie auch die drei entlastenden Atemzüge machen, mit denen Sie all die Geschehnisse des Tages loslassen.

- Setzen Sie sich nun vor Ihre Kerze, sodass Sie es bequem haben, der Rücken möglichst aufrecht ist und Sie die Flamme entspannt betrachten können.

- Kümmern Sie sich noch nicht gleich um ein Ziel oder Vorhaben, kommen Sie erst einmal ganz bei sich selbst an. Spüren Sie Ihren Körper, wie er dasitzt, und geben Sie Ihr Gewicht nach und nach vollständig an den Boden oder den Stuhl ab. Spüren Sie, wie sicher Sie getragen werden.

- Atmen Sie während dieses Spürens gleichmäßig und tief ein und aus.

- Fragen Sie sich nun ganz allgemein: Wie ist mein Leben? Möchte ich so weitermachen? Oder möchte ich etwas ändern?

- Lassen Sie sich Zeit, Antworten in sich aufsteigen zu lassen. Die besten Antworten kommen oftmals nicht aus dem Kopf, sondern von einer tieferen Ebene. Wir sagen häufig, sie kommen aus dem Bauch, wo die innere Stimme ihren Sitz hat. Lauschen Sie, was sie Ihnen zu sagen hat.

- Wenn Sie wissen, wo es irgendwie nicht mehr stimmt, lautet die nächste Frage: Bin ich zu einer Veränderung bereit? Und wenn ja, welche Art von Veränderung möchte ich umsetzen? Seien Sie realistisch und nicht zu streng mit sich selbst. Eine kleine Veränderung, konsequent umgesetzt, kann das ganze Leben verwandeln. Sie müssen keinen ehrgeizigen Zehnpunkteplan entwerfen. Spüren Sie einfach nach, wozu Sie bereit sind und bei welchen Veränderungen in Ihnen sogar ein Gefühl der Vorfreude und der Lust aufkommt.

- Haben Sie ein Vorhaben gefunden, das Sie wirklich umsetzen wollen, formulieren Sie am besten einen klaren Satz daraus. Er sollte positiv sein, also ausdrücken, was Sie möchten, und nicht das, was Sie nicht mehr möchten. Finden Sie einen Punkt, den Sie bereits morgen umsetzen wollen, und nehmen Sie den mit in Ihren Satz auf. Zum Beispiel: »Ich esse ab sofort gesünder und nehme morgen Vormittag ausschließlich Obst zu mir.«

- Sagen Sie sich diesen Satz und machen Sie dabei die Fokussierungsgeste mit beiden Händen. Konzentrieren Sie sich ganz auf Ihr Vorhaben, während Sie einige Male tief ein- und ausatmen.

- Geben Sie sich dabei unbedingt auch selbst die Gewissheit, morgen für den entscheidenden Schritt zur Veränderung bereit zu sein. Morgen geht es ohne Wenn und Aber los.

- Nun können Sie die Finger wieder voneinander lösen und die Übung beenden. Vielleicht mit einem Dank an das Leben.

Wenn Sie wollen, können Sie sich den aktuellen Satz auch aufschreiben und den Zettel so hinlegen, dass Sie ihn am nächsten Morgen auf jeden Fall sehen werden. Das kann ganz sinnvoll sein, denn zum einen neigen wir bei größeren Vorhaben gerade im Hinblick auf unsere Gesundheit gern mal dazu, dass wir uns am nächsten Tag an nichts mehr erinnern können. Mit der beschriebenen Übung mithilfe der Geste ist das zwar unwahrscheinlich, aber es kommt vor. Vor allem aber hilft Ihnen ein Blatt Papier mit Ihrem Satz, den genauen Wortlaut aus der Übung zu behalten und nicht irgendwie abzuändern und dabei zu verfälschen oder zu verwässern. Veränderungen sind für uns Gewohnheitstiere keine so leichte Sache. Deswegen sollten wir uns wirklich mit allem helfen, was uns zur Verfügung steht. Und das ist zum Glück eine ganze Menge. Wenn Ihr Satz aufgeschrieben ist, können Sie beruhigt schlafen gehen.

Beobachten Sie am nächsten Morgen, wie sich Ihr Vorhaben anfühlt, und bleiben Sie dran, es umzusetzen und die kleine Fokussierungsübung am Abend zu wiederholen. Sie braucht nur wenige Momente – verlängern können Sie sie natürlich, wann immer Sie wollen. Vielleicht entsteht eine Meditation daraus oder ein Gebet.

Am Morgen können Sie noch im Bett die Geste mit den Fingern wiederholen und sich aktiv an Ihr Vorhaben erinnern. Es ist, als würden Sie die Klarheit, heute das umzusetzen, was Sie sich vorgenommen haben, zwischen Ihren Fingern festhalten. Es gibt kein Ausweichen, Sie haben es fest zwischen Ihren Fingern. Und so beginnt etwas Neues.

Geduld beim Dranbleiben

Neue Muster zu etablieren, braucht natürlich eine gewisse Zeit. Von Anfang an aber ist es ein gutes Gefühl, für sich zu sorgen und Veränderungen zum Besseren anzustoßen. Wenn das regelmäßig jeden Tag passiert, dann verstärken sich die neuen Muster im Gehirn, was dazu führt, dass wir bald eine Gewohnheit aus der neuen guten Idee gemacht haben. Dann beginnen wir jeden Tag mit ein paar Körperübungen, gehen ganz selbstverständlich in der Mittagspause etwas an der frischen Luft spazieren oder beenden jeden Tag mit einem kleinen Dankgebet.

Wichtig ist es aus meiner Erfahrung, in der ersten Zeit wirklich jeden Abend das Innehalten mit der Drei-Finger-Geste zu wiederholen. Je entspannter Sie dabei sind, desto besser. Denn Entspannung bringt das Gehirn in einen Zustand, in dem es langsamer wird. Es schwingt dann mit den sogenannten Alphawellen und ist besonders aufnahmefähig für Suggestionen wie Ihren Satz mit dem neuen Vorhaben. Diesen Zustand haben Sie beispielsweise als Kind oft gesucht und auch erreicht, wenn Sie geschaukelt haben – bis heute eine Lieblingsbeschäftigung sehr vieler Kinder. Können Sie sich da noch hineinversetzen? Und nun stellen Sie sich einmal vor, sich in einem solchen Zustand in Gedanken zu verlieren. Es ist nicht möglich. Die sonst so rastlose Aktivität des Verstandes ist zum Erliegen gekommen – Zeit für etwas Neues, Frisches, Unverbrauchtes.

Miteinander sein

Das frühere Lebensgefühl hängt unmittelbar mit der Gemeinschaft der Familie zusammen. Vor allem waren einfach immer Menschen da – die Eltern natürlich und die Geschwister, dazu viele Nachbarn, die bei uns vorbeischauten. Gleichzeitig war aber jeder auf eine ganz eigenartige Weise für sich. Jeder trug für sich selbst die Verantwortung und wusste das auch schon in recht jungen Jahren. Wir waren füreinander da, ganz ohne Zweifel, und doch hatte jeder ganz bewusst sein eigenes Leben und musste sein persönliches Schicksal meistern. Darin haben sich die anderen nicht eingemischt, was auch heißt: Sie haben es einem zugetraut, mit dem Leben umgehen zu können.

Im Alltag konnte niemand allein weit kommen. Die Arbeit konnte nur zusammen geschafft werden. Insgesamt waren die Menschen sehr aufeinander angewiesen. Kaum jemand hatte beispielsweise ein Auto, und so musste man sich kümmern und sich zusammentun, um Wege und Transporte zu erledigen. Gemeinschaft war etwas Selbstverständliches, auch im Empfinden der Einzelnen.

Jung und Alt beisammen

Bei uns war die große Familie wie ein Unternehmen, jeder arbeitete mit und jeder genoss die Ernte. Das war ganz selbstverständlich so. Da wir alles auf unserem Hof selbst erwirtschaftet haben, brauchte nur ganz wenig von außen dazugekauft werden. Als Kinder waren wir daher nie in der nächsten Stadt, höchstens alle paar Jahre einmal in der Schweiz bei der Großmutter mütterlicherseits. Ansonsten blieben wir auf dem Hof, in der Natur drumherum und in den Bergen und hatten mit den Geschäften der Welt »draußen« nichts zu tun.

Schon die kleineren Kinder haben spielerisch bei den anfallenden Arbeiten mitgeholfen, und die Alten haben so lange für die Gemeinschaft und den Hof gearbeitet, bis sie gestorben sind. Ich weiß von vielen Bauern, die bis ins hohe Alter jeden Morgen auf ihr Feld hinausgingen, bis sie eines Tages nicht mehr aufwachten oder draußen auf ihrem Acker für immer einschliefen. Natürlich waren die Arbeiten für die Ältesten nicht mehr die ganz schweren. Sie gaben den Hof frühzeitig an die Kinder weiter, lebten dann aber bis zu ihrem Ende mit dort, meist in einem kleineren Nebengebäude. Sie halfen selbstverständlich weiter mit. Meine Großmutter beispielsweise, die Mutter meines Vaters, hat für die gesamte riesige Familie gestrickt. Und mein Opa hatte seine Bienen. Jeder tat einfach, was er konnte – ob Kind, Jugendlicher, Erwachsener oder Greis, ob stark oder schwach, gesund oder krank.

In dem Nebenhaus, in dem in meiner Kindheit meine Großeltern lebten, gab es eine weitere Wohnung. Dort hatte die Familie zwei Frauen aufgenommen, die sonst keine Bleibe hatten und aus gesundheitlichen Gründen nicht für sich selbst sorgen konnten. Ich erinnere mich, dass die eine starke Knochen- und Rückenprobleme hatte und extrem gebeugt ging. Die andere lag nur im Bett. Diese Frauen konnten wirklich nichts oder fast nichts mehr tun und wurden von unserer Familie einfach mit beherbergt und ernährt. Ich glaube, dass sie mir als Mädchen ganz unterschwellig einen ersten Impuls dafür gaben, alles für meine Gesundheit zu tun. Denn so abhängig wollte ich niemals sein. Zugleich aber war es schön, dass auch diesen Frauen ohne großes Getue ein Auskommen gegeben wurde.

Für Harmonie sorgen

Streit und Disharmonien gibt es immer mal, wenn Menschen zusammen sind. Das war in früheren Familien ebenso wie in heutigen, und es kommt natürlich auch in Betrieben und Vereinen vor und überall, wo mehrere Menschen zusammen sind. Mein Vater allerdings hat sich nie auf Streitigkeiten eingelassen, nicht einmal zu den Zeiten, als er Bürgermeister war und wirklich mit allen möglichen und unmöglichen Auseinandersetzungen zu tun bekam. Er blieb immer zentriert und bei sich und belastete sich nicht mit Unnötigem. Ich weiß noch, dass er von manchen Leuten, die für ihre ewige Streitlust und Besserwisserei bekannt waren, nicht einmal die Briefe las, die er bekam. Er gab sie ungeöffnet in den Ofen, und wenn er den Leuten wieder begegnete, war er neutral und freundlich. »Wozu sollte ich mich damit belasten?«, sagte er oft. Und auch diesen Spruch hörte ich manchmal von ihm: »Erkenne in jedem den Engel, aber wisse, dass sich auch ein Teufel dahinter verbergen kann.«

Wenn Sie unter Disharmonien mit anderen zu leiden haben, können Sie sich mit einer effizienten Übung helfen. Obwohl wir erst später im Buch zu den Atemübungen, die mir sehr am Herzen liegen, kommen, möchte ich Ihnen hier schon eine vorstellen. Sie sorgt ganz schnell für Harmonie mit anderen Menschen. Ich mache sie oft mit den Teilnehmern von Fastenkursen – beim Fasten kommen ja sehr viele Emotionen hoch und dann können sich die Teilnehmer manchmal plötzlich nicht mehr »riechen« und es kommt zu Spannungen. Mit dieser Atemübung verschwinden sie ganz schnell. Und auch wenn ich sie einzelnen Klienten, die gerade irgendwo Streit haben, vorstelle, sind die ganz erstaunt, wie anders sich die nächste Begegnung gestaltet. Sie meinen dann immer, der andere hätte sich total verändert. In Wirklichkeit aber haben sie in der eigenen Energie etwas verwandelt. Bei Partnerschaftskonflikten oder im Umgang mit pubertierenden Kindern wirkt diese Übung wirklich Wunder. Und sie kann natürlich bei Bedarf jederzeit wiederholt werden. In schwierigen Phasen muss man sie möglicherweise täglich machen.

Übung

Goldenes Licht ausatmen

- Nehmen Sie sich einen Moment Zeit, setzen Sie sich entspannt hin, die Wirbelsäule sollte aufrecht sein. Atmen Sie ein paar Mal ruhig durch und schließen Sie die Augen. Zentrieren Sie sich, werden Sie ganz bewusst zu einem Kanal zwischen Himmel und Erde.

- Atmen Sie tief und gleichmäßig weiter und stellen Sie sich vor, wie über Ihren Scheitel oben am Kopf ein goldenes Licht in Sie einströmt. Mit jedem Einatmen fließt dieses Licht von oben in Sie hinein. Nach und nach füllt es Ihren gesamten Körper von Kopf bis Fuß auf. Er wird immer heller und lichter.

- Imaginieren Sie, dass Sie vollständig mit diesem reinigenden goldenen Licht aufgefüllt werden. Jede Ihrer Zellen genießt es, in diesem Licht zu baden. Spüren Sie vor allem, wie sich Ihr Sonnengeflecht, der Bereich oberhalb des Bauchnabels, mit diesem goldenen Licht anfüllt.

- Stellen Sie sich nun die Person, mit der Sie gerade in Disharmonie sind, vor sich vor. Und mit dem nächsten Ausatmen beginnen Sie, dieses goldene Licht aus sich heraus und zu diesem Menschen hinströmen zu lassen. Lassen Sie durch Ihren Mund das goldene Licht ausströmen und schauen Sie zu, wie es zu Ihrem Gegenüber fließt. Dort geht es ebenfalls über den Scheitel in diesen Menschen ein und füllt ihn nach und nach vollständig mit heilsamem Licht auf.

- Lassen Sie es strömen, solange Sie möchten. Es ist genug Energie da, denn mit jedem Einatmen nehmen Sie selbst weiterhin lichtvolle Energie von oben in sich auf. Und mit jedem Ausatmen fließt diese heilsame Strahlung zu diesem anderen Menschen und erfüllt, durchlichtet ihn.

- Wenn Sie möchten, können Sie den Strom von goldener Heilenergie noch weiter fließen lassen, vielleicht auf Ihre gesamte Familie, Ihr Haus und Ihren Wohnort, vielleicht in ein bestimmtes Projekt oder gleich über Ihre ganze Stadt, eine Landschaft, einen Fluss. Es ist genug Energie da, sie können die ganze Erde in Ihrer Vorstellung damit einhüllen und nähren.

- Wenn Sie die Übung beenden wollen, dann kommen Sie mit Ihrer Aufmerksamkeit wieder ganz zu sich selbst. Das Ausströmen der goldenen Energie hört allmählich auf und Sie spüren noch einmal ganz bewusst das goldene Licht in Ihrem eigenen Körper. Vielleicht wollen Sie sich noch bei der universellen Quelle dieses Lichtes bedanken, und dann kommen Sie langsam wieder in Ihrem Alltag an.

Solch eine Übung hätte sicher zu allen Zeiten so manchem schon gut getan. Heute verfügen wir über so viele Möglichkeiten – und bestenfalls auch das entsprechende Bewusstsein –, uns bei anfallenden Schwierigkeiten um eine positive Veränderung der eigenen Person zu kümmern. Der Rest wandelt sich dann oft schon mit.

Kind sein

Ich kann mich nicht erinnern, dass wir als Kind in irgendeiner Form Spielsachen gehabt hätten. Und auch an Fernseher oder Computer und dergleichen war nicht zu denken. Genau das empfinde ich als sehr wertvoll. Denn gelangweilt haben wir uns nie. Wir brauchten für unsere Freude, unser Miteinander und unser Begreifen der Welt kein Spielzeug und keine Unterhaltung durch die Medien. Wir hatten den Hof, die Tiere, die Felder, den Bach, die Wälder, die Berge. All das war unsere Welt und diese ganze Welt war unser Spielplatz.

Wenn wir nicht mit der Schule oder mit einer Arbeit beschäftigt waren, waren wir ganz selbstverständlich immer draußen unterwegs. Dort gab es Steine und Holz, Tannenzapfen und Wasser. Dort bauten und bastelten wir, machten unsere Erfindungen und entwickelten neue Sportarten. Wir waren – wie es natürlicherweise wohl alle Kinder sind – kreativ und nutzten alles, was wir finden konnten. Wir entdeckten die Welt auf spielerische Weise und wurden dabei auch nie von Erwachsenen gegängelt. Ich erinnere mich zum Beispiel daran, dass wir, weil mein Vater eines der ersten Autos im Tal hatte, schnell begannen, aus Holz Autos nachzubauen. Das Fahrzeug war ja eine Sensation für uns und dieser Faszination mussten wir einen Ausdruck verleihen.

Wir hatten völlige Freiheit, uns auf dem Hof, auf den Feldern und in der Natur ebenso frei zu bewegen, wie wir mit den Werkzeugen und Geräten des Hauses, der Werkstatt und der Scheune umgehen durften. Der kindlichen Lust, selbst zu gestalten, selbst etwas zu schaffen, sich Aufgaben zu suchen und daran zu wachsen, konnten wir ungehindert nachgehen. Zum einen, weil wir diese Freiheiten hatten, und zum anderen, weil es eben keine fertigen Spielsachen gab. Es ist für ein Kind etwas vollkommen anderes, sich aus Holz und Nägeln und allem, was es in der Umgebung findet, ein Auto zu bauen, als ein fertiges Plastikauto vorgesetzt zu bekommen. Mit dem spielt es eine Zeit lang, bis es langweilig wird. Dann wird es vergessen oder vielleicht auch absichtlich zerstört. Es hat unter Umständen wenig Wert und wenig persönlichen Bezug.

Arbeit als selbstverständlicher Teil der Kindheit

Was meine Kindheit und die meiner Geschwister von der der meisten heutigen Kinder – zumindest in Mitteleuropa – unterscheidet, ist das Thema Arbeit. Während manche Kinder heute vielleicht mal gebeten werden, die Spülmaschine auszuräumen, haben wir von klein auf Tag für Tag im Haus, auf dem Hof und auf den Feldern mitgearbeitet. Es war das Normalste von der Welt, dass wir unseren Teil zum Leben beitrugen. Und niemand von uns hätte das lästig, schlimm, falsch oder auch nur unangenehm gefunden.

Arbeiten und Spielen gingen ohnehin sehr oft ineinander über. Gerade die kleinen Kinder bekamen eigentlich nie eine Aufgabe zugewiesen, sondern halfen einfach dort mit, wo sie gerade wollten. Bei der Getreideernte zum Beispiel durften sie die Garben aufstellen helfen. Das Getreide wurde früher mit der Sichel geschnitten, bei uns aber bereits mit der Sense, was sehr viel leichter war, da man sich nicht so bücken musste. Wenn jemand gut mähen konnte, legten sich die Halme immer auf die gleiche Weise und so konnten sie gut zusammengenommen und als Garben aufgestellt werden. Mit etwa zehn Halmen wurden sie oben zusammengebunden. Vier, fünf oder sechs Garben wurden dann zum Trocknen wie ein Tipi zusammengestellt. Die kleinen Geschwister halfen dabei mit, hatten aber vor allem ihren Spaß dabei, sich in diesen Getreidebündeln zu verstecken.

Außerdem gab es Tätigkeiten, die gemacht werden mussten und gleichzeitig das pure Vergnügen waren. So musste zum Beispiel das Heu in der Scheune festgetreten werden. Das hieß, dass wir Kinder dort wild herumspringen und herumtoben durften und sogar mussten. Wir kletterten so weit wir konnten und der Mut es zuließ nach oben und ließen uns ins weiche Heu fallen, wieder und wieder. Das war wunderschön – und es war zugleich eine notwendige Arbeit.

Oder wir waren dabei, wenn das Kraut in riesigen Fässern eingelegt wurde, damit wir Sauerkraut hatten. Die Fässer waren größer als ein erwachsener Mensch. Schicht um Schicht wurden dort das geschnittene Kraut und die anderen Zutaten eingefüllt und dann wurden ein paar Kinder mit sauberen Füßen in das Fass gelassen, um das Kraut zu stampfen. Sie waren dann, zumindest am Anfang, wenn das Fass noch weitgehend leer war, komplett darin verschwunden und hatte ihren Spaß. Und auch hier war es zugleich Arbeit.

Ich habe solche Tätigkeiten als sehr angenehm in Erinnerung. Auch das Stampfen der Beeren für den Holunderwein zum Beispiel, sie fühlten sich wunderbar kühl an den Füßen an. Auch das Ausmisten im Stall habe ich immer barfuß gemacht – dort fühlte es sich eher schön warm an. Ich kann das noch heute spüren. Wir waren einfach bei allem mit allen Sinnen dabei – und natürlich wurden vorher und nachher ausgiebig die Füße gewaschen.

Warum sollten wir bei solchen Verrichtungen murren oder darüber schimpfen, dass wir helfen mussten? Es war ganz selbstverständlich, und ich kann mich nicht daran erinnern, dass es mir oder meinen Geschwistern jemals zu viel oder zu anstrengend gewesen wäre. Die Familie war ganz einfach ein Unternehmen, zu dem alle gleichermaßen gehörten. Und phasenweise gab es dann auch für die Kinder gut zu tun.

Eine andere Arbeit, die ich sehr liebte, gab es einmal im Jahr. Wir schliefen nämlich auf Strohsäcken, die in die Bettstätten aus Holz eingelegt wurden – und das Stroh musste jährlich ausgewechselt werden. Mit viel Spaß trugen wir Kinder immer zu zweit diese Strohsäcke nach draußen und leerten das gesamte alte und platt gelegene Stroh zunächst aus. Es kam zu den Kühen in den Stall, dafür reichte es noch. Die Säcke aus dickem, festem Leinen wurden gewaschen und zum Trocknen aufgehängt. Abends dann stopften wir frisches Stroh hinein. Es kam von unseren eigenen Feldern, roch wunderbar und die Matratze war dann für einige Tage richtig dick und rund. Jeder stopfte so viel hinein, wie er konnte. Und wenn wir an diesem Abend ins Bett gingen, konnten wir uns eine kuschelige duftende Mulde machen und herrlich schlafen, umhüllt und geborgen vom frischen Stroh. Es war ein Genuss! In den ersten Tagen hatte man dann meist ein richtiges Loch hineingelegen. Dann griff man in zwei immer offene breite Schlitze im Leinen, lockerte das Stroh auf und sortierte es sich neu – so, wie es angenehm war.

Das Stroh übrigens war nicht nur bequem, es hielt auch die Erdstrahlung und beispielsweise die Auswirkungen von Wasseradern fern. Früher hat man auf solche Dinge ganz bewusst geachtet. Fast jeder hatte die Fähigkeit, mit einer Astgabel von der Haselnuss Strahlung wahrzunehmen, und niemand wäre auf die Idee gekommen, ein Haus oder einen Stall direkt auf einer Kreuzung solcher Adern oder auf einer anderen Stelle mit energetischen Verwerfungen zu bauen. Man hat auch nicht an Stellen gebaut, wo vor fünfzig Jahren mal eine riesige Lawine runtergekommen war. Man hatte sehr viel Respekt vor der Natur und wusste, dass sie die stärkste Kraft ist. Heute ist das leider anders, nicht ohne gesundheitliche Folgen.

Doch zurück zu den Strohsäcken: Auf die kamen Laken und zugedeckt haben wir uns mit dicken Daunendecken. Immer wenn bei uns ein Huhn geschlachtet wurde, legte man die Daunen, also die ganz feinen weichen Federn, beiseite. Mit der Zeit kamen dann nach und nach ganze Deckenfüllungen zusammen, die viele Jahre lang hielten. Sie waren extrem warm und mussten das auch sein, denn bei uns im Haus wurde nur die Wohnstube beheizt und die Küche war durch das Kochen dreimal am Tag warm. Alle anderen Räume waren kalt und nicht selten hatten wir Kinder in unseren Schlafräumen morgens den Reif an den Wänden. Doch ich kann mich nicht erinnern, jemals gefroren zu haben. Tagsüber waren wir sowieso nie in diesen Zimmern. Es waren reine Schlafzimmer – sechs Mädchen hatten eins und die Jungs hatten zwei Zimmer, außerdem gab es noch ein kleines Zimmer für die jeweils ganz kleinen Geschwister unter uns in der Etage, wo auch die Eltern schliefen. Kinderzimmer im heute üblichen Sinne gab es nicht. Wir hätten sie nicht gebraucht, wir standen morgens auf und es ging hinaus. Erst zur Schlafenszeit gingen wir wieder in unser Zimmer.

Ein Nebeneffekt der Arbeiten als Kind war, dass wir alle unglaublich viel gelernt haben. Ein Feld bestellen, mähen, dreschen, Gemüse anbauen, einkochen, backen, melken, schlachten, kochen, räuchern, aber auch weben, nähen, stricken – wir konnten schon in jungen Jahren so ziemlich alles und das kommt uns ein Leben lang zugute. Sicher gab es auch Arbeiten, die nicht so gern gemacht wurden. Vor allem im Haushalt. Es war schon so, dass die Mädchen eher im Haus helfen mussten und die Jungs vor allem bei allen möglichen Reparaturarbeiten und handwerklichen Sachen. Diese Unterteilung gab es und meine Schwestern und ich, wir waren viel lieber draußen als im Haus beschäftigt. Bei der Feldarbeit machte man allerdings keine Unterschiede. Da haben Vater und Mutter, Töchter und Söhne genau die gleichen Arbeiten gemacht. Mädchen wie Jungs haben dort auch alle Maschinen bedient oder den Traktor gefahren.

Nie wurde viel gesprochen, auch beim Arbeiten nicht. Jeder half, wie er eben konnte. Haben kleine Schwestern die Wäsche aufgehängt, kamen sie oftmals noch längst nicht an die Wäscheleine hinauf. Dann haben sie sich eben einen Stuhl genommen und sind immer hinauf- und wieder heruntergeklettert. Oder bei der Heuarbeit, da hatten einige mit den Heugabeln zu tun, andere mit den Rechen. Waren die mit den Rechen zu langsam, legte einfach einer seine Gabel weg, nahm sich einen Rechen und half dort mit. Keiner musste etwas sagen. Solche Dinge waren für uns alle selbstverständlich.

Kein Drama veranstalten

Natürlich gab es auch in meiner Kindheit Streit unter den Geschwistern. Anders als heute aber haben sich die Eltern dabei niemals eingemischt. Und so war der Streit auch meist schnell wieder vorbei. Wir mussten miteinander klären, was zu klären war, und wieder Frieden schließen. Und das taten wir auch.

Was Familiendramen sind, das erfuhr ich erst sehr viel später in der Beobachtung anderer. Bei uns war es einfach immer irgendwie gemäßigt zugegangen. Natürlich wurde gelacht, gesungen und getanzt, man freute sich, man war wütend und auch mal traurig. Aber nie gingen die Emotionen ins Extreme, weder in der Freude noch in der Wut oder Traurigkeit. Meine Mutter hatte uns deutlich gemacht, dass auch übertriebene Freude ein Ungleichgewicht bringt. Wenn beispielsweise einmal im Jahr die Oma aus der Schweiz kam, dann wussten wir, dass sie uns Schokolade mitbringen würde. Wir haben uns gefreut, aber ein heftiges Jauchzen und Herumtoben gab es nicht. Ich weiß gar nicht mehr, ob die Mutter dazu etwas gesagt hatte. Wir hatten ja alle Freiheiten, zu tun, was wir wollten. Und zugleich gab es einige Dinge einfach nicht.

Heute beobachte ich, dass sich die Eltern bei jeder Kleinigkeit, die ihre Kinder betrifft, einmischen und zu klären oder zu »erziehen« versuchen. Oft beginnt das Drama damit aber erst. Es entsteht schließlich eine ganz andere Dynamik, wenn die Kinder wissen, dass sie die Eltern mit einem bestimmten Verhalten hinzurufen können und dass diese dann meist gezwungen sind, dem einen oder anderen Geschwisterkind recht zu geben.

Ich denke, diese Beschreibung trifft es am besten: Wir durften in unserer Kindheit einfach Kind sein. Das wirkt paradox, weil wir von klein auf immer auf dem Hof und in der Landwirtschaft mitarbeiten mussten und weil wir die Autorität der Eltern niemals infrage gestellt haben. Beides stimmt heute für die meisten Kinder nicht mehr – und doch scheinen sie mir weniger Kind sein zu können, als ich es damals war. Viele werden gefördert und gepusht, um etwas Besonderes zu sein. Schon im Vorschulalter ist es vielen Eltern wichtig, sie fit für den internationalen Wettbewerb in einer globalisierten Welt zu machen. Sie haben kaum Zeit zum Spielen und zum freien Erkunden der Welt. Viele kommen überhaupt nicht mit der Natur in Berührung. Das sind schlimme Entwicklungen, die sich natürlich auch auf das weitere Leben dieser jungen Menschen und auf die Gesellschaft insgesamt auswirken. Nicht von ungefähr wird heute so viel über »Helikopter-Eltern« und Burn-out bei Kindern diskutiert. Es scheint dringend notwendig, die Weichen umzustellen und den Kindern etwas ganz Wesentliches zurückzugeben: ihr Kind-Sein, mit dem sie spielerisch die Welt entdecken und erfahren, was alles an tollen Fähigkeiten in ihnen steckt. Nur so kann das entstehen, was als Selbstwirksamkeit bezeichnet wird – eine ganz grundlegende Fähigkeit für ein gelingendes Leben.

Mit materiellen Dingen lässt sich diese Kraft nicht entwickeln. Natürlich ist es schön, bestimmte Dinge zu haben, und auch Kinder freuen sich schon daran. Aber das wird heute ganz sicher zu hoch gehangen. Ich weiß noch, wie es mich erschreckt hat, als ich merkte, dass meine Kinder zu Weihnachten ganz selbstverständlich Geschenke von mir erwarteten. Das ist doch nicht der Sinn der Weihnacht! Wir haben als Kinder niemals Geschenke zu diesem Fest bekommen. Aber wir haben es in der Familie besonders feierlich gehalten, es gab besondere Dinge zu essen, beispielsweise die damals noch seltenen und für uns kostbaren Orangen. Das Zusammensein und die Idee des Weihnachtsfestes, darauf kam es an und das hat auch uns Kindern Freude gemacht.

Wir kannten es nicht anders, aber wir wussten durchaus, dass es in anderen Familien Geschenke gibt und dass man sich in der Schule darüber austauschen wird. Diesen Gruppenzwang gab es damals tatsächlich auch schon, denn ich weiß, dass meine Geschwister und ich dann immer gelogen haben, was die Geschenke betrifft. Dass wir gelogen haben, mussten wir dann wiederum sonntags beim Pfarrer beichten. Und auch das war nicht so einfach, wir Geschwister mussten uns da immer gut absprechen, damit nichts aufflog. Denn im Tal kannte einfach jeder jeden, seine Verhältnisse und so gut wie all seine Erlebnisse.

Autoritäten

Was die Autoritäten betrifft, bin ich froh, dass die Zeiten heute anders sind. Kein Zweifel. Viele Menschen meiner Generation haben es erlebt, dass ihre Eltern meist im Befehlston mit ihnen gesprochen und sie bei irgendwelchen »Vergehen« geschlagen haben. Das kenne ich zum Glück nicht und es ist heute Gott sei Dank auch nicht mehr üblich und gesellschaftlich geächtet. Oder dass Lehrer die Kinder nicht mehr schlagen dürfen – das sind sehr gute Entwicklungen.

Aber das Pendel scheint mir manchmal etwas zu weit in die Gegenrichtung ausgeschlagen zu sein. Wenn Kinder die bestimmende Kraft in einer Familie sind, kann das nicht gut gehen. Wenn Dreijährige beispielsweise ansagen, was in der Familie gegessen wird, dann kann ich nur mit dem Kopf schütteln. Natürlich hat auch ein so kleines Kind seine Vorlieben und die soll es gern serviert bekommen. Aber sein Horizont ist naturgemäß noch nicht so weit, dass es einschätzen könnte, was es sonst noch an Gerichten gibt und was gut für es ist. Solche Beispiele kann man in allen Lebensfeldern finden.

Wenn es gar keine Autorität mehr gibt, gibt es auch keine Regeln. Sie aber sind für Kinder sehr wichtig, denn sie sorgen für Orientierung. Viele Pädagogen und auch Therapeuten beklagen heute, dass Heranwachsenden die als Freiheit missverstandene Regellosigkeit nicht gut bekommt. Als Kind testet man aus, wie weit man gehen kann. Kommt man nie an einen wirklichen Widerstand, scheint die Welt überwältigend groß. Man fühlt sich darin verloren, es fehlt der Halt. Alles ist möglich – aber was ist richtig?

Ich denke, dass man den Kindern einen großen Gefallen damit tut, wenn man ihnen sinnvolle Regeln mitgibt. Wenn ich an meine Kindheit denke, würde ich sagen, dass genau dies ein enormer Vorteil war: Es gab einen Plan. Meine Eltern vermittelten uns von Anfang an das Gefühl, dass sie wissen, wo es langgeht und wie es richtig ist. Also sind wir ihnen gefolgt und haben in dem von ihnen gesteckten Rahmen die herrlichste Freiheit genossen. Die Orientierungspfeiler waren gesteckt, sodass wir uns nicht verirren konnten. Sicher war es eine verhältnismäßig strenge Erziehung, weil es klare Regeln gab und jeder seinen Platz in der Gemeinschaft zu besetzen hatte. All das aber war in ein großes unbedingtes Wohlwollen eingebettet – diese Liebe war die tragende Kraft.

Natürlich haben wir alle später bestimmte Dinge anders gemacht als unsere Eltern. So manche der alten Regeln haben wir gebrochen und haben unsere eigenen, neuen Regeln aufgestellt. Das ist vollkommen normal, das ist die Entwicklung von einer Generation zur nächsten. Die Orientierung, die uns die elterlichen Regeln in der Kindheit gegeben hatte, hatte ihren Zweck erfüllt.

Da meine Eltern über sechzehn Jahre lang Kinder bekommen haben, eigentlich jedes Jahr eins, liegt eine ziemliche Spannbreite zwischen uns Geschwistern. Ich war die Nummer sechs, nach mir kamen also noch zehn Kinder. Und ich staunte nicht schlecht, als die Jüngeren ab und an zu rebellieren begannen. Vor allem ging es darum, dass sie sonntags nicht mehr mit zur Kirche gehen wollten. Ich werde nie vergessen, wie eine damals elfjährige Schwester mitten in der Küche vor meinen Vater stand und ihm beinahe ins Gesicht schrie, was sie vom Papst und der Institution Kirche hielt und welche Verfehlungen die Päpste schon begangen hätten. Ich war sprachlos. Dass die sich das traut! Am Ende haben wir Kinder es alle genossen, nicht mehr mit zur Kirche zu müssen. Die Eltern merkten irgendwann, dass es sinnlos ist, uns am Sonntagmorgen dafür zu wecken. Also gingen sie allein.

»Ist euch was passiert?«

Die ganze zu Fuß erreichbare Welt gehörte damals uns. Wir Kinder haben sie mit all unseren Kräften, unserer Fantasie und Kreativität, unserer gesammelten Neugier und unserem Forschergeist in allen Einzelheiten erkundet. Ob wir in den Wald hinaufgegangen sind, um einen Baum umzuschlagen, ob wir aus Steinen Burgen und Höhlen gebaut haben, ob wir im Winter von den Hängen gerutscht sind oder versucht haben, mit den Skiern vom Hang über eine Schneerampe bis über die Straße zu springen, am besten noch, während gerade ein Auto entlangfuhr – wir haben unsere Umgebung mit allen Sinnen erlebt. In der Natur haben wir uns geborgen, irgendwie umhüllt gefühlt. Es gab nichts, was uns hätte davon abhalten können, die ganze Zeit draußen zu sein.

Unsere Eltern haben uns bei unseren Erkundungen völlige Freiheit gelassen. Die Angst, dass den Kindern etwas passieren könnte, die gab es einfach nicht. Es wurde auch nie gefragt, wo jemand ist oder wo er hingehen will. Die Eltern hatten einfach Vertrauen in uns und wussten außerdem, dass wir in praktischen Dingen sehr erfahren waren. Natürlich passierte trotzdem ab und an etwas. Ich kann mich aber nicht erinnern, dass die Eltern uns jemals Vorwürfe gemacht hätten. Mussten wir einen Schaden beichten, oder kam jemand blutend oder mit blauen Flecken nach Hause, war die einzige Frage: »Ist euch was passiert? Geht es euch gut?« Wenn nötig haben sie die Verletzung versorgt – und gut war es. Sie wussten, dass ein Mensch, und sei er noch so jung, selbst die richtigen Schlussfolgerungen aus Missgeschick und Schmerz zieht. Dazu braucht es keine Ermahnung, kein Geschimpfe und keine Strafe.

Ich erinnere mich zum Beispiel daran, dass ein jüngerer Bruder in der Schule gelernt hatte, wie man Schießpulver herstellt. Also machten sich er und zwei andere daran, den gesamten Hof nach allen nötigen Materialien abzusuchen, eine ordentliche

Portion zu produzieren und in ein Rohr zu stopfen. Damit wollten sie – was sonst – die Schule sprengen. Allerdings probierten sie es zuerst bei uns zu Hause aus. An einer etwas entlegeneren Tür nach außen brachten sie das Rohr an und zündeten. Es hat ohrenbetäubend gekracht. Die meisten von uns waren gerade im Haus, und wir hatten wirklich das Gefühl, das ganze Gebäude bricht zusammen. Mein Vater rannte sofort nach draußen, um nachzuschauen, was los ist. Er entdeckte die »Sprengmeister« – und was sagte er zu ihnen? »Habt ihr euch wehgetan?« Das war alles.

Ein andermal nach dem Mittagessen muss irgendetwas mit einem anderen Bruder vorgefallen sein. Ich weiß bis heute nicht, was da passiert war. Auf jeden Fall saßen wir wie so oft in den Kirschbäumen vor dem Haus und da sahen wir diesen Bruder zur Tür hinausstürmen und weglaufen. Der Vater hinterher. Er wollte ihn zur Rede stellen. Wir anderen Geschwister, obwohl wir keine Ahnung hatten, worum es ging, schrien ohne Absprache sofort alle im Chor: »Renn, Sepp! Renn, Sepp!« Der Vater musste darüber so lachen, dass er die Verfolgung aufgab. Und damit war auch diese Sache erledigt.

Wir Geschwister haben immer zusammengehalten. Und trotz dass wir Respekt vor den Erwachsenen hatten, waren wir keinesfalls eingeschüchtert. Meine Mutter stammte ja aus der Schweiz und fuhr einmal im Jahr oder alle paar Jahre dorthin auf Besuch. Manchmal waren wir dabei, manchmal blieben wir zu Hause. Als sie wieder einmal verreist war, hatte uns damals eher kleineren Kindern irgendetwas nicht gepasst, was die Magd, die auf dem Hof geblieben war, von uns wollte. Ich werde dieses Bild nie vergessen: Die Magd kam irgendetwas rufend auf uns zu. Wir aber hatten uns bewaffnet und kamen ihr mit Besen, Schrubbern und allem, was wir greifen konnten, entgegen. Natürlich musste sie umkehren und konnte sich nicht durchsetzen.

Diese selbstverständliche Gemeinschaft zu spüren, das war sehr schön. Man brauchte nie sagen: Komm, hilf mir. Macht mit, bitte! Wenn irgendwo jemand gebraucht wurde, war er dar. Ganz von allein, ohne Worte und ohne Erwartung einer Gegenleistung. Wir waren füreinander da. Sobald sich ein Kind mit dem Besen in der Hand gegen die Magd oder wen auch immer verteidigte, nahmen sich alle anderen, die das sahen, ebenfalls ein Utensil und standen dem Bruder oder der Schwester bei. Worum es genau ging, das war ganz egal.

Kinder, die ihr Zuhause lieben

Bei meinen Kindern habe ich versucht, ähnlich konsequent und zugleich wohlwollend zu sein, wie ich es bei meinen Eltern erlebt habe. Es gab Regeln, und wann immer meine Kinder ausgetestet haben, wie weit sie gehen können, war es meine Aufgabe, standhaft zu bleiben.

Interessanterweise waren dadurch die heute so typischen Regeln gar nicht nötig. Ich habe meinen Kindern beispielsweise nie vorgeschrieben, wann sie zu Hause sein sollten. Auch nicht, als sie im Teenageralter anfingen, an den Wochenenden auszugehen. Wozu sollte ich dann sagen: »Ihr müsst um zwölf oder eins zu Hause sein«? Ich konnte darauf vertrauen, dass meine Kinder gern zu Hause sind und freiwillig zu ihrer Zeit wiederkommen werden. Natürlich ist jeder mal eine Nacht weggeblieben und jeder kam mal so betrunken nach Hause, dass er sich übergeben musste. Das durfte er dann am nächsten Tag selbst wegwischen – und so wiederholte es sich auch nicht allzu oft.

Genau so war es mein Vorsatz: Wenn die Kinder lieber bei den Nachbarn sind als zu Hause, dann mache ich etwas falsch. Dann biete ich ihnen offensichtlich nicht die Umgebung, die sie sich wünschen. Aber soweit ich es erinnere, hatten meine

Kinder so viel Freiheit zum Spielen und Sicherproben, dass sie gern zu Hause waren und ihre Freunde eher zu uns kamen, als dass sie zu ihnen gegangen sind.

Als die ersten meiner Geschwister größer wurden, haben sie sich im Keller des Elternhauses einen Raum einrichten können – mit Billardtisch und Tischfußball. Dort konnte man sich treffen, konnte Musik machen. Daher kenne ich es auch von meinem Kindheitszuhause so: Wenn alle Möglichkeiten da sind, dann kommen die Freunde her, dann muss man nirgendwo hingehen. Da meine Aufgabe über viele Jahre die Stallarbeit war, die morgens und abends gemacht werden musste, konnte ich sowieso nicht so viel ausgehen. Ich hätte es gedurft, da gab es keine Beschränkungen, aber ich musste selbstverständlich früh am Morgen die Tiere versorgen. Das war mein Job. Und da bei uns, wie schon beschrieben, sowieso sehr oft gefeiert wurde, verspürten wir Heranwachsenden gar kein Bedürfnis, uns woanders auszutoben. Wir hatten unsere Räume – und vor allem den Freiraum, so zu sein, wie wir sein wollten.

Altern und Tod

Drei oder sogar vier Generationen einer Familie unter einem Dach – das verändert nicht nur das Leben, sondern auch das Sterben. Zum einen erleben in einem solchen Modell bereits die Kleinsten hautnah mit, dass es Alter gibt und was es ganz alltäglich bedeutet. Und die Älteren brauchen viel weniger Sorge zu haben, wie es ihnen in ihren letzten Lebensjahren gehen wird. Ich bin mir sicher, dass ein großer Teil der Ängste, die die meisten heute vor dem Sterben haben, mit dem Zerfall der größeren Familienverbände zu tun hat. Es ist die Angst davor, im hohen Alter nicht mehr selbstständig für sich sorgen zu können, zu verarmen, in ein wenig angenehmes Heim abgeschoben zu werden, mit Schmerz und Leid allein gelassen zu sein.

Wer hingegen vom ersten bis zum letzten Lebenstag seinen sicheren Platz in einem Familiensystem hat und seine engsten Verwandten zudem immer um sich weiß, der braucht solche Ängste nicht zu haben. Er wird sie nicht entwickeln, denn er kann darauf vertrauen, dass die einzelnen Familienmitglieder ganz selbstverständlich weiterhin füreinander und somit auch für ihn sorgen werden, wenn er selbst eines Tages vielleicht nichts mehr beitragen kann. Jeder wirkt in diesem Verbund so, wie es seinem Alter und seinem Gesundheitszustand entspricht.

Altersweisheit

So wie ich es heute sehe, hatten die Alten neben dem, was sie noch mitgearbeitet haben, eine ganz wesentliche Funktion. Über die wurde nie gesprochen, aber sie wirkte nachhaltig auf uns alle. Die Großeltern verkörperten eine innere Ruhe, wie sie der eines Buddhas gleichkommt. Sicher hatten sie entbehrungsreiche Jahre hinter sich, ein sehr arbeitsreiches Leben und im Alter die einen oder anderen Gebrechen. Aber es gab niemals ein Wort des Klagens oder Jammerns. Sie strahlten Altersweisheit, tiefe Zufriedenheit und innere Ruhe aus.

Ich habe mich in meinen späteren Jahren oft gefragt, warum die alten Menschen, die ich als Kind erlebt habe, so vollkommen anders waren als die meisten Alten, die mir später begegneten. Ich glaube, es liegt zu einem großen Teil daran, dass es damals zwar kleine, aber in sich gefestigte Gemeinschaften gab. Man lebte bei uns nicht »auf dem großen Marktplatz« und erst recht nicht beeinflusst von den Medien mit ihren unzähligen Stimmen und Meinungen und ihren meist negativen Botschaften. So konnte sich auch nicht so ein Bild des Alterns als etwas

Schreckliches und Leiderfülltes ausbilden. Die Menschen lebten die Jahre, die ihnen gegeben waren. Und sie lebten sie, so gut sie konnten. Der klare natürliche Rhythmus der Tage und Jahre, die stetige Arbeit im Einklang mit der Natur und den Bedürfnissen der Pflanzen und Tiere, von und mit denen man lebte – all dies schuf über die Zeit eine unerschütterliche Zentrierung. Es gab keine Ansteckung mit Geschimpfe, negativem Gerede oder Klagen. Sicher gab es schon immer Klatsch und Tratsch. Doch in meiner Familie auf dem Hof habe ich das nie beobachtet. Es wurde insgesamt nicht so viel geredet. Gemeinsame Herausforderungen bewältigte man gemeinsam. Persönliche Belange klärte jeder weitgehend mit sich. Heute würde man sagen, dass diese Einstellung und ein solches Verhalten die schon erwähnte Selbstwirksamkeit enorm erhöhen, und auch das lässt einen Menschen zufrieden und dankbar werden.

Für das heutige Leben können wir daraus zumindest eine Schlussfolgerung ziehen: Es ist wichtig, sich regelmäßig von all den äußeren Stimmen zu lösen und sich auf sich selbst zu besinnen. Wenn wir auf die innere Stimme, auf unsere eigene Natur zu hören beginnen, wird sich vieles leichter gestalten. Ich bin mir sicher, dass damit auch das Älterwerden seinen Schrecken verliert und schöne Seiten zu zeigen beginnt: Gelassenheit, Reife, Weisheit und einen Schatz an Erfahrungen, den man den Jüngeren ganz unaufdringlich für ihren Lebensweg in dieser Welt weitergeben kann.

Der Tod als Teil des Lebens

Meine Mutter ist mit 86 Jahren gestürzt und hatte viele Brüche, auch mehrfach in der Wirbelsäule. Ich fragte sie im Krankenhaus, ob sie sich schon mit dem Tod auseinandergesetzt hatte – und sie sagte: nein, noch nie. Das hat mich erstaunt. Dass meine Mutter nie an ihren Tod gedacht hatte, eine Frau, die bald zwanzig Jahre lang immer schwanger und/oder stillend gewesen ist, die fünfzehn Kinder großgezogen und einen riesigen Haushalt samt Bauernhof geführt hat! Nach unserem Gespräch, in dem ich ihr sagte, dass es jetzt vielleicht Zeit sei und dass sie es sich überlegen solle, ist sie dann ganz friedlich eingeschlafen. Sie hatte ihre Entscheidung getroffen. Eine Schwester, die dabei war, sagte, dass sie das Gefühl gehabt hatte, direkt zu sehen, wie die Seele den Körper verlässt. Das Leben verließ den Körper.

Interessanterweise verdanke ich einen Großteil meiner psychotherapeutisch ausgerichteten Ausbildung dem Thema Tod. Ich hatte nämlich lange Zeit das Gefühl, nicht normal zu sein, weil mich der Tod anderer Menschen nicht so belastete, wie ich das bei anderen gesehen habe und wie es oft auch von mir gefordert schien. Als ein Bruder mit elf Jahren starb – ich war damals neun – war ich nicht traurig. Ich habe vor den anderen in der Schule ein bisschen so getan, aber ich war es nicht. Ich hatte diesen Bruder sehr gern, und es tat mir leid, dass er so viel Schmerz erleben musste. Alle Lehrer der Schule schlugen immer genau diesen einen Bruder. Außerdem gab es einige Unfälle auf unserem Hof – und immer war er darin verwickelt. Für mich war es ganz klar so, dass sein Tod eine Erlösung für ihn war. Sein Leiden hatte ein Ende. Ich war mir vollkommen sicher, dass es ihm jetzt besser geht. Warum also sollte ich trauern? Diese Erfahrung hat mich sogar bestärkt. Ich stellte mir vor, wie schön es dieser schmerzgeprüfte Bruder jetzt im Himmel bei all den Engeln haben würde, und so freute ich mich für ihn und es ging mir richtig gut damit.

Meine Eltern haben auch kein Drama daraus gemacht. Dieser Sohn war nicht der Einzige, den sie jung verloren haben – sie trugen es mit Fassung oder besser noch: mit einer Form von Gelassenheit und Vertrauen auf Gott. Und sie konnten gut loslassen. Ihnen wurden Kinder geschenkt und ihnen wurden

Kinder genommen. Kein Grund, ein Drama zu veranstalten. Stattdessen war in dieser Zeit eine große Stille in unser Haus eingezogen, wirklich eine Art heilige Stille. Eine Erneuerung des Bewusstseins der Endlichkeit von allem.

In der Begegnung mit anderen, mit Nachbarn oder auf der Beerdigung war ich dann mit deren Trauer und ihrer inneren Aufgelöstheit konfrontiert. Ich habe mich dafür geschämt, dass ich den Tod meines eigenen Bruders nicht als etwas Furchtbares empfinden konnte. Sie, die ihm nicht einmal so nahestanden wie ich, waren in Tränen aufgelöst und schienen völlig verzweifelt. Ich zweifelte daraufhin an mir selbst – und das war ein Grund, mich später auch psychologisch und psychotherapeutisch weiterzubilden.

Viele Jahre später wurde in der entsprechenden Ausbildung thematisiert, dass es in den meisten Kulturen kein Drama ist, wenn jemand stirbt. Man lässt los. Und man vertraut auf die größeren Zyklen des Lebens, in die jeder eingebunden ist. Für mich war es eine riesige Erleichterung, zu bemerken, dass ich einen gesunden natürlichen Instinkt hatte.

Um keine Missverständnisse aufkommen zu lassen: Niemand und auch kein ernst zu nehmender Psychologe würde sagen, dass man beim Verlust eines nahestehenden Menschen nicht weinen dürfe. Natürlich darf man weinen, wenn einem danach ist. Aber man muss es nicht. Trauer kann viele unterschiedliche Gesichter haben. Und jeder kommt auf seine Weise und nach der für ihn angemessenen Zeit zurück ins normale Leben. Jeder muss dabei auch seinen Weg finden, die Lücke, die der Tod ins Leben gerissen hat, neu zu füllen.

Der wichtigste Mensch im eigenen Leben

Beim Thema Gemeinschaft ist es mir wichtig, auch noch die »Gemeinschaft mit sich selbst« anzusprechen, die so oft vernachlässigt wird. Mittlerweile wissen es nicht nur zahlreiche Menschen aus ihrer eigenen Erfahrung, auch die Wissenschaft akzeptiert heute, dass wir mit unserem Denken einen enormen Einfluss auf unser Leben haben. All das, was wir Tag für Tag denken, bestimmt ganz maßgeblich, was uns geschieht, und natürlich auch, wie wir es erleben und einordnen.

Die innere Einstellung zum Leben, zur Welt, aber auch zu sich selbst ist absolut wesentlich. Und bei aller Liebe zur Gemeinschaft, mit sich selbst sollte jeder Mensch in dem Bewusstsein umgehen: »Ich bin mir das Wichtigste im Leben. Ich sorge zuerst dafür, dass es mir gut geht. Dann kommen Partner und Kinder, Verwandte und Freunde, Kollegen und Chefs.« Wer zuerst für andere sorgt, gerät nämlich schnell in ein Minus an Lebenskraft.

Es kommt immer auf den Fokus an. Ausreden mögen sich manchmal wie echte Gründe anhören – beim genaueren Hinschauen bleiben es aber Ausreden. »Ich kann nichts für mich tun, weil ich Kinder habe.« »Ich kann nicht gut für mich sorgen, weil mein Mann so fordernd ist.« »Mein Chef verlangt so viel von mir, dass ich nichts für mich tun kann, es bleiben weder Zeit noch Energie.« Das mag sich alles wahr anfühlen – die Verantwortung für das eigene Leben trägt man trotzdem selbst. Das wird einem niemals jemand abnehmen. Natürlich gibt es Momente, in denen wir ganz für andere oder unsere Arbeit da sein müssen. Dann sollten wir das auch tun. Vielleicht kostet es uns mehr Energie, als wir momentan zu haben glauben. Dann aber ist es umso wichtiger, für einen Ausgleich zu sorgen. Bei kurzzeitigen Belastungen danach, bei längerfristigen Belastungen unbedingt begleitend und parallel. Täglich ein paar Atemübungen, ein paar entspannende, wohltuende Körperübungen, Momente des Innehaltens und Zu-sich-Kommens. Ohne solche kleinen Rituale und Kraftquellen verlieren wir extrem schnell Energie, die dann auch umso schwerer regenerierbar ist, je länger wir uns verausgaben. Das Entscheidende und der Anfang von allem aber ist der Fokus: »Ich bin das Zentrum meines Lebens und sorge dafür, dass ich gesund bin und eine hohe Lebensqualität habe.« Niemandem würde es weiterhelfen, wenn Sie krank sind.

Heilung im Sinne der Natur

Die Natur hat Gesundheit für uns vorgesehen. Mit dieser grundlegenden Aussage könnte ich die Einstellung meiner Vorfahren zum Thema Kranksein und Gesundsein zusammenfassen. Und auch als Heilerin arbeite ich nach genau dieser Devise. Es ist nicht im Sinne der Natur, dass wir schwach und kränklich sind. Ganz im Gegenteil: Die Natur lässt alles wachsen, was wir brauchen, um gesund zu werden, zu sein und zu bleiben. Außerdem halte ich es gern mit Sebastian Kneipp, dem Kräuterpfarrer, von dem der Satz überliefert ist: »O, wenn die arme gequälte, sieche Menschheit doch einmal zur Einsicht kommen wollte, dass nur in der Rückkehr zur Natur eine Rettung und Wendung zum Besseren möglich sei!« Nur in der Rückbesinnung auf die Natur können wir gesund leben.

Umgang mit Krankheit

Als ich ungefähr zehn Jahre alt war, hackte ich mir einmal aus Versehen sehr tief in die Hand. Es waren sogar die Knochen beschädigt worden, wie später klar wurde. Nun war ich aber mit meiner Schwester gerade irgendwo draußen und es fing wie verrückt zu bluten an. Zuerst schauten wir beide nur völlig fasziniert auf die Hand und den gar nicht enden wollenden Strom roten Lebenssaftes. Irgendwann wurde uns klar, dass wir etwas unternehmen sollten. Sie rannte ins Haus, holte, was sie kriegen konnte, Windeln und vielleicht auch Handtücher, die wir um die Hand wickelten. Doch immer wieder quoll das Blut durch und sie musste neue Stoffe holen gehen. Irgendwann aber hörte das Bluten endlich auf. Die Hand konnte einen Verband bekommen – und damit war es eigentlich gut. Meine Eltern bemerkten zwar, dass ich da etwas hatte. Aber da ich damit klarzukommen schien, war es kein Thema. Mein Vater schaute abends noch einmal nach mir, und da ich schlief, wusste er, dass wohl alles so weit in Ordnung sein würde. Meine Mutter unterstützte die Heilung in der nächsten Zeit, sie gab mir viel Kamillentee – eigentlich das Hauptheilkraut damals für uns, auch für die Tiere, wenn sie beispielsweise Euterentzündungen hatten. Literweise Kamillentee bekamen sie da. Ich glaube, sie hat auch Arnika, Ringelblume und Johanniskraut dazugemischt, und außerdem hat sie Kräuterumschläge für die Hand gemacht. Zum Glück konnte alles so gut heilen, dass schon bald nichts mehr zu sehen und die Hand wieder voll einsatzfähig war. Ich kann es nicht anders sagen, da war sicher auch Gottes Hilfe am Werk gewesen.

Gesundheit und Heilung waren zu früheren Zeiten ganz einfach gesagt die Sache eines jeden selbst. Man wusste, dass man selbst und ganz allein dafür zuständig war. Sicher konnte man sich Hilfe holen, vielleicht bei einem Arzt in der nächsten Stadt oder bei einer Kräuterkundigen im Dorf. Vor allem aber vertraute man auf die Natur, auf in der Familie überlieferte Heilanwendungen und nicht zuletzt auf Gott. Und wie ich es bei meinen Vorfahren erleben konnte, fuhr man damit sehr gut und konnte auch sehr alt werden. Irgendwann waren die Kräfte erschöpft und ohne langes Siechtum konnte man sterben.

Früher lebte man, was Heilung betrifft, in einem großen Vertrauen darauf, was man selbst wusste. Es war in so gut wie allen Familien ein riesiger Wissensschatz da. Ich glaube, dass meine Familie besonders viel an Heilwissen angesammelt hatte, das ich als Kind ganz selbstverständlich überliefert bekam. Immer wenn irgendjemand irgendetwas hatte, konnten Mutter oder Vater helfen. Mit einem Tee aus Kräutern, die beim Haus wuchsen, mit Heilerde, mit dem Handauflegen.

Oder sogar mit völlig verrückt wirkenden Sachen. Ich erinnere mich zum Beispiel daran, dass sich einmal eine Kuh ein Horn abgestoßen hatte und extrem stark blutete. Ich dachte tatsächlich, das Gehirn sei bereits draußen und die Kuh hätte keine Chance. Mein Vater aber lief in die Scheune in einen Raum, den wir fast nie brauchten, holte dort eine Menge Spinnweben, die er der Kuh auf die Wunde legte. Er hatte ein richtiges Päckchen, wie eine Kompresse daraus gemacht. Die Kuh hörte innerhalb kürzester Zeit auf zu toben und es hörte auf zu bluten. Die Wunde wurde gestillt und das Tier war bald wieder völlig gesund. Auch beim Menschen können Spinnweben so etwas bewirken.

Das Handauflegen

Diese einfache Methode der Heilung ist sicherlich die älteste überhaupt. Bis heute legen Menschen ganz spontan die Hand an eine schmerzende Stelle oder dorthin, wo es aufgrund einer Verletzung blutet. Dazu müssen sie noch nie etwas vom Handauflegen gehört haben.

Wenn ich es jemandem, der skeptisch ist, nahebringen möchte, sage ich gern: Du hast doch sicherlich schon einmal deinem Kind, vor allem als es ein Baby war und geweint hat, die Hand auf den Kopf oder den Körper gelegt und beruhigend mit ihm gesprochen. Das können fast alle bejahen, und sofort fällt ihnen auch ein, dass es gewirkt hat. Das Kind beruhigte sich. Der Schmerz verflog. Alles war schnell wieder gut. Es ist also ganz einfach.

Frühere Generationen haben das Handauflegen ganz selbstverständlich genutzt und vor allem ernst genommen. Sicher haben sie es auch mit Gebeten verbunden. Auch für uns heute kann es eine ganz simple und zugleich wirkungsvolle Anwendung sein.

Ob es sich um eine akute Verletzung, um Schmerzen und Unwohlsein oder ein erkranktes Organ, eine irgendwie belastete Körperstelle handelt, probieren Sie mal das Handauflegen. Die Handflächen sind nicht einfach nur ein Teil der oberen Extremitäten. Sie gelten in vielen alten Traditionen als die Tore, aus denen die Liebe des Herzens strömen kann. Könnte es nicht genau diese Liebe sein, die Heilung bewirkt? Positive, energievolle Zuwendung, die dem Körper hilft, sich zu regenerieren. Dass es guttut, die Hand auf dem Körper zu spüren, diese Erfahrung haben Sie bestimmt sowieso schon öfter gemacht. Von dort aus ist es nur noch ein kleiner Schritt, das Handauflegen bewusst zu nutzen, wenn es irgendwo schmerzt. Darauf vertrauend, dass es wirklich eine Heilmethode ist, seit Jahrtausenden erprobt.

Übung

Handauflegen

- Setzen Sie sich in Ruhe hin und atmen Sie zuerst ein paarmal durch.
- Zentrieren Sie sich und verbinden Sie sich nach unten mit der Erde und nach oben mit dem Himmel.

- Legen Sie dann eine oder beide Hände auf die betreffende Stelle.

- Atmen Sie weiter ganz in Ruhe und spüren Sie die Energie, die zwischen Ihren Händen und der Körperstelle fließt.

- Lassen Sie diese Energie so lange fließen, wie es Ihnen guttut. Wenn Sie möchten, beenden Sie die Behandlung mit einem Gebet für Ihre Heilung und einem Dank.

Das Zentrieren und Beruhigen ist dabei sehr wichtig. Auch das lässt sich am besten am Beispiel des Kindes oder Babys erklären: Sie werden ihm ihre Hand nicht verärgert, wütend oder verzweifelt auflegen, sondern liebevoll, in Ruhe und im Vertrauen, dass alles einen guten Weg nehmen wird. Genauso sollten Sie es auch bei sich selbst machen.

Meine »Krankengeschichte«

Ich selbst bin durchaus auf einem schwierigen Weg zur Heilung und zur Beschäftigung mit alternativen Heilweisen gekommen. Mit ungefähr neunzehn erlebte ich eine sehr schwere Gasvergiftung, die über Jahre ihre Folgen zeigte. Sehr schnell war mein Skelett richtiggehend in sich zusammengefallen. Ich konnte weder stehen noch sitzen und die Ärzte prophezeiten mir, dass dies auch so bleiben würde. Ein Leben lang im Bett – das waren die Aussichten. Sie konnten nichts für mich tun.

Zum Glück aber gab es einen Ausweg, was ich sicher vor allem den Kräuterkünsten meiner Mutter verdanke. Sie behandelte mich insbesondere mit Tee von der Brennnessel, dem Zinnkraut und dem Isländisch Moos zur Ausleitung der Gifte und zum Aufbau des Knochenapparates und sie machte Kneipp-Anwendungen mit kaltem Wasser. Auch ich selbst begann in dieser Zeit in meiner Not, mich mit alternativen Heilmöglichkeiten zu beschäftigen. Von Spiritualität wusste ich damals noch nichts, aber mir war bald klar: Ich werde vollkommen gesund oder ich sterbe lieber. Und irgendwann bekam ich das Vertrauen, dass ich gesund werde.

Nach drei Monaten konnte ich unter Schmerzen die ersten Schritte tun. Als ich dann erneut zum Arzt ging, bescheinigte der mir prompt Leukämie. Mein Blut sollte auf schnellstem Weg vollständig gegen das von jemand anderem ausgetauscht werden – und das wollte ich keinesfalls. Ich ließ keine Behandlungen machen und schwor mir, keinen Arzt mehr aufzusuchen. Noch mehr Hiobsbotschaften wollte ich nicht hören. Schon beim ersten Mal hatte man gesagt, man könne mir keine Hoffnung machen, könne aber neue Medikamente an mir ausprobieren. Nein, danke.

Und so schlecht fühlte ich mich auch gar nicht. Ich wollte beginnen, nur noch auf mich selbst und mein Körpergefühl zu hören. Natürlich war ich nicht in Ordnung: Ich war nicht belastbar und bekam beim leichtesten Druck blaue Flecken. Aber die Schulmedizin hatte sich mir in Gestalt meines Arztes so dramatisch gezeigt, dass ich einfach auch Angst bekommen hatte, dort wieder hinzugehen. Also machte ich weiter intensiv meine Kneipp-Kuren und las mich noch tiefer in Kräuteranwendungen ein. Ich denke heute, dass mir vor allem die Brennnessel sehr geholfen hat. Mit der Zeit merkte ich: Wenn ich mich stoße, wird es schon nicht mehr so häufig blau. Es gab Schritt für Schritt Verbesserungen. Ich schaffte mehr und war weniger müde.

Lange später wurde mein Blut wieder untersucht, nach der Geburt meiner Tochter. Und es war sensationell gut! Diese Bestätigung war sehr wertvoll für mich. Und es zeigte sich kurz zuvor erneut, dass zumindest ich bei Schulmedizinern nicht gut aufgehoben war. Ich war im fünften Monat schwanger, als mir der Arzt sagte: »Nein, Sie sind nicht schwanger.« Nun, auch damit hatte er unrecht.

So viele Jahre sind seither vergangen. Ich habe zahlreiche Ausbildungen im Bereich der Heilung absolviert, selbst unendlich viel ausprobiert und einer Fülle von Klienten und Seminarteilnehmern weiterhelfen können. Die erstaunlichsten Heilungen durfte ich erleben. Das alles hat mich auch wieder näher an die Schätze herangeführt, die meine Vorfahren in allen gesundheitlichen Fragen nutzten und von denen ich Ihnen hier einige wesentliche weitergebe.

Gesundheit heute

Wer heute gesund bleiben oder erst wieder werden will, muss etwas dafür machen. Die Natur kann alles heilen, wenn wir es geschehen lassen und zugleich unseren Teil dafür tun. Ich sage zu Klienten mit schwerwiegenderen Problemen oft: Überlegt mal, wie viel Zeit ihr durch die Krankenhausaufenthalte und die Behandlungen dort lahmgelegt wart. Teilt das über ein ganzes Jahr auf und verwendet diese Zeit für das Gesundbleiben: gute Ernährung, jeden Tag etwas Bewegung und ein paar Atemübungen. Wer krank ist, hilft sich mit Heilpflanzen – selbst bei so etwas wie Brustkrebs lassen sich Auflagen machen, durch die die Knoten zurückgehen können. Aber man muss sich selbst kümmern. Wenn ein Mensch heilen will, muss er etwas ändern. Bleibt er in den alten Mustern, wird die Krankheit nicht verschwinden oder sie wird wiederkommen.

Sehr oft kommen Klienten zu mir und sagen: »Ich war schon überall und niemand konnte mir helfen.« Ich sage ihnen dann, dass das nicht stimmen kann, denn bei mir zum Beispiel waren sie bislang noch nicht. Vor allem aber frage ich: »Bist du bereit, selbst etwas für deine Heilung zu tun?« Ein Heiler, eine Heilpraktikerin, ein Therapeut oder eine Ärztin kann natürlich eine ganze Menge für einen Kranken machen, er selbst aber muss auch aktiv werden – und sei es im Geist, im Bewusstsein –, wenn er gesund werden will.

Das ist heute nicht anders, als es früher war. Da gab es vielleicht einen oder zwei Heiler beziehungsweise Heilerinnen im ganzen Tal. Man ging zu ihnen, wenn man selbst nicht weiterkam, und sie schauten vor allem darauf, was sie einem empfehlen konnten, um selbst aktiv wieder gesund zu werden. Ich denke, anders als die meisten heutigen Ärzte ließen sich die früheren Heiler die Verantwortung für die Genesung nicht aufdrängen. Die blieb immer beim Menschen selbst, und dort gehört sie auch hin.

Möge der Arzt helfen?

Heute haben wir eine starke Orientierung auf das sogenannte Gesundheitssystem. Der Großteil der Menschen geht auch mit kleinsten Beschwerden zum Arzt oder in die Apotheke und kommt nicht auf den Gedanken, dass er auch selbst etwas für sich tun könne und dies oft sogar wirkungsvoller und ganz ohne Nebenwirkungen. Ich kenne so viele Mütter, die mit ihrem Kind wegen jedes Schnupfens zum Arzt gehen. Früher wusste man, dass man einem verschnupften Kind einfach einen Kräutertee, beispielsweise Thymian- oder Kamillentee, geben konnte und es mal für einen Tag im Haus lassen sollte, damit es etwas zur Ruhe kommt. Wenn es am nächsten Morgen gut ausgeschlafen war, war die Sache meist schon ausgestanden. Es waren kein Arzt und keine Medizin in Tabletten- oder Tropfenform nötig, und es wäre auch niemand auf die Idee gekommen, die Verantwortung für die Genesung an dieser Kleinigkeit jemand anderem zu übergeben. Es herrschte das Selbstverständnis, dass man sich selbst darum kümmern musste und dies auch konnte.

Menschen wurden auch nicht monatelang künstlich am Leben erhalten. Für mich muss ich sagen: Lebensqualität ist das, worauf es ankommt. Und so gebe ich mich auch nicht mit weniger Gesundheit zufrieden, als ich haben kann. Man kann immer auf andere schauen, denen es schlechter geht – und dann findet man sich selbst vielleicht sehr gesund. Das aber ist ja nicht der Maßstab. Als ich mit Yoga und den Fünf Tibetern® angefangen habe – dazu später mehr –, merkte ich: Es ist viel mehr möglich! Wenn ich es in meinen Kopf erlaube, kann ich immer mehr und mehr an Energie bekommen. Anfangs habe ich die Übungen in jeder freien Minute gemacht, sie haben mir so gut getan! Bis heute mache ich sie täglich. Daher weiß ich, dass man für positive Veränderungen auch etwas tun muss. Wenn man damit aber einmal begonnen hat und die Effekte zu spüren beginnt, dann wird man nicht mehr aufhören wollen.

Selbst die Ursachen finden

Mit so vielen Beschwerden müsste niemand zum Arzt gehen. Schnupfen beispielsweise. Ich würde dabei eher empfehlen, sich mal in Ruhe hinzusetzen und sich zu fragen: Wovon habe ich eigentlich die Nase voll? Meist kommen ganz spontan Antworten und recht oft heißen sie Stress oder Ärger. Wenn man sich zentriert und ein paar Minuten lang tief und gleichmäßig atmet, kann davon schon ein gutes Stück verschwinden. Werden solche kleinen Übungen alltäglich, muss der Schnupfen auch nicht sooft wiederkommen.

Heute haben viele Leute Angst, nicht zum Arzt zu gehen. Schließlich könnten sie irgendetwas »Schlimmes« haben und das muss ein Profi diagnostizieren. Ich würde sagen, dass ich als junge Frau das Glück hatte, mehrfach etwas extrem Schlimmes diagnostiziert bekommen zu haben – dadurch hatte ich nämlich die gegenteilige Angst entwickelt: Ich wollte niemals wieder in eine Arztpraxis gehen. Stattdessen war ich gezwungen, alles Mögliche andere zu versuchen, um wieder gesund zu werden. Auf diese Weise habe ich sehr viel gelernt, alte Erfahrungen aus meinem Familienwissen neu belebt und mir auch darüber hinausgehende Heilweisen angeeignet.

Nicht nur aufgrund meiner eigenen Erfahrung achte ich sehr genau darauf, wie ich mit Klienten spreche. Wie oft wird den Leuten heute hingeworfen: Krebs! Die Menschen brechen daraufhin innerlich komplett zusammen, sie fallen einfach um, wenn sie das hören. Sie sind wie gelähmt und können kaum noch etwas für sich tun. Aus meiner Sicht ließe sich aber auch sagen: »Du hast so viel Leid im Körper, das kann er offensichtlich nicht mehr tragen. Lass uns Wege finden, dieses Leid abzubauen, dann kannst du gesund werden.«

Die innere Ausrichtung

Das Gesundwerden beginnt ja eigentlich bereits vor dem Krankwerden. Es ist ganz häufig unsere Einstellung, die uns krank macht. Zum Beispiel ist es auffällig, dass heute fast niemand mehr ohne Handy in die Berge geht. Wer es dennoch tut, wird verantwortungslos genannt oder gefragt, ob er denn keine Angst habe. Ich finde das erstaunlich, denn vor zehn oder zwanzig Jahren ist natürlich niemand mit einem Handy in die Berge gegangen, und ich kann nicht sehen, dass es damals schlimmere Unfallfolgen gegeben hätte.

Was aber passiert dabei mit der Denkweise? Wer das Handy für Notfälle mitnimmt, der plant diese Notfälle gleich ein. Abgesehen davon, dass die meisten sich auch das Naturerlebnis schmälern, indem sie unterwegs telefonieren oder Fotos verschicken und damit gar nicht ganz dort sind, wo sie sind. Sie folgen ihrer Sehnsucht, am Wochenende in die Natur zu gehen, und wenn sie dort sind, halten sie intensiv Verbindung mit ihrem Alltag, von dem sie so aber gar nicht richtig abschalten können.

Als meine Kinder klein waren, erwischte ich mich bei der Überlegung, welche Dinge ich für Notfälle mit auf den Berg nehmen sollte. Solche Gedanken aber habe ich mir schnell wieder abgewöhnt. Warum soll ich mich in diesen negativen Bereich begeben? Sicher ist es nicht verkehrt, ein paar Arnikatropfen im Gepäck zu haben. Grundsätzlich aber ist mir eine zentrierte Grundhaltung das Wichtigste und Sicherste. Eine Haltung, wie sie die Menschen früher in ihrer Bergheimat hatten, wenn sie hinaufgingen. Sie waren nicht zerstreut und ließen sich auch nicht zerstreuen, es gab einfach weniger Anlass dazu. Umso tiefer aber konnten die Naturerfahrungen und die Wahrnehmungen im eigenen Inneren sein – kreative Impulse und frische Ideen. Mit meinen Kindern war ich sehr oft auf eine ähnliche Weise in den Bergen – alle fünf barfuß – und es ist immer alles sehr gut gegangen.

Dass wir heute so wenig zentriert sind, liegt natürlich auch an den unendlich vielen Angeboten zur Zerstreuung. Die ganze Gesellschaft scheint auf Unterhaltung und Verwirbelung der Energien und Gedanken aus zu sein. Wir werden mit Informationen überschüttet, mit Bildern und Botschaften auf allen Ebenen. Kein Wunder, dass dadurch unser Denken unruhig, verwirrt und rastlos wird. Erst wenn man mit dem Meditieren beginnt, stellt man fest, was für ein Lärm da im eigenen Kopf herrscht.

Sind aber die Gedanken zerstreut, können wir kaum Kraft entfalten. Im Buddhismus spricht man von einem Affengeist, in dem die Gedanken wie Affen von Ast zu Ast springen, ohne Pause, ohne Ruhe, ohne erkennbaren Sinn und Nutzen. So aber haben wir keine klare Ausrichtung und können unsere eigentlich beträchtliche Energie einfach nicht zielgerichtet einsetzen. Wir kommen dadurch auch nicht zu größeren Ergebnissen.

Wenn Sie Ihre Gedanken besser kennenlernen und Ihren Geist klären wollen, empfehle ich Ihnen neben dem regelmäßigen Meditieren die folgende sehr wirkungsvolle Übung. Sie funktioniert am allerbesten dann, wenn Sie gerade voller Gedanken sind.

Übung

Die Gedanken klären

- Schließen Sie die Augen und stellen Sie sich vor Ihrem inneren Auge einen Bildschirm vor.
- Lassen Sie darauf nun Ihre Gedanken, die gerade da sind, sichtbar werden, wie einen Film aus Bildern oder Buchstabenkolonnen.
- Schauen Sie sich das eine Weile an und sagen Sie dann: stopp!
- Sie werden erleben, dass der Film anhält. So können Sie sich das Bild, den Gedanken, der da gerade ist, genauer anschauen. Was ist das für ein Gedanke? Ist er hilfreich? Lösungsorientiert? Oder haben Sie ihn schon tausendmal gedacht und könnten ihn auch einfach fallen lassen?

- Beobachten Sie einfach. So lernen Sie sich und Ihr Denken immer besser kennen und entdecken vor allem die Ebene dahinter, die vielleicht viel mehr Sie selbst ausmacht als diese Gedanken.

Zentriert und fokussiert

Fokussierung und Zentrierung lassen sich gar nicht hoch genug schätzen. Das gilt nicht nur für kleinere Unternehmungen, sondern erst recht für die großen Vorhaben und wichtigen Ziele im Leben. Frühere Generationen waren, ich denke vor allem durch den Einfluss der Kirchen, aber auch durch viele kleine und große Kriege, sehr viel strenger und teilweise geistig auch enger als wir heute. Heute ist ein großer Teil der Menschen weitaus offener. Sie sind bereit, Neues zuzulassen und vieles auszuprobieren. Das ist eine positive Entwicklung, zu der nun aber noch die Kraft der Fokussierung kommen müsste. Die Öffnung ist ja nur der erste Schritt. Ist man für alles offen, aber nicht fokussiert, dann springt man mal hierhin und mal dahin – und nichts kann sich entwickeln. Viele machen heute von allem ein bisschen und jeden Monat etwas Neues – so aber bekommen sie niemals etwas fertig. Man kann nichts hinbekommen, wenn man ständig von einem zum Nächsten springt. Die früheren Generationen, ob im Ultental oder irgendwo anders, hatten nicht diese enorme Zerstreuung, die uns heute scheinbar ein unterhaltsames und aufregendes Leben bietet, uns letztlich aber auch gern vom Wesentlichen ablenkt. Gleichzeitig haben wir heute so viel mehr Wissen darüber, wie wir unser Potenzial entfalten können. Wir müssen es nur nutzen.

Wenn uns etwas wichtig ist, beispielsweise unsere Gesundheit, können wir es nur erreichen, wenn wir uns ein Ziel setzen und dranbleiben. Unsere Aufmerksamkeit und Energie, sie sind wie ein Bach: Kümmern wir uns nicht weiter darum, lassen wir uns treiben, dann wird dieser Bach sich immer wieder neu verzweigen und am Ende in hundert kleinen Rinnsalen munter vor sich hin fließen. Bündeln wir die Energie hingegen auf ein Ziel, dann fließt der Bach als immer stärker werdender Strom auf dieses Ziel hin. Wir haben Kraft und Energie, um es zu erreichen und uns unsere Träume zu erfüllen. Bei großen Ziele werden wir natürlich kleinere Zwischenziele festlegen, um uns nicht zu überfordern.

Ein Ziel erreicht zu haben, etwas geschafft zu haben, vermittelt so ein wunderbares Gefühl – Stolz und Selbstvertrauen wachsen. Doch dafür ist es nötig, andere Wünsche außer Acht zu lassen. Allerdings nur für eine gewisse Zeit, denn das Leben geht ja weiter. Und wenn ein Ziel erreicht ist, sind wir frei für eine neue Aufgabe. So können wir über die Zeit letztlich doch eine ganze Menge aus dem bunten Angebot des heutigen Lebens erfahren. Sich auf eine Sache zu fokussieren, heißt also nicht, zumindest nicht langfristig, anderes auszuschließen. Ohne Fokus aber wird uns so gut wie nichts möglich sein.

»Was will mein Herz?«

Ich hatte Ihnen bereits Zentrierungsübungen vorgestellt, die ich für ganz wesentlich halte. Sich zentrieren, das heißt auch, wieder das eigene Herz zu spüren. Wie oft erlebe ich Menschen, die hoffen, dass ihnen jemand ein Mittel gibt, das sie einnehmen oder anwenden können! Sie würden wirklich alles tun, um wieder gesund zu werden. Aber sie sind allein darauf ausgerichtet, das ihnen jemand von außen sagt, was sie tun sollen. Unterstützende Maßnahmen kann man ihnen natürlich viele nennen. Das Wesentliche aber ist, sich selbst zu fragen: Was will ich vom Leben? Was sagt mein Herz? Was ist mir selbst das Wichtigste und wo soll es jetzt hingehen?

Ist der Mensch zentriert, findet er zu sich selbst und es fallen ihm die Antworten seiner Seele auf diese Fragen ein. Er verbindet sich wieder mit den größeren Kräften des Lebens, die frühere Generationen einfach Gott genannt haben und für die wir heute vielleicht andere Namen haben. Dies aber sind die Kräfte, von denen wir wirkliche Heilung bekommen können.

Es ist das Bewusstsein, das uns krank und das uns gesund macht. Natürlich beeinträchtigen uns die Gifte in der Nahrung und im Wasser, der Stress im Büro und die schlechten Nachrichten aus dem Fernseher. Je stabiler aber der eigene Geist ist, desto weniger gefährdet ist der Körper. Auch deswegen war es mir so wichtig, ausführlich auf einen ausgeglichenen Lebensrhythmus und das Innehalten und Zentrieren einzugehen. Richtet sich Ihr Bewusstsein immer wieder auf Sie selbst, auf Ihre Mitte, auf Ihr Herz, auf die Natur, auf die Gesundheit, auf etwas Höheres, dann entwickelt sich die Kraft, auch mit widrigen Umständen sinnvoll umgehen zu können und die Gesundheit zu bewahren.

Körper und Geist

Körper und Geist sind einfach untrennbar miteinander verbunden, solange wir leben. Als junger Mensch geriet ich beispielsweise einmal in ein Wespennest und wurde von Hunderten von Wespen am ganzen Körper zerstochen. Das tat natürlich sehr weh und ich war für einige Zeit regelrecht entstellt. Es heilte aber alles problemlos ab. Als mich jedoch ein paar Jahre später eine Biene stach, erlebte mein Körper einen Schock mit Atemstillstand und allem, was zu der entsprechenden Allergie gehört. Zum Glück war ich sehr nah an einer Klinik und konnte dort mit einem Gegenmittel behandelt werden.

In der Folgezeit merkte ich nun, dass ich große Angst vor Wespen, Bienen, ja sogar Fliegen hatte, wenn sie um mich herumschwirrten. Der Körper hatte sich die Gefahr gemerkt und ich reagierte extrem unruhig und voller Angst. Das Interessante für mich war, dass diese Angst immer weniger wurde, je mehr ich entgiftete und mich insgesamt kräftigte. Da es mir immens wichtig war, den Körper grundlegend zu sanieren, verschwand auch die Allergie gegen Bienenstiche und damit verbunden die Angst vor fliegenden Insekten. Sie wurde Jahr für Jahr weniger. Heute lassen mich diese Tiere weitgehend entspannt. Auch deswegen, weil ich inzwischen weiß, dass ich nicht mehr allergisch reagiere. Witzigerweise erwischte mich eine Wespe ein paar Jahre später nämlich genau auf der Schwelle zur Apotheke. Sie stach mich – und nichts passierte. Der Apotheker, der meine Geschichte kannte, meinte, ich solle wenigstens eine Viertelstunde bei ihm im Geschäft sitzen bleiben. Aber es passierte nichts. Ich war in diesem Moment sehr froh, weil ich noch einmal sehr deutlich vor Augen geführt bekam, dass es tatsächlich etwas bringt, wenn man seinen Körper auch innerlich reinigt und alles dafür tut, ihn gesund zu erhalten.

Das Kommen und das Gehen

Man erlebte früher jeden Tag als eingebettet in die größeren Zusammenhänge. Das gab sehr viel Stabilität. Geburt und Tod gehörten über Jahrtausende ganz selbstverständlich zum Leben. Gerade die Ankunft eines neuen Menschen war weder ein Drama noch eine Krankheit und auch nichts, was in die Hände von Medizinern gehörte. Schwangerschaft und Geburt galten als etwas ganz Natürliches, ein Vorgang, für den die Natur die Frauen ausreichend ausgestattet hat. Ich möchte damit die medizinische Hilfe nicht verdammen, unzähligen Frauen und Kindern hat sie bereits das Leben oder die Gesundheit gerettet. Keine Frage. Aber den Menschen das Gefühl zu vermitteln, dass eine Schwangerschaft grundsätzlich etwas Problematisches sei, das ist einfach falsch, es schürt Angst und führt die Frauen weg von sinnvollen Entscheidungen für ihr eigenes Wohl und das des Kindes.

Auch der Tod wurde früher nicht so dramatisch empfunden. Sicher gab es zu allen Zeiten sehr schmerzhafte Umstände beim Sterben. Aber insgesamt wurde es gelassen betrachtet. Rational ist bestimmt auch heute allen Menschen klar, dass sie sterben müssen. Früher aber war dies eine echte, empfundene Selbstverständlichkeit, über die man auch nicht nachdenken brauchte. Ich denke, dass die Menschen viel besser loslassen konnten. Wenn es Zeit war, ließen sie ihr Leben los. Wenn das Schicksal es so wollte, ließen sie das Leben anderer, auch der eigenen Kinder los. Man stemmte sich nicht gegen das, was unvermeidlich war – sicher auch in einem tieferen Bewusstsein für den Wandel allen Lebens. Auch die stark verankerte Religion mag dabei eine Rolle gespielt haben.

Eine Geburt ist ebenfalls ein Prozess des Loslassens. Auch dies war noch zu Zeiten meiner Kindheit in den Bergen kein großes Thema. Wenn es so weit war, dass das Baby den Mutterleib verlassen wollte, konnte die Frau es geschehen lassen, ohne in ihren Gedanken ein angstvolles Geschehen daraus zu machen. Was nicht nur ich beobachtet habe, ist ein enger Zusammenhang der Geburt mit den Wesenszügen des Kindes. Kinder, die eine sehr schwere, problematische Geburt erlebten, haben es später, selbst noch im Erwachsenenalter insgesamt sehr viel schwerer. Mir scheint es oft so, als würden sie nicht so gut in der Lage sein, mit dem Fluss des Lebens mitzugehen – genauso wie es sich bei ihrer Geburt bereits gezeigt hatte. So kenne ich auch einige Menschen, sogar in meinem Alter, die per Kaiserschnitt auf die Welt kamen und irgendwie nicht so recht vorankommen. Als hätten sie immer das Gefühl, dass sie unterstützt werden müssten. Es fehlt ihnen diese ganz frühe Erfahrung, sich durch etwas durchzukämpfen. Ein solches Ringen schon einmal erfolgreich durchgestanden zu haben, gibt bereits eine Stabilität.

Vieles liegt am Wesen, das das jeweilige Kind einfach mitbringt. Manche kommen mit einem großen Drang, dass es endlich losgehen möge, zwei oder drei Wochen zu früh auf die Welt, entwickeln sich prächtig und zeigen ihr ganzes Leben lang große Durchsetzungskraft und Zielorientiertheit. Andere brauchen bis zur Geburt länger als üblich und setzen auch dieses Muster dann häufig in ihrem Leben fort: Alles braucht etwas länger, sie tun sich schwer mit dem Loslassen und dem Treffen von Entscheidungen. Auf das, was im Wesen des Kindes angelegt ist, hat die Mutter natürlich kaum Einfluss. Wenn aber sie selbst entspannt ist und mit dem natürlichen Fluss der Dinge mitgehen kann, dann macht sie es ihrem Kind schon in der Schwangerschaft und bei der Geburt leichter. Das wirkt sich im gesamten Leben positiv aus.

Bei der ersten Geburt hat eine Frau natürlich noch nicht selbst die Erfahrung, wie dies natürlicherweise ablaufen sollte. Ich weiß noch, dass die Geburt meines ersten Kindes ungefähr zwei Stunden gedauert hat, relativ kurz für heutige Verhältnisse, doch aus meiner Sicht immer noch unnötig lang. Bei meinen drei weiteren Kindern waren es jeweils Spontangeburten, die sehr schnell und problemlos verliefen. Beim ersten Mal haben mich Arzt und Hebamme angehalten, zu pressen. Aber erst bei den weiteren Geburten habe ich begriffen, dass es einen Unterschied zwischen den ersten Wehen und den wirklichen Presswehen, die tatsächlich die Geburt begleiten, gibt. Als ich beim ersten Mal pressen sollte, tat ich es. Aber letztlich habe ich damit den Geburtsvorgang nur verzögert, denn es waren noch keine Presswehen, und ich hatte selbst auch gar nicht das Bedürfnis zu pressen. Wenn ich damals schon auf meinen Instinkt gehört hätte, wäre auch diese erste Geburt viel leichter für mich und das Kind gewesen. Bei den drei weiteren Kindern war es vollkommen natürlich und entspannt: Ich spürte, dass das Kind jetzt kommen wird, fuhr ins Krankenhaus, bekam eine Presswehe, die ich aktiv unterstützte – und das Baby war dar. Dadurch begriff ich erst, dass ich beim ersten Kind gar keine Presswehe hatte, auch wenn die Wehen schnell und heftig kamen. Ich hätte die Einschätzung also nicht dem Arzt oder der Hebamme überlassen sollen. Beim zweiten Kind konnte ich mir selbst schon mehr vertrauen. Es kam nämlich ein paar Wochen zu früh und man wollte mich wieder nach Hause schicken. Ich ließ das aber nicht zu, weil ich genau spürte, dass es jetzt losgehen würde. Und so war es dann auch.

Zurück zu den ureigenen Instinkten

Sich seine natürlichen Instinkte zu erhalten oder sie wiederzufinden, gehört sicherlich zum Wichtigsten, was man heute für sich tun kann. Man braucht sie in allen Lebenslangen und bei allen kleinen und großen Entscheidungen. Aber auch, wer meint, dass bei ihm die Instinkte völlig verloren gegangen seien: Sie sind in uns und können wieder erweckt werden. Das Erste dabei ist aus meiner Sicht, wieder Vertrauen in die Natur, auch in die eigene Natur, zu fassen. Ich denke, dass Atemübungen, auf die ich noch zu sprechen kommen werde, dabei ganz wesentlich helfen können. Außerdem hat die Ernährung einen ganz entscheidenden Einfluss, denn sie kann unsere Sinne feiner machen oder bis zur Nutzlosigkeit verstopfen.

Insgesamt kann man sich immer wieder bewusst zu machen versuchen, wie es natürlich sein würde. Was meint die Natur dazu? Was hat die Natur vorgesehen? Jeden Monat einen Ultraschall bei Schwangeren? Ganz sicher nicht, zumal diese Untersuchung das Ungeborene durchaus schädigen und Frühgeburten fördern kann. Einige, meist englischsprachige Studien belegen das seit den 1990er-Jahren. Die leider noch nicht sehr zahlreichen dafür sensibilisierten Fachleute raten Schwangeren, nicht zu früh und am besten nur in echten Risikosituationen einen Ultraschall machen zu lassen. Doch die meisten Frauen denken über die Gefahren nicht nach, sondern meinen einfach: Der Arzt wird es schon wissen.

Wenn alle möglichen Menschen, die einem von Berufs wegen helfen sollen, sagen: »Diese und jene Untersuchungen sind wichtig, Sie sollten Sie machen«, dann spürt man nicht mehr, was man selbst will, oder traut sich nicht, dem eigenen Gespür zu vertrauen. Denn sehr sensible Frauen merken durchaus, dass der Ultraschall enorme Unruhe im Unterleib auslöst. Ich selbst hatte nach einer solchen Untersuchung etwa im fünften oder sechsten Monat das Gefühl, dass jetzt jeden Moment die Geburt beginnen könnte, wenn ich mich nicht sofort hinlege und ganz bewusst für Entspannung sorge.

Sich mit der Natur zu verbinden, mit der Erde und auch dem eigenen Inneren, ist heutzutage ganz wichtig geworden, wenn man gesund bleiben will und dies auch seinen Kindern ermöglichen möchte. Früher hatten die Menschen diese Verbindung einfach, und sie wurde ihnen im Laufe des Lebens auch nicht so leicht genommen, wie das heute der Fall ist. Dutzende Meinungen stehen sich in unserer medienüberfluteten Zeit gegenüber und zudem spielen wirtschaftliche Interessen im medizinischen Bereich leider eine sehr große Rolle. Auch das sollte man nie vergessen.

Die Gesundheit in die eigenen Hände nehmen

Gerade ab der Lebensmitte geben sich die meisten Leute mit erschreckend wenig zufrieden. Vier- oder fünfmal im Jahr eine Erkältung – macht ja nichts, ist ja nur ein Schnupfen. Ständig Kopfschmerzen – ach, das haben die Kolleginnen auch. Mit sechzig kann man sich kaum noch bücken und muss den Partner bitten, einem beim Sockenanziehen zu helfen. Aber ganz ehrlich: Möchten Sie so leben?

Ich möchte es nicht und ich tue deswegen sehr viel für meine Gesundheit. Es ist gar nicht so aufwendig, dafür zu sorgen, dass man mit achtzig noch so fit ist, dass die Urenkel Lust haben, mit einem herumzuhüpfen. Aus der Hirnforschung ist längst bekannt, dass wir bis zum letzten Tag unseres Lebens in der Lage sind, etwas zu lernen, etwas zu verändern und das Gehirn entsprechend umzubauen. Wir müssen unsere beinahe unendlichen Möglichkeiten nur nutzen. Diese Entscheidung nimmt uns niemand ab.

In gesundheitlicher Hinsicht neue Wege zu beschreiten, kostet anfangs etwas Mut. Wenn dann erste positive Erfahrungen gemacht wurden, wächst das Vertrauen und es geht leichter. Dieses Vertrauen ist sehr viel mehr als ein Glaube. Sie können glauben, dass es gut für Sie wäre, bestimmte Tees zu trinken, die Ernährung zu ändern und einige Heilanwendungen zu machen. Darauf vertrauen werden Sie aber erst, wenn Sie tatsächlich ein oder mehrere Male die Erfahrung gemacht haben, dass es etwas bringt.

Unsere Vorfahren hatten es da leichter. Sie wuchsen, zumindest wenn es bei ihnen ähnlich war wie bei meiner Familie, in ein System von Menschen hinein, die dieses Vertrauen bereits hatten und dem Kind einfach weitergaben. Auch ich selbst habe von klein auf erlebt, wie meine Mutter uns mit der größten Selbstverständlichkeit bei kleineren Beschwerden und auch nach Unfällen auf dem Hof mit Kräutern, Heilerde und Kneipp-Anwendungen geholfen hat. Nie gab es für mich einen Zweifel daran, dass diese Dinge wirken. Mit einem solchen Vertrauen hat man die Kraft, sehr viel zu erreichen. Wenn es Ihnen von Ihrer Familie nicht vermittelt werden konnte, können Sie es dennoch in sich wachsen lassen. Sie müssen dafür eben selbst aktiv werden und die entsprechenden Erfahrungen möglich machen. Die folgenden Kapitel geben Ihnen genau dafür zahlreiche Anregungen.

Ein langer Atem

Ein großer Teil der Therapien, die alternative Heiler und Heilpraktiker heute anbieten, stammt aus Asien. Da von unserer mitteleuropäischen Tradition leider vieles verloren gegangen ist, ist es gut, dass wir uns aus anderen Quellen ebenfalls bedienen können. Vor allem die vielfältigen Atemübungen und die gesamte Lehre des Prana gehören dazu. Der Begriff wird häufig missverstanden oder man könnte auch sagen: Jeder nutzt ihn etwas anders. Letztlich bedeutet *Prana* »Atem« und auch »Lebensenergie«, die wir ja maßgeblich über den Atem aufnehmen. Das Wort stammt aus dem altindischen Sanskrit. Das, was es beschreibt, gehört aber zu jedem Menschen und jedem Lebewesen weltweit. Es bedeutet das Gleiche wie in China das Chi oder in Japan das Ki, einfach »Lebensenergie«.

Zum Glück sind die Zeiten, zumindest an den meisten Orten, vorbei, wo die Menschen sofort Angst vor Sekten haben, wenn ein Begriff fällt, den sie nicht kennen. Als ich vor vielen Jahren einen ersten Yogakurs bei uns im Tal anbieten wollte, hat der Pfarrer das verboten. Er hätte sich informiert und wüsste, dass Yoga eine Sekte sei. Über so etwas kann man heute herzlich lachen. Ich habe damals zu ihm gesagt: »Dann informieren Sie doch bitte die Leute, die Sie informiert haben, sich noch besser zu informieren.«

Heute nutzen immer mehr Menschen Atem- und Körperübungen aus dem Yoga oder aus anderen Traditionen. Und sie ziehen einen großen Gewinn daraus – für die Gesundheit von Körper, Geist und Seele.

Atemübungen

In den fernöstlichen religiösen und medizinischen Traditionen sind Atemübungen ein ganz wesentlicher Teil des Gesamtkonzeptes. Viele, die heute Yoga machen, wissen gar nicht, dass die Atemübungen, das sogenannte Pranayama, mindestens genauso wichtig sind wie die Körperübungen.

Bis vor wenigen Jahrzehnten kannte man, soweit ich weiß, in Europa kaum Atemübungen. Wenn ich mir meine Vorfahren anschaue, dann ist mir klar, dass sie sie auch nicht gebraucht hätten – ihr Atem war ruhig und gleichmäßig und immer der Situation angemessen. Wenn es Probleme mit den Bronchien oder der Lunge gab, dann heilte man das mit Kräutern wie Spitzwegerich, Huflattich oder Isländisch Moos oder man nutzte Kneipp-Anwendungen.

Die Kräuter stehen uns auch heute noch zur Verfügung. Zugleich können wir die Gesundheit unserer Lunge mit Atemübungen fördern. Noch dazu erhöht eine gezielte Atempraxis die Fähigkeit der Lunge, Sauerstoff aufzunehmen und ins Blut abzugeben, was allen Zellen des Körpers zugutekommt. Ihre Wirkung geht aber noch weit darüber hinaus: Atemübungen bringen pure Lebensenergie in jede Zelle. Sie harmonisieren das ganze Körper-Geist-Seele-System, sie gleichen uns aus.

Das Beste, was Sie für sich tun können

Bewusst und ausgeglichen zu atmen, das scheint mir das Rezept für ein langes und vitales Leben zu sein. Je langsamer und gleichmäßiger wir atmen, desto mehr Energie haben wir und desto besser können wir unser Potenzial auf allen Ebenen entfalten. Da uns ein rundum ausgewogener, tiefer und ruhiger Atem heute aber in unserem schnelllebigen Alltag kaum noch möglich ist, müssen wir uns mit speziellen Übungen helfen, die uns immer neu mit frischer Energie auffüllen.

Den eigenen Energielevel zu erhöhen und dafür zu sorgen, dass er möglichst hoch bleibt, ist in einer Welt voller Energieräuber absolut wichtig. Ich beobachte insbesondere bei den zahlreichen Menschen, die heute Heilsitzungen irgendeiner Art anbieten, dass sich viele von ihnen um die eigene Gesundheit und insbesondere den eigenen energetischen Zustand kaum kümmern. Sie sind aber dauernd ihren Klienten ausgesetzt, die gerade über wenig Energie und reichlich Probleme verfügen. Wer dabei nicht bestmöglich für sich selbst sorgt, muss mit der Zeit krank werden – und genau das passiert erschreckend häufig. Gerade hier wären ein paar Atemübungen täglich bereits die Lösung.

Bewusstheit durch das Atmen

Probieren Sie einmal aus, was Ihr Geist anstellt, wenn Sie versuchen, ein paar Minuten lang bewusst zu atmen. Am besten stellen Sie sich einen Wecker auf zehn Minuten, setzen sich aufrecht hin und atmen gleichmäßig ein und aus. Bleiben Sie mit der Aufmerksamkeit bei Ihrem Atem und machen Sie immer dann einen Strich auf ein Blatt Papier, wenn Sie merken, dass Sie sich ablenken ließen – von eigenen Gedanken oder von einem Jucken, einer Stimme oder einem Vogelzwitschern. Sie werden erschrecken, wie viele Striche sich da innerhalb von den paar Minuten ansammeln.

Wenn Sie regelmäßig solche Übungen machen, wird es mit der Zeit besser – Sie werden ruhiger und klarer. Vor allem aber lernen Sie sich selbst besser kennen und können so natürlich auch im Alltag sinnvoller handeln und auf eigene Befindlichkeiten, Emotionen oder Gedankenkreisel eingehen. Ich selbst habe mittlerweile wirklich ausgiebige Erfahrung mit Meditation und Atemübungen – dass die Gedanken oder äußere Dinge mich ablenken, das ist mir vor dreißig Jahren passiert und es passiert mir auch heute noch. Und trotzdem hat sich etwas Grundlegendes verändert.

Ein paar Minuten täglich

Um einen gesundheitlichen Nutzen aus einer täglichen Atemübung zu ziehen, braucht es nicht einmal eine bestimmte Technik. Es reicht aus, sich für fünf oder besser zehn Minuten ruhig und aufrecht hinzusetzen und mit der gesamten Aufmerksamkeit beim Atmen zu sein. Die Atemzüge werden dabei von selbst tiefer und länger – am besten ist es, wenn das Einatmen genau so lange dauert wie das Ausatmen.

Es ist wie eine Achtsamkeitsmeditation: Sie sitzen und atmen und merken, dass Sie ständig von äußeren Reizen oder eigenen Gedanken vom Atem weggeführt werden. Sobald Ihnen das auffällt, gehen Sie zum Atem zurück, beobachten also wieder ganz aufmerksam, was dabei in Ihrem Körper geschieht. Von Tag zu Tag wird das besser gehen. Anfangs oder an besonders stressigen Tagen werden Sie wahrscheinlich sehr viel Spannung in Ihrem Körper spüren, die Sie einfach nur wahrnehmen müssen – das Ausatmen trägt sie nach und nach von allein weg. Es ist wirklich so einfach, und man muss es selbst probieren und erleben, um zu verstehen, dass es tatsächlich wirkungsvoll ist.

Die Wechselatmung

Eine der wertvollsten Atemübungen ist die sogenannte Wechselatmung, die viele aus dem Yoga kennen. Man atmet dabei ausschließlich durch die Nase, und zwar im Wechsel durch das rechte und das linke Nasenloch. Das jeweils andere wird zugehalten. Diese Übung hat deshalb so erstaunliche gesundheitliche Wirkungen, weil sie die Gehirnhälften ausgleicht und somit eine grundlegende Harmonie ins System bringt. Sie soll sogar Demenz vorbeugen und ist allein deshalb etwas, was man sich jeden Tag für ein paar Minuten gönnen sollte. Außerdem ist sie sehr beruhigend und wirkt Stress und Überforderung ebenso wie Schnupfen entgegen. Es ist eine sehr wirkungsvolle Zentrierung.

Wichtig für diese und viele andere Übungen ist eine aufrechte Haltung im Rücken. Sitzen Sie irgendwie eingesunken, kann die Energie nicht richtig fließen und Sie erfahren nicht die volle Wirkung. Es kann, wenn Sie ungeübt sein sollten, eine Zeit dauern, bis Sie sich wirklich aufrecht im Rücken halten können. Bleiben Sie aber dran, immer wieder darauf zu achten und sich neu aufzurichten. Mit der Zeit, wenn sich die entsprechenden Muskeln gekräftigt haben, geht es immer leichter und Sie werden merken, dass Ihre Energie insgesamt zunimmt.

Übung

Die Wechselatmung

- Setzen Sie sich auf ein Kissen auf dem Boden oder auf einen Stuhl. Halten Sie den Rücken gerade und aufrecht. Die Hände legen Sie offen auf Ihren Oberschenkeln ab, absichtslos öffnen Sie sich damit für alles, was geschieht.

- Atmen Sie nun gleichmäßig durch die Nase ein und aus. Beobachten Sie dabei, wie die Luft in Sie einströmt und wie sie Ihren Körper wieder verlässt. Wie sie den Körper auffüllt und wie er sich wieder leert.

- Spüren Sie den Atem in Ihrer Nase, Ihrer Kehle, Ihrem Brustkorb und Ihrem Bauch. Versuchen Sie, ob Sie ihn auch bis in die Arme und Hände und in die Beine und Füße fließen lassen können, oder auch in den Kopf. Ganz ohne Anstrengung.

- Der Atem fließt völlig natürlich. Es gibt keine Pause, Einatmen und Ausatmen gehen fließend ineinander über.

- Versuchen Sie wahrzunehmen, was leichter geht: das Einatmen oder das Ausatmen.

- Achten Sie nun darauf, dass das Einatmen genau so lang dauert wie das Ausatmen. Sie können dafür innerlich zählen, vielleicht bis fünf oder bis sieben, und damit einen gleichmäßigen Rhythmus entstehen lassen. Oder Sie bewegen nacheinander auf die immer gleiche Weise Ihre Finger und wissen darüber, wann es Zeit ist, vom Einatmen ins Ausatmen überzugehen und dann wieder neu einzuatmen.

- Wenn Sie einen ruhigen Atemrhythmus gefunden haben, beginnt die eigentliche Wechselatmung. Wenn Sie auf einem Kissen am Boden sitzen, dann stellen Sie jetzt ein Bein auf, sodass Sie den Ellbogen oder Oberarm bequem darauf ablegen können. Wenn Sie auf einem Stuhl sitzen, stellen Sie den Fuß mit auf die Sitzfläche. Ist Ihnen das nicht möglich, können Sie den Ellenbogen auch auf einem Tisch abstützen.

- Wenn der Arm bequem aufgestützt ist, legen Sie den Zeigefinger als Stütze an die Mitte der Stirn, etwas oberhalb der Augenbrauen – dort liegt das Dritte Auge, das dadurch aktiviert wird: eine zusätzliche Zentrierung. Nun können Sie mit dem Daumen ein Nasenloch zuhalten. Atmen Sie dann durch das offene Nasenloch tief aus und wieder ein. Jetzt lösen Sie den Daumen von dem einen Nasenloch und halten mit dem Mittelfinger das andere Nasenloch zu. Wieder ruhig aus- und einatmen.

- Atmen Sie so für einige Minuten immer im Wechsel. Auf jeder Seite aus und ein, dann die andere Seite. Lassen Sie einen ruhigen, langsamen und gleichmäßigen Atemrhythmus entstehen und bleiben Sie auch mit Ihrer Aufmerksamkeit ganz bei der Atmung. Spüren Sie die aus- und einfließende Luft in Ihrem Körper, die Bewegungen im Brustkorb und im Bauch und spüren Sie auch der Wirkung der Übung nach.

- Sie können, wenn Ihnen das lieber ist, einen langsameren Wechsel wählen. Atmen Sie dafür durch ein Nasenloch jeweils dreimal aus und ein, bevor Sie die Seite wechseln. Probieren Sie am besten aus, was bei Ihnen stärker wirkt und Sie besser ausgleicht.

- Versuchen Sie auch zu beobachten, wie die Atemenergie bis in alle Zellen Ihres Körpers geht, bis in die Zehen und die Fingerspitzen.

- Wenn Sie einen angenehmen Rhythmus gefunden haben, können Sie versuchen, beide Atemrichtungen etwas auszudehnen. Probieren Sie, ob Sie das Einatmen ebenso wie das Ausatmen eine Sekunde länger werden lassen können. So wird der Atem immer ruhiger. Gehen Sie aber nur so weit, wie es entspannt möglich ist und wie Ein- und Ausatmen gleich lang bleiben. Sie sollten den Atem dabei nicht anhalten.

- Wenn Sie die Übung beenden wollen, nehmen Sie die Hand weg, legen auch das Bein wieder ab und atmen aufrecht sitzend noch ein paar Mal gleichmäßig durch beide Nasenlöcher.

Idealerweise macht man die Wechselatmung täglich für zehn Minuten – wenn man bereits geübt ist. Anfangs reicht es, wenn Sie auf jeder Seite sieben oder vielleicht zehn Atemzüge machen. Die Übung bringt sehr viel Sauerstoff ins Gehirn, davon wird manchen zunächst schwindlig. Wenn Sie das bei sich bemerken, dann legen Sie sich einfach für einen Moment hin und atmen normal weiter. In Fastengruppen übrigens mache ich diese Übung vollständig im Liegen, damit den Teilnehmern nicht schwindlig wird. Das können Sie natürlich auch so handhaben, den Arm stützen Sie dann am besten auf einem Kissen ab.

Mit der Zeit gewöhnt sich Ihr Körper an diese Art zu atmen, schöpft großen Gewinn daraus und Sie können die Übungszeit allmählich verlängern. Das gilt für die gesamte Zeit der Übung ebenso wie für die Dauer der einzelnen Atemzüge.

Für das alltägliche Üben ist es egal, ob Sie pro Seite einmal oder dreimal atmen. Bei Schnupfen aber ist es empfehlenswert, immer nach drei Malen zu wechseln und wirklich zu versuchen, trotz verstopfter Nase durchzuziehen. Erfahrungsgemäß geht der Schnupfen so ganz schnell weg, vor allem wenn man früh genug bei den ersten Anzeichen anfängt. Nebenhöhlenentzündungen und Ähnliches werden Sie wahrscheinlich nie mehr erleben, wenn Sie diese Übung täglich machen. Sie werden insgesamt nicht mehr so oft »die Nase voll« haben, da diese Übung Sie ausgeglichener macht und von Kopf bis Fuß energetisiert. Ich kann daher nur empfehlen, sie in eine Art Morgen- oder auch Abendritual einzubauen.

Feinheiten des Atmens

Wichtig ist das zeitliche Gleichgewicht zwischen Ein- und Ausatmen. Erst wenn Sie sicher erreicht haben, dass der Atem ohne Pause fließt, genauso lange ein wie aus, dann können Sie die Atemzüge verlängern. Nach und nach gewinnen Sie immer mehr innere Klarheit.

Im Yoga wird oft gelehrt, zwischen dem Ein- und dem Ausatmen jeweils eine Pause zu machen, die genauso lang dauert wie der Ein- oder der Ausatem. Das ist sehr wirkungsvoll, aus meiner Erfahrung aber nur für Menschen sinnvoll, die schon lange Erfahrung mit Atemübungen gesammelt haben. Für die erste Zeit ist es sehr viel besser, ohne Pausen zu atmen – und wenn Sie das Ihr Leben lang so handhaben und die Pausen niemals einbauen, haben Sie einen wunderbaren Effekt und ein sehr wertvolles Werkzeug für Ihre Vitalität und Ausgeglichenheit auf allen Ebenen.

Stress ablegen

Die Geste mit den drei zusammengelegten Fingerkuppen – Daumen, Zeigefinger und Mittelfinger – haben Sie bereits kennengelernt. Sie eignet sich auch dafür, schnell unangenehmen Stress loszuwerden oder einen inneren Zustand zu wechseln. Wenn Sie extrem viel zu tun haben, wenn Ihr Chef um ein Gespräch gebeten hat oder Ihre Kinder an Ihren Nerven zerren – ziehen Sie sich einen kleinen Moment zurück und nutzen Sie die folgende Mini-Übung mit großer Wirkung.

Übung

Eine neue Qualität

- Bringen Sie die Kuppen von Daumen, Zeigefinger und Mittelfinger an der rechten und der linken Hand jeweils zusammen. Fokussieren Sie sich auf den Druckpunkt der Finger und atmen Sie dabei tief ein. Stellen Sie sich genau das vor, was Sie jetzt brauchen: quicklebendig zu sein, gelassen oder entspannt, geistesgegenwärtig oder was auch immer.

- Atmen Sie jetzt kräftig aus und lösen Sie die Finger dabei voneinander. Spüren Sie, was sich in Ihnen verändert hat?

Es klingt sehr simpel, funktioniert aber einwandfrei. Sie können sich damit sehr viel Stress ersparen. Statt sich beispielsweise darüber aufzuregen, dass die Stadt so voll ist und Sie bestimmt keinen Parkplatz finden und dann zu spät zu Ihrem Termin kommen werden, legen Sie die Finger zusammen, atmen ein, sehen den perfekten Parkplatz vor sich und atmen entspannt wieder aus. Lassen Sie sich dann überraschen, was passiert, und genießen Sie auf jeden Fall schon mal die Ruhe, die den Stress zumindest vermindert hat.

Ich versuche mir manchmal spaßeshalber vorzustellen, wie meine Eltern oder Großeltern eine solche Übung gemacht hätten. Abgesehen davon, dass es schwer vorstellbar ist, sehe ich sie immer mittendrin laut lachen. Sie hatten so etwas einfach nicht nötig. Ruhig und tief durchzuatmen und auf das fokussiert zu bleiben, was als Nächstes anstand, das war Alltag für sie. Wir heute leben völlig anders – aber wir können zum Glück lernen, wieder in die Ruhe zu finden. Der Atem ist dabei eine perfekte Unterstützung.

Die Atmung der totalen Entspannung

Eine weitere Atemübung dient der Entspannung, und die ist so intensiv, dass Sie wahrscheinlich einschlafen werden, wenn Sie im Liegen üben. Nachts ist das wunderbar, zum Einschlafen oder wenn Sie zwischendurch irgendwann aufwachen und wieder einschlafen möchten. Die meisten kommen dann nicht einmal durch die gesamte Übung durch, sondern sind schon vorher weg.

Sie ist aber auch tagsüber sehr wertvoll, wenn Sie eine Art Powernap haben wollen. Wenn es Ihnen nichts ausmacht, dabei einzuschlafen, können Sie sie auch dann im Liegen machen. Meiner Erfahrung nach wachen die meisten nach zehn Minuten sowieso wieder auf, außer sie haben extremen Nachholbedarf in Sachen Schlaf. Wenn Sie nicht einschlafen wollen, sondern nur eine regenerative Pause brauchen, um wieder zu sich zu kommen, dann üben Sie einfach in einem lockeren, etwas breitbeinigen Stand oder indem Sie sich aufrecht hinsetzen.

Übung

Entspannungsatmung

- Stellen, setzen oder legen Sie sich entspannt hin. Achten Sie darauf, dass Ihre Wirbelsäule gerade ist.

- Atmen Sie zunächst einfach ein paar Mal bewusst und langsam ein und aus. Spüren Sie dabei in Ihren Körper hinein. Nehmen Sie wahr, wie sich die Atemenergie beim Einatmen in Ihnen ausbreitet und Sie beim Ausatmen wieder verlässt. Beobachten Sie, wie sich Ihr Körper beim Einatmen auffüllt und sich beim Ausatmen wieder ein wenig zusammenzieht.

- Versuchen Sie, einen gleichmäßigen Rhythmus zu finden, bei dem das Einatmen genau so lange dauert wie das Ausatmen. Ein gleichmäßiger Fluss der Lebensenergie, ohne Pause.

- Legen Sie nun Ihre Hände auf Ihren Unterbauch, unterhalb des Bauchnabels. Dort befindet sich ein wichtiges Energiezentrum, das auch Hara genannt wird. Spüren Sie die Wärme unter Ihren Händen und nehmen Sie gleichmäßig weiteratmend wahr, wie sich Ihr Unterbauch mit dem Einatmen hebt und mit dem Ausatmen senkt.

- Machen Sie so etwa sieben gleichmäßige lange Atemzüge.

- Legen Sie Ihre Hände dann auf den Rippenbogen oder auf den Brustkorb. Atmen Sie ganz gleichmäßig weiter und spüren Sie, wie sich auch dort der Körper füllt und wieder leert. Mit dem Einatmen wird der Brustkorb weit und mit dem Ausatmen senkt er sich wieder.

- Machen Sie so wieder sieben gleichmäßige lange Atemzüge.

- Legen Sie die Hände nun noch etwas höher direkt unter die Schlüsselbeine, die Fingerspitzen berühren die Knochen. Atmen Sie weiter gleichmäßig und ruhig und spüren Sie, dass sich auch der Bereich dort oben am Rumpf beim Einatmen auffüllt und dass er beim Ausatmen etwas in sich zusammensinkt. Nehmen Sie diese kleine Bewegung ganz bewusst war, während Sie auch hier siebenmal tief und ruhig ein- und ausatmen.

- Nehmen Sie die Hände nun vom Körper weg und atmen Sie in einem ganz natürlichen Rhythmus weiter. Lassen Sie die Luft ganz bewusst in alle drei Bereiche Ihrer Lunge nacheinander strömen. Sie geht beim Einatmen zuerst bis in den Unterbauch, der sich dabei nach vorn wölbt. Im gleichen Einatemzug steigt die Luft weiter hinauf in den Brustkorb, der sich weitet, und in die Lungenspitzen unter Ihren Schlüsselbeinen.

- Mit dem Ausatmen lassen Sie die Luft in der gleichen Weise aus sich herausströmen: zuerst aus dem Bauch, dann aus dem Brustkorb und zuletzt aus den oberen Lungenspitzen. Oder Sie machen es umgekehrt.

- Atmen Sie auch auf diese Weise etwa siebenmal oder so lange, wie Sie möchten.

Diese Atmung ist so intensiv und wirksam, weil die gesamte Lunge beatmet wird. Im Alltag atmen wir fast nie bis in den Bauch hinein und auch nicht bis in die oberen Lungenspitzen. Aber erst, wenn das gesamte Lungenvolumen auch wirklich genutzt wird, schöpfen wir das gesamte Potenzial der Atemkraft aus. Außerdem wird der Atem auf diese Weise natürlich tiefer und länger. Der ganze Körper kann entspannen und regenerieren.

Konzentration und neue Antworten

Vor allem fernöstliche Traditionen haben sehr vielschichtige Lehren vom menschlichen Körper entwickelt und stellen bis heute eine unendliche Vielzahl an Übungen bereit, mit denen wir unseren Alltag, unsere Gesundheit und nicht zuletzt unsere spirituelle Weiterentwicklung günstig beeinflussen können. Ich habe aus diesen Traditionen sehr viel gelernt, auch das fließt in meine Arbeit, meine eigene Praxis und am Rande in dieses Buch mit ein.

Die fernöstlichen traditionellen Wissenschaften betrachten den menschlichen Körper völlig anders, als es die westliche Medizin tut. Sie lokalisieren dort nicht nur all die offensichtlichen Objekte wie Muskelfasern, Knochen, Sehnen und Organe, sondern eine Vielzahl an Energielinien, energetischen Schichten und funktional sehr wichtigen Punkten. Einer davon befindet sich im oberen Teil des Kopfes: Sicher haben Sie schon vom Dritten Auge gehört, das sich zwischen den Augenbrauen befindet und für unsere Innenschau und die visionäre Kraft wesentlich ist. Wenn Sie von dort aus ein paar Zentimeter waagerecht nach innen gehen, kommen Sie an einen Punkt, der eine große Leere verkörpert. In ihn können Sie sich gewissermaßen immer dann zurückziehen, wenn Sie Abstand brauchen, wenn Sie neue Konzentration benötigen, und Sie können von dort aus auch Antworten auf alle möglichen Fragen bekommen. Wenn Sie mit diesem oder auch anderen verwandten Punkten arbeiten, ist der Atem ein wichtiger Begleiter.

Übung

Konzentriert und inspiriert

- Finden Sie eine bequeme und aufrechte Sitzhaltung und konzentrieren Sie sich dann auf einen Punkt in Ihrem Kopf: Gehen Sie in der Vorstellung von Ihrer Nasenwurzel, in der Mitte zwischen den Augenbrauen drei bis vier Zentimeter gerade nach innen in den Kopf hinein.

- Atmen Sie nun bewusst in diesem Punkt hinein, lassen Sie ihn größer werden und gehen Sie ganz in die Leere dort hinein. Sie werden bemerken, dass Sie dies schon wieder wacher und konzentrierter macht.

- Wenn Sie eine Frage haben, können Sie die jetzt stellen und beobachten, was in dieser Leere als Antwort auftaucht. Nehmen Sie es einfach wahr und machen Sie sich bei Bedarf am Ende der Übung ein paar Notizen dazu.

Konzentration ist eigentlich gar keine schwierige Sache. Allerdings sind heute die Ablenkungen so enorm, dass es immer mehr Menschen sehr schwerfällt, sich auf etwas zu konzentrieren und dabeizubleiben. Der Atem ist seit alters eine ganz wesentliche Hilfe bei Meditationen, beim Gebet, beim Kontemplieren und auch bei der alltäglichen Konzentration. Er ist immer da und eine Verbindung zwischen uns und der Außenwelt, mit der wir uns über den Atem austauschen.

Den Körper bewegen

Die meisten heute leben sehr bewegungsarm. Das hat vielfältige negative Auswirkungen und schränkt die Gesundheit stark ein. Wenn der Mensch aufhört, sich zu bewegen, wird er krank. In unserem Körper ist alles mit allem verbunden. Können sich beispielsweise die einzelnen Wirbel zueinander nicht mehr richtig bewegen, führt das nicht nur zu Haltungsfehlern und Rückenschmerzen, es hat auch einen Einfluss auf weiter entfernt liegende Muskeln und Gelenke, auf die Organe, auf das Drüsensystem und so weiter. Das Bewusstsein, dass der Körper regelmäßig sinnvoll bewegt werden muss, müsste eigentlich eine Selbstverständlichkeit sein. Offensichtlich ist es das aber nicht mehr, und so liegt es an jedem selbst, sich tägliche Bewegung wieder zu einem Bedürfnis werden zu lassen.

Als Kinder hatten wir dieses Bedürfnis ganz automatisch. Das war ganz sicher nicht nur bei mir und meinen Geschwistern der Fall, es gehört auch zu modernen Stadtkindern. Nur muss es bei ihnen heute regelrecht gefördert und darf eben nicht unterdrückt werden. In meiner Kindheit gab es so viel Freude am Körperlichen. Natürlich haben wir den ganzen Tag, sommers wie winters, mitarbeiten müssen. Und wie das in der Landwirtschaft so üblich war, war es schwere körperliche Arbeit. Von früh bis spät waren wir auf den Beinen und packten zu. Am Sonntag dann war es das Größte für uns, ganz früh aufzustehen – wer wie ich Tiere zu versorgen hatte, tat das natürlich auch an diesem freien Tag – und dann ging es hinauf auf den Berg. Wir hatten nicht das Gefühl, den Körper am Sonntag ruhen lassen zu wollen. Wir wollten wandern und die Bergwelt ganz ohne Arbeit, aber nicht weniger aktiv erleben. An so einem Bergsonntag sind wir meist schon gegen vier Uhr morgens losgegangen. Es war erst einmal eine ziemlich lange Strecke zu bewältigen, bis wir überhaupt am Fuß des Berges, den wir besteigen wollten, ankamen, also dort gewissermaßen, wo heute der Parkplatz ist. Dann ging es hinauf, später wieder abwärts und den ganzen Weg zurück nach Hause.

Besonders schön war es, als es später etwas weiter unten im Tal den Zoggler-Stausee gab. Dann sind wir oft am Sonntag oder auch in der Woche über die Mittagszeit dort hin zum Schwimmen gegangen. Mein Vater rief, dass es losgeht, und wir kamen alle jubelnd mit. Wir marschierten die paar Kilometer nach unten und kamen zum See. Anfangs war das eine echte Attraktion! Schließlich kannten wir fast ausschließlich unser Tal, die Hänge, die Felder, den Wald, den Bach und die Berge. Und nun ein so großer See! Schwimmen konnten wir natürlich anfangs alle nicht. Aber unser Vater konnte es uns zeigen und bald hatten wir es gelernt. Ich weiß noch – ich war damals etwa zwölf –, wie begeistert ich vom Schwimmen war. Sogar zu Hause in der Küche probierte ich die Bewegungen aus. Mit den Armen war das natürlich kein Problem. Aber ich schmiss vor Übermut auch die Beine hinten hoch und landete unsanft auf dem Boden. Ich glaube, ich habe mir dabei sogar den Fuß verstaucht. Aber Verletzungen gehören eben ab und an zum Leben. Es war keine große Sache.

Nach dem Schwimmen liefen wir wieder zurück zum Hof und meist ging dann die Arbeit weiter. Bewegung, Aktivität,

Sport, das war für uns vollkommen selbstverständlich und das ist es für mich bis heute. Aber mir ist auch klar, dass man niemanden dazu überreden kann. Die Einsicht, wie wichtig physische Aktivitäten sind, muss bei jedem selbst irgendwann kommen, wenn er sie sich aus der frühen Kindheit nicht erhalten konnte.

Mein wertvollster Jungbrunnen: die Fünf Tibeter®

Bei mir persönlich wurde die Lust an der Bewegung in jungen Jahren extrem eingeschränkt. Wie ich schon beschrieben hatte, erkrankte ich mit etwa neunzehn so schwer, dass ich ans Bett gefesselt war. Zum Glück konnte mir mit alten Heilweisen aus der Natur geholfen werden. Doch noch mit Mitte zwanzig hatte ich starke Beschwerden – und da kam das Buch über die Fünf Tibeter® zu mir, fünf eigentlich ganz einfache Übungen, die man wie ein Ritual nacheinander übt, am besten jeweils einundzwanzigmal. Ein bisschen wie Yoga, aber viel intensiver. Ich ergriff die Chance und übte die ganze Nacht lang. Unter großen Schmerzen machte ich die Bewegungen wieder und wieder, ich ahnte, dass sie mir guttun würden. Ich weiß noch, wie ich dabei mehrfach dachte: Rücken, entweder brichst du jetzt oder ich werde gesund. Und ich wurde gesund. Es war wie ein Wunder. Ich war bald wieder auf den Beinen.

Ein großes Geschenk

Das liegt nun fünfunddreißig Jahre zurück und ich habe bis heute nie wieder auch nur einen einzigen Tag im Bett verbringen müssen. Die Fünf Tibeter® praktiziere ich seither täglich, ich gebe sie seit dreißig Jahren auch an andere weiter und bilde Lehrer in dieser Methode aus. Für mich war die Begegnung mit diesen Übungen der Beginn eines neuen Lebens.

Auch bei den vielen, vielen Schülern, denen ich die Fünf Tibeter® bisher nahegebracht habe, konnte ich großartige Veränderungen bemerken. Diejenigen, die die Disziplin aufbrachten, dranzubleiben, erlebten eine deutlich verbesserte Gesundheit und eine zunehmende innere Ausgeglichenheit. Man muss es sich selbst wert sein, man muss diese Zeit und den kleinen Aufwand seiner Gesundheit zuliebe investieren. Die gesundheitlichen Vorteile sind wirklich enorm und gehen weit über das allgemein verbesserte Wohlbefinden hinaus, das jeder sehr schnell spüren kann, wenn er die Tibeter praktiziert.

Außerdem dürften sie der beste Ausgleich zu wirklich jeder Sportart sein. Denn egal welchen Sport wir betreiben, es braucht einen Ausgleich, damit sich bestimmte Muskeln oder Sehnen nicht verkürzen, andere verkümmern oder wir anderweitig unausgewogen über- beziehungsweise unterbelastet sind. Diese fünf Riten, wie sie auch genannt werden, sind als harmonisierende, dehnende und stärkende Ergänzung ideal – zum Sport jeder Art und zum Alltag natürlich auch. Alle Gelenke, Sehnen, Muskeln, ja sogar Organe und Gewebe des Körpers werden durch diese Übungen aktiviert. Sie regen das Nervensystem ebenso wie den Kreislauf, den Blutdruck und das Drüsensystem an. Wer sie mit allen Sinnen praktiziert, kann hinterher stets einen enormen Unterschied in seinem Körpergefühl und seiner Vitalität und Energie spüren. Nach meiner – und nicht nur meiner – Erfahrung sind diese speziellen Übungen sehr viel effektiver als andere fernöstliche Techniken wie auch beispielsweise das Yoga. Es gibt eine Verwandtschaft, aber wer eine halbe Stunde lang Yoga praktiziert, wird keinen so großartigen Effekt erleben, wie er es tut, wenn er die Fünf Tibeter® übt. Für mich sind sie einfach großartig und unersetzlich. Sie sind das größte Geschenk, das ich jemals erhalten habe.

Achtsam und bewusst atmen

Der Effekt der Fünf Tibeter® entsteht nicht durch das bloße Bewegen des Körpers. Er ist kein Automatismus, sondern entwickelt sich durch die Achtsamkeit, durch das bewusste Bewegen und das bewusste Atmen bei den Bewegungen. Anfangs mögen sie vielleicht sehr anstrengend sein, aber man merkt spätestens nach ein paar Malen, wie viel gelenkiger, gesünder und stärker der Körper wird. Krankheit ist letztlich nichts anderes als ein Energieverlust an einer bestimmten Stelle oder auf einer bestimmten Ebene. Durch die Fünf Tibeter® steigt der Energielevel, fehlende Energie wird ausgeglichen und alles kann wieder in die natürliche Ordnung kommen. So ist man bestens gerüstet und gestärkt für das, was im Leben ansteht.

Morgens sind diese fünf Übungen am wirksamsten. Der Körper wird geschmeidig und es entsteht eine innere Ruhe, die den ganzen Tag über bleibt. Dann mögen andere mit uns schimpfen, uns kritisieren oder irgendwie anders belasten, es macht uns nichts, wir bleiben bei uns und überstehen Schwierigkeiten viel besser.

Natürlich entfalten die Tibeter auch abends ihren Nutzen. Jeder muss diese oder andere Übungen so in seinen Tag einbauen, wie es für ihn am besten passt. Wer morgens schwer in Gang kommt und wenig Zeit hat und sich dann zwingen würde, es zu tun, der würde die Übungen wahrscheinlich einfach nur schnell durchziehen und hätte damit kaum einen positiven Effekt. Für ihn ist es besser, abends zu üben. Auch das kann beruhigen und stärken und ein guter Tagesabschluss sein.

Ebenso muss natürlich jeder für sich selbst entscheiden, was sein Körper verträgt. Empfohlen wird, jede Einzelne der fünf Übungen einundzwanzigmal zu praktizieren – das bringt die höchste Energie, den stärksten Effekt. Mehr bringt dann auch nicht mehr, einundzwanzig Wiederholungen sind perfekt. Anfangs aber werden sie kaum jemandem möglich sein, nicht einmal gut trainierten Sportlern. Das weiß ich aus meiner Erfahrung als Trainerin für die Fünf Tibeter® mittlerweile sehr gut. So muss jeder mit der Anzahl beginnen, die ihm guttut. Die achtsame, sehr bewusste Ausführung, langsam und gleichmäßig, tief atmend, ist das Wesentliche.

Wenn Sie sich für diese Übungen interessieren: Es gibt gute Literatur dazu und ich selbst habe eine DVD produziert, auf der ich die fünf »Rituale« vormache und detaillierte Informationen dazu gebe (siehe Anhang am Buchende).

Der Körper braucht Bewegung

Es ist ganz natürlich, dass wir alle jeden Tag um einen Tag älter werden. Es ist aber nicht natürlich, wenn wir uns jeden Tag einen Tag schlechter fühlen. Das ist von der Natur ganz und gar nicht so gedacht. Es sind vor allem die Gedankenmuster, die uns sagen, dass es ab vierzig und erst recht ab sechzig bergab gehen muss. Älter werden wir, das ist unumgänglich. Aber es kann uns auf eine stets neue, veränderte Weise immer gut gehen.

Vor allem ein ausreichendes Maß an Bewegung ist dafür wichtig. Sicher ist es etwas gemein, dass man in jungen Jahren sowieso fit, stark und beweglich ist, ohne viel dafür tun zu müssen. Man ist noch frisch und hat in dieser Zeit auch den stärksten Bewegungsdrang. Wenn ich mir überlege, wie viel körperliche Aktivität ich auf dem Hof tagtäglich hatte und wie viel intensiven Sport ich zusätzlich betrieben habe! Das würde ich heute nicht mehr schaffen und das muss ich ja auch nicht. In der Jugend will man wissen, was man alles zuwege bringen kann. Man will sich richtig auspowern, und das am besten täglich. Irgendwann merkt man, dass man nicht alles können muss und dass man vielleicht schon ausreichend Dinge probiert und sich bewiesen hat.

Der Bewegungsdrang lässt mit den Jahren nach und die meisten werden dann unbeweglicher, versteifen sich und die Muskelmasse nimmt ab. Doch diese Prozesse lassen sich durchaus aufhalten und auch umkehren. Viele begeistern sich jetzt für fernöstliche Techniken, Yoga vor allem, da sie den Körper fordern, aber nicht so stark wie der übliche Sport. Und sie wirken auf mehreren Ebenen als nur der des Bewegungsapparates – ebenso wie die Fünf Tibeter®.

Egal von welchem Level aus Sie starten, wenn Sie beginnen, täglich ein paar Übungen – ganz gleich ob Yoga, Fünf Tibeter® oder etwas anderes – zu machen oder auch den Kreislauf in Schwung zu bringen: Sie werden sich sofort oder spätestens nach ein paar Tagen sehr viel besser fühlen. Und das gibt den Ansporn dranzubleiben.

Den Körper nach dem Sport energetisieren

Bei jeder Art von Sport gibt der Körper Energie ab. Deswegen braucht es einen Ausgleich, um die Reserven wieder zu füllen. Früher war das ein ausgewogener Tagesablauf mit intensiven Ruhephasen. Im Yoga ist es die Endentspannung, Shavasana, die auf die körperlich fordernden Übungen folgt.

Etwas Ähnliches sollte man auch nach einer intensiven Sporteinheit machen – ob nach dem Skilanglauf, einer Stunde im Fitnessstudio oder nach dem Joggen. Es braucht nichts weiter, als sich für etwa zehn Minuten ruhig hinzusetzen, langsam und tief zu atmen und sich dabei vielleicht noch vorzustellen, wie sich alle Zellen des Körpers wieder mit Energie aufladen. Die können Sie beispielsweise als Licht vor sich sehen. Mit diesem Ausgleichsprogramm werden Sie viel mehr von Ihrem Sport haben, er wird Sie dann wirklich vital halten, ohne Ihnen Kraft zu rauben. Die Kombination von Bewegung, Atem und Bewusstsein macht es aus.

Eine gute Ernährung als Basis

Das gute, reichliche Essen auf einem Bauernhof, das ist schon etwas besonders Schönes. In unserer Familie gab es wirklich, so wie ich es erinnere, einen geradezu paradiesischen Überfluss. Obst und Gemüse, Kräuter, Getreide, Eier, Milchprodukte, Fleisch und Speck – von allem gab es mehr als ausreichend und zu allem hatte jeder von uns einen ganz direkten Bezug. Beinahe alles, was bei uns auf den Tisch kam, hatten wir selbst angebaut. Wir hatten es wachsen sehen, gepflegt, geerntet und verarbeitet. Zu den Mahlzeiten saßen wir in der großen Runde zusammen, es wurde ein Tischgebet gesprochen, in dem für die reiche Nahrung gedankt wurde. Ein kurzes Innehalten und dann begann jeder zu essen.

Meist stand ein großer Topf oder auch mehrere in der Mitte des Tisches und jeder konnte sich auf seinen Teller das schöpfen, was er gern essen wollte. Das haben auch wir Kinder von Anfang an selbst gemacht, je nach Geschmack und Hunger. Was wir uns auf den Teller luden, das allerdings mussten wir dann auch aufessen. Wie viel das war und was wir nahmen und was wir wegließen, das war völlig uns überlassen. Einige meiner Geschwister meinen heute, dass es täglich Fleisch gegeben habe, ich aber kann mich nicht erinnern, es überhaupt gegessen zu haben. Sicherlich habe ich es mir einfach nicht genommen, sondern nur die Soße auf meinen Teller geschöpft. Einfach weil ich es nicht anders wollte.

Heute so essen wie damals?

Die Ernährungsgewohnheiten und das Angebot an Nahrungsmitteln – ich glaube, nichts hat sich in den letzten Jahrzehnten so sehr geändert wie dies. Wurde früher noch alles selbst gemacht, ernähren sich viele heute von Fast Food und vorgefertigter Industrienahrung. In den letzten Jahren hat sich gezeigt, welche gesundheitlichen Beeinträchtigungen eine solche Ernährungsweise mit sich bringt. Daher achten immer mehr Menschen auf eine ganz neue Weise darauf, was und wie sie essen. Ich hoffe, Sie gehören zu diesen bewussteren Gestaltern Ihres Speiseplans. Denn die tägliche Nahrung kann Gift sein, aber auch Medizin.

In meiner Ausbildung zur Köchin lernte ich sehr viel über Nährwerte, wie sie der Körper braucht und worin sie enthalten sind. Für dieses Wissen bin ich bis heute sehr dankbar. Vor allem wurde mir damals schon klar, dass es ja keinen Sinn haben kann, Dinge zu essen, die kaum Nährstoffe für den Körper enthalten. So war ich schon in recht jungen Jahren an einer gesunden Ernährung interessiert und durfte mich auch in Restaurants, in denen ich arbeitete, an einer gesunden Küche – ein völliges Novum damals – erproben. Vieles habe ich mir selbst angeeignet, vor allem das Vegetarische. Das konnte man damals nirgends lernen.

Die Abwechslung auf dem Speiseplan ist etwas sehr Wichtiges. Denn nur so erhält der Organismus über einen längeren Zeitraum alles, was er braucht. Das Erstaunliche ist, dass die

Menschen früher eigentlich viel abwechslungsreicher gegessen haben als die meisten heute. Auf den ersten Blick unglaublich! Doch wenn man sich überlegt, dass heute täglich mehrfach Weizen gegessen wird, dazu sehr viel Zucker und Salz, viele Milchprodukte und Fleisch und gerade in Italien ein riesiges Übermaß an Tomaten. Wir hätten heute die Möglichkeit, so abwechslungsreich zu essen, wie das wahrscheinlich noch niemals auf der Erde möglich war. Aber sehr viele Menschen nutzen das gar nicht. In meiner Familie gab es auch ab und zu Weizen, aber bei Weitem nicht jeden Tag. Breigerichte oder Brot waren immer wieder aus unterschiedlichen Getreiden, außerdem gab es häufig Mais. Es wurde viel abgewechselt. Wir bauten selbst Weizen, Roggen, Gerste und Hafer an und auch Buchweizen, Dinkel und Mais probierten wir aus.

Die Zeiten sind andere

Nicht wenige meinen heute, dass es richtig und gesund wäre, genauso zu essen wie früher. Ich finde das hingegen nicht sinnvoll. Zum einen ist es gar nicht möglich, die Zeiten und äußeren Bedingungen haben sich stark verändert. Nur ein Beispiel dazu: Früher hat man regelmäßig einen Brei gegessen, der bei uns Mus hieß, er wurde mit Milch gekocht, in die bei uns Maisgrieß, sehr oft aber Weizenschrot kam. Mais ist auch heute noch gut, aber Milch und Weizen vertragen die meisten gar nicht mehr. Sie merken es vielleicht nicht selbst, weil sie keine Allergie darauf haben. Der Darm aber kann es dennoch nicht wirklich verarbeiten und alle möglichen schleichenden Beschwerden sind die Folge. Das gilt vor allem für die Milch, zunehmend aber auch für den Weizen. Wir haben es hier einfach übertrieben. Prüfen Sie einmal, wie viele Mahlzeiten bei Ihnen Weizen enthalten. Bei einem Großteil der Menschen sind es hundert Prozent. Solche Veränderungen sind ein Grund dafür, warum wir heute nicht mehr so essen können wie die Menschen vor fünfzig oder hundert Jahren.

Zum anderen kann man nicht einen Lebensbereich herausnehmen und komplett von allen anderen isolieren. Wer heute so essen möchte wie beispielsweise meine Vorfahren, der müsste auch so leben wie sie. Er müsste sehr viel und schwer körperlich arbeiten, dürfte sich nicht stressen lassen und keinen Ängsten nachgehen, zugleich müsste er für ausreichend Ruhe sorgen, für eine innige und mehrmals täglich erneuerte Verbindung zum Göttlichen. Er müsste ohne Strom leben und damit sehr ruhige lange Abende »aushalten«. Und er würde ganz im Rhythmus der Natur – über den Tag genau so wie über das Jahr – leben.

Vor allem aber müsste er all seine Nahrung selbst produzieren: Er dürfte weder die Felder chemisch düngen noch die Früchte und Gemüse spritzen. Seinen Tieren, die selbstverständlich nicht in Massen gehalten werden, dürfte er nur natürliches Futter geben, keinerlei Medikamente oder Hormone. Selbst wenn ein Mensch beziehungsweise eine Familie das alles hinbekommen und auf den ganzen modernen Rest verzichten würde – allein die Verschmutzung des Wassers in seinen Kreisläufen würde einen großen Unterschied ausmachen. Denn Schadstoffe, Medikamentenrückstände und Hormone sind dort längst angekommen und dem kann sich leider niemand entziehen.

Drei Grundregeln

Trotzdem sollte man natürlich, wenn man gesund sein möchte, auf eine sinnvolle Ernährung achten. Sie ist ganz zentral dafür. Aus meiner Erfahrung gibt es dafür ein paar wenige Grundregeln, mit denen wir der Ernährungsweise früherer bäuerlicher Generationen vielleicht am nächsten kommen:

- Das beste Essen ist das, was in der eigenen Umgebung gerade wächst. Schauen Sie raus: Was gibt die Natur gerade her? Was könnte noch im Keller lagern, wenn ich es dort im Herbst eingebracht hätte?
- Je weniger belastet die Nahrungsmittel sind, desto besser. Das heißt: Zu regional und saisonal kommt noch biologisch angebaut hinzu.
- Je weniger verarbeitet die Grundnahrungsmittel sind, desto gesünder und besser bekömmlich sind sie.

Der Blick in die Natur kann wirklich, so simpel das klingt, immer wieder helfen. In meinen Seminaren sage ich gern: Schaut raus, ihr werdet keine Spaghetti an den Bäumen und keine Pizza im Gemüsebeet finden. Selbst wenn viele der heute so typischen Speisen an sich gesundes Getreide enthalten, so ist es in ihnen sehr stark verarbeitet und die Gerichte dienen ganz allein der Sättigung und dem Geschmackserlebnis. Am Ende sind sie nur Dickmacher und verschlacken den Darm, der bald kaum noch Nährstoffe aufnehmen kann.

Das große Thema Milchprodukte

Milchkühe gehörten zu allen Zeiten ganz selbstverständlich zu unserem Hof. Mein ältester Bruder, der dort bis heute wirtschaftet, hat noch immer welche. So war die Milch und alles, was wir daraus hergestellt haben, immer ein grundlegender Teil unserer Ernährung in der Familie. Morgens zum Frühstück gab es oft in Milch gekochten Maisbrei, Polenta – wobei meine

Mutter bereits zur Hälfte Wasser und nur zur Hälfte Milch dafür genommen hat. Aber es gehörte dazu, als Mahlzeit mal einen halben Liter Milch zu sich zu nehmen, und Butter und Käse waren Alltag.

Die Qualität der Milch allerdings war eine gänzlich andere als die, die heute verkauft wird. Allein schon die Haltung und Fütterung der Tiere war völlig anders: All die Zusatzstoffe, die sie heute bekommen, das Soja, die ganzen Medikamente, teilweise sogar Schlachtabfälle – das war früher undenkbar. Und natürlich tut es weder den Tieren gut noch den Menschen, die deren Produkte zu sich nehmen, und auch der Umwelt, insbesondere dem Wasserkreislauf schadet es enorm. Die Milch selbst heute darf nur in den Handel kommen, wenn sie keimfrei gemacht und somit alles an ihr abgetötet worden ist. Ganz gleich, ob Sie biologisch erzeugte und nicht homogenisierte Frischmilch kaufen – es ist niemals Rohmilch, die nicht verkauft werden darf. Wir aber hatten damals natürlich immer die frische, unbehandelte und lebendige Milch. Ich weiß von Studien, die gezeigt haben, dass Kälber nach spätestens drei Wochen sterben, wenn sie ausschließlich mit der Kuhmilch ernährt werden, die es für uns Menschen im Handel gibt, selbst wenn es die (weiterverarbeitete) Milch der eigenen Mutter wäre. Mehr muss dazu eigentlich nicht gesagt werden.

Die Vergleiche mit früheren Zeiten sind im Lebensmittelbereich sehr schwierig. Wenn wir wirklich so essen wollten wie früher, dann gäbe und bräuchte es keinen einzigen Supermarkt, keine einzige Fast-Food-Kette und wahrscheinlich auch deutlich weniger Apotheken. Letztlich geht Entwicklung aber immer nach vorn. Daher scheint es mir sinnvoll, mit dem zu gehen, was heute ist, all die positiven Möglichkeiten zu nutzen, sich dabei aber durchaus am Alten zu orientieren. Von beiden Epochen das Beste. Das heißt allerdings in Sachen Milch: Die kann heute nicht mehr befürwortet werden. Außer man hat eigene Kühe.

Bei uns gab es früher auch viel die Dickmilch. Wurde abends gekocht, stellte man danach die frische, rohe Milch an den Herd – und am nächsten Morgen war sie zu Dickmilch geworden. Die wurde dann mit dem Löffel gegessen. Überhaupt wurde früher keine Milch getrunken, sie wurde gegessen, also gelöffelt, gut eingespeichelt, langsam aufgenommen. Es war eine Mahlzeit, und das ist Milch von den Nährstoffen her ja tatsächlich. Es ist kein Getränk, wie auch heutige Ernährungswissenschaftler immer wieder betonen.

Für viele nicht verträglich

Ich selbst merkte als Teenager, dass es mir von der Milch sehr schlecht ging – selbst von der wirklich guten, einwandfreien Milch bei uns von meinen geliebten Kühen. Immer wenn ich wieder ein Glas davon getrunken hatte, war ich etwas schlapp und fühlte mich verschnupft. Wenn ich die Milch dann wegließ, ging es mir immer sehr schnell wieder besser. Heute ist es ein großes Thema geworden: Immer mehr Menschen merken, dass sie laktoseintolerant sind, aber auch die laktosefrei angebotene Milch ihnen nicht guttut. Ich würde heute niemandem empfehlen, Milch und Milchprodukte zu sich zu nehmen und erst recht nicht in den meist üblichen Mengen. Dass sie den Körper verschleimen und verschlacken, ist in der Naturheilkunde unbestritten.

Es ist eine ganz einfache Regel für viele Dinge im Leben: Schauen Sie, wie die Natur es macht. In der Natur gibt es nicht nur keine homogenisierte oder ultrahocherhitzte Milch, es gibt auch kein erwachsenes Tier, das Milch trinkt, und erst recht nicht die Milch einer anderen Tierart. Das machen nur wir Menschen, und es ist mittlerweile offensichtlich, dass es uns nicht so gut bekommt.

Was ist mit dem Kalzium?

Sehr hartnäckig hält sich die Idee, dass wir die Milch für das Kalzium und damit für unsere Knochen und Zähne brauchen. Es ist aber längst erwiesen, dass der Körper diese Art Kalzium gar nicht aufnehmen kann, sondern für die Verarbeitung von Milchprodukten sogar Mineralien aus den Knochen lösen muss. Ebenso problematisch sind chemische Kalziumzusätze, die die natürlichen Abläufe im Körper blockieren und uns damit auch eher schaden als nützen.

Sinnvolle Kalziumquellen stellt uns die Natur ausreichend zur Verfügung. Gute Quellen sind Salate, grüne Blattgemüse und Hirse. Wer davon reichlich ist, tut das Beste für seinen Knochenapparat. Hirse beispielsweise können Sie als Hirsemehl in viele Gerichte einbinden. Oder Sie geben einen Esslöffel von diesem Mehl in ein Glas Wasser, lassen das drei bis vier Stunden stehen, rühren es auf und trinken es. Vielleicht fügen Sie direkt vor dem Trinken noch einen Löffel Gerstengraspulver für das Chlorophyll dazu und Sie sind bestens versorgt.

Früher haben wir weiße Eierschalen im auskühlenden Ofen trocknen lassen, dann fein gemörsert und als Pulver übers Essen gegeben. Vor allem für Kinder ist das heute noch gut. Das folgende Rezept dagegen ist nur für Erwachsene geeignet: Sechs weiße Bioeier werden gut gewaschen und in ein Glas gegeben, das mit Zitronensaft so weit aufgefüllt wird, dass die Eier bedeckt sind. Das Gefäß stellt man nun abgedeckt für sieben Tage in den Kühlschrank, während die Zitrone die Eierschalen auflöst. Anschließend gießt man die Flüssigkeit durch ein Sieb, in dem nur noch die feinen Zwischenhäute der Eier hängen bleiben. Den Rest verrührt man mit etwa 100 Gramm Rohrohrzucker oder Mascobado, mit 100 Gramm Honig und einem Viertelliter Cognac. Im Kühlschrank aufbewahren und täglich ein Schnapsglas voll davon als Knochenstärker trinken.

Das große Thema Fleisch

Fleisch ist ein viel diskutiertes Thema heute und immer mehr Menschen verabschieden sich vom Fleischkonsum. Noch vor fünfzehn Jahren war man als Vegetarier ein völliger Exot, heute ist es fast schon normal, Veganer zu sein, also nicht nur auf die Produkte getöteter Tiere zu verzichten, sondern auch auf Milch, Milchprodukte und Eier, bei manchen sogar Honig.

Viele, die an ihrer Vorliebe für Fleisch festhalten, kommen mit dem Argument, dass doch gerade die Leute früher Fleisch gegessen hätten, und das sogar täglich. Sie scheinen den Eindruck zu haben, dass sich frühere Bauern fast nur von Fleisch und Milch ernährt hätten – was absolut nicht stimmt. Die allermeisten von ihnen haben von Zeit zu Zeit eines ihrer Tiere geschlachtet und verarbeitet. Aber in solchen Mengen, am besten dreimal täglich, wurden Fleisch und Wurst keinesfalls gegessen. Natürlich gab es damals Zeiten, wo kaum pflanzliche Nahrung da war, dann hat man sich stärker vom Fleisch ernährt, das man sich einfach aus dem Stall holen konnte. Oder man hatte bei den letzten Schlachtungen Würste geräuchert oder in Gläsern eingemacht, die im Keller warteten. Heute aber stehen uns ganzjährig Gemüse, Obst und andere pflanzliche Produkte in Hülle und Fülle zur Verfügung.

Hinzu kommt, wieder einmal, dass man beide Lebensweisen, die damalige und die heutige, einfach nicht direkt miteinander vergleichen kann. Damalige Bauern, ebenso wie Handwerker oder andere Berufsgruppen, hatten eine solch intensive körperliche Ausarbeitung, dass sie eine andere Ernährung brauchten als die allermeisten heute. Da sie zugleich nicht diesen Stress hatten, dem wir heute beinahe dauerhaft unterliegen, hatte ihr Körper eine deutlich höhere Fähigkeit, tierisches Eiweiß überhaupt richtig zu verstoffwechseln. Das nämlich gelingt weder unter Stress noch wenn der Körper nicht vollständig gesund und ausgeglichen ist. Wir können Fleisch nicht wirklich gut verarbeiten. Es hinterlässt immer jede Menge Rückstände, Schlacken und Säuren im Körper. Weiter kommt hinzu, dass es heute kaum noch gesundes Fleisch zu kaufen gibt, aus der konventionellen Massentierhaltung mit all den Gaben an genmanipuliertem Kraftfutter, an Medikamenten, Antibiotika und Hormonen schon gar nicht. Auch das war bei unseren Vorfahren natürlich anders.

Ich hatte schon davon gesprochen, dass wir uns kollektiv immer mehr verfeinern. Dazu passt sehr gut, dass selbst unter Ärzten und Ernährungswissenschaftlern, vor allem aber unter jungen Leuten der Fleischkonsum stark infrage gestellt wird. Vielleicht können Sie das spüren: Nach einer Fleischmahlzeit fühlen Sie sich sehr viel schwerer als nach einer Gemüsemahlzeit. Das liegt natürlich daran, dass Ihr Körper bei der Verarbeitung von tierischem Eiweiß einen echten Kraftakt leisten muss, der Sie Energie kostet. Aber schon die Vorstellung von einem Steak auf der einen und einer Karotte auf der anderen Seite zeigt, dass das Fleisch sehr viel gröber ist.

Nicht umsonst wird manchmal Menschen, die keine Erdung haben und nur so herumzuschweben scheinen, geraten, ab und zu Fleisch zu essen – was ich selbst allerdings nicht empfehlen würde. Man kann sich mit pflanzlicher Nahrung, mit Kartoffeln, Wurzelgemüse und gutem Getreide sehr gut erden. Außerdem helfen Atemübungen und körperliche Betätigung, auch

Tai-Chi oder Yoga. Aber diese allgemeine Empfehlung macht deutlich, dass wir durchaus wissen, wie unterschiedlich die Lebensmittel wirken.

Was tut dem Körper gut?

Immer mehr Menschen heute sind sich darüber bewusst, dass sie auch in der Ernährung etwas ändern müssen. Diese Änderungen sollten allerdings sehr tief gehen, damit sich wirklich Gesundheit einstellen kann. Auch wenn hierbei natürlich alles mit einzelnen kleinen Schritten passieren kann, muss ich das so drastisch sagen. Wir sind in den letzten Jahrzehnten in eine derart ungünstige Ernährungsweise hineingerutscht, dass der Weg zurück zu etwas Gesundem nicht übers Wochenende geschafft werden kann.

Wenn ich mir überlege, wie sehr noch in meiner Kindheit darauf geachtet wurde, dass es den Böden, den Pflanzen und den Tieren gut geht, dass sie gesund sind! Die Tiere bekamen ganz selbstverständlich nur das beste Futter. Natursalz oder Melasse, von solchen Produkten bekamen sie das Gleiche wie wir Menschen. Oder es war sogar umgekehrt, wie es mir bei der Melasse scheint: Da durften wir Kinder ab und an von dem kosten, was eigentlich für die Tiere gedacht war.

Niemand wäre auf die Idee gekommen, die Tiere mit höchst fragwürdigem Kraftfutter zu mästen, nur um den Profit zu steigern. Eine solche Denkweise gab es einfach nicht, genauso wenig beim Anbau von Getreide oder Gemüse. Wie kurzsichtig die alleinige Orientierung auf Wachstum und Profit ist, das sehen wir heute an den vielfältigen Umweltzerstörungen und dem immer schlechteren Gesundheitszustand vieler Menschen.

Bei gesundheitsbewussteren Leuten beobachte ich eine große Verunsicherung: Was ist denn nun richtig? Deswegen gebe ich Ihnen hier einige Anregungen aus meiner Erfahrung. Gleich vorweg: Sie haben nichts mit Nahrungsmittelanalysen zu tun, die uns vorschreiben, wie viel Milligramm wovon wir täglich brauchen. Das ist aus meiner Sicht vollkommen irrelevant, denn es kommt ja vor allem darauf an, wie viel wir über die Verdauung aufnehmen können. Menge und Masse ist selten das, was uns gesund sein lässt. Das sagt auch schon der alte Spruch: »Ein Drittel von dem, was du isst, braucht dein Körper. Die anderen zwei Drittel trägst du zum Doktor.«

Völliges Umlernen

Leider ist es heute eine Tatsache, dass uns die übliche Ernährung krank macht. Dass von Zivilisationskrankheiten die Rede ist, die die meisten Menschen irgendwann betreffen, liegt nicht nur, aber zu einem großen Teil an der Ernährung. Wer da für sich und seine Familie gegensteuern will, muss ganz grundsätzlich umlernen und umdenken. Ich verstehe gut, dass das viele abschreckt. Gleichzeitig aber ist es hier wie in jedem Bereich so, dass man mit einer kleinen Veränderung beginnen kann – zum Beispiel den Zucker weglassen –, und dann schaut man, wie es einem damit geht. Entwickelt es sich positiv, kann man den nächsten Schritt machen.

Es gibt eine solche Vielfalt an Obst und Gemüse, an gutem Getreide wie zum Beispiel Hirse, an Trockenfrüchten, Nüssen und wertvollen Ölen! Wenn man in deren Genuss kommen will, bleibt es nicht aus, selbst deutlich mehr zu kochen, als das die meisten heute tun. Aber der Großteil der Angebote in Restaurants, Kantinen und so weiter ist nun einmal nicht gesund. Und die zunehmende Zahl an Menschen, die bestimmte

Dinge nicht vertragen, kann dort sowieso kaum etwas essen. Spuren von Milchprodukten, Weizen, Soja, raffiniertem Salz und auch Zucker finden sich leider in fast allen Speisen, die man angeboten bekommt. Vielleicht schadet das nicht unmittelbar, aber wenn man sich jeden Tag etwas antut, was einem nicht bekommt, hat der Körper niemals Gelegenheit, sich zu regenerieren.

Früher war es, auf dem Land ebenso wie in der Stadt, ganz selbstverständlich, alle Mahlzeiten des Tages selbst zuzubereiten. Es gab einfach nichts anderes. Man ist nicht ständig in die paar Gasthäuser gegangen, um dort zu essen, oder nur ganz selten, weil man beispielsweise auf Reisen war. Es gab kein industriell gefertigtes Essen und auch keine Imbissbuden, keinen Pizzaservice und keine Fernsehwerbung für »kindergesunde« Schokolade. Führt man sich diese frühere Welt vor Augen, dann wirkt die Anregung gar nicht mehr so fremd, Obst, Gemüse, Kräuter und Getreide zu kaufen und alles selbst zu Hause zuzubereiten. Über Jahrhunderte war es das Normalste von der Welt, und erst seit ein oder zwei Jahrzehnten haben sich die Dinge so rasant verändert, dass es uns heute seltsam vorkommt.

Auch bei den Zubereitungsformen hat sich vieles eingebürgert, was absolut nicht gesund ist. So seltsam es erst einmal klingen mag: Ich rate davon ab, etwas zu braten, egal ob in Öl oder Butter. Derart stark erhitzte Öle machen den Körper krank. Sicher können Sie mal aus Geschmacksgründen eine Ausnahme machen, aber wer täglich Gebratenes isst, der tut sich nichts Gutes. Viel besser ist es, Gemüse roh oder gedünstet oder gedämpft zuzubereiten, eventuell auch auf dem Grill. Ein gutes kalt gepresstes Öl lässt sich dann am Ende draufgeben. Vor allem das Gehirn und die Blutgefäße werden sich bedanken.

Modeerscheinung Smoothie

Es begeisterte mich, dass heute immer mehr, insbesondere auch junge Leute vegetarisch und vegan essen. Viele experimentieren mit Rohkost – ein neues Gesundheitsbewusstsein wächst da heran. Gleichzeitig achten diese Menschen in ethischer Hinsicht auf das, was sie essen, das finde ich sehr schön.

Was mich allerdings befremdet, ist der Trend zu Säften und Smoothies. Gerade Letztere erleben seit einigen Jahren einen richtigen Boom. Meist werden dafür verschiedene Obstsorten, aber auch einige Gemüse und sehr viel Blattgrün mit etwas Wasser in einem Mixer bis ins Feinste zerkleinert und cremig gerührt. Es gibt Empfehlungen, ganze Mahlzeiten durch solche Mixgetränke zu ersetzen oder sogar Kuren damit zu machen. In den Rezepten liest man dann Zutaten wie: zwei Hand voll Brennnesselblätter, eine Hand voll vom Grün der Karotten und Ähnliches. Aus meiner Sicht ziemlich giftige Sachen, die wir keinesfalls in solchen Mengen essen sollten.

Aber auch wenn es um »harmlose« Petersilie oder die anderen, eher fruchtigen Zutaten geht: Es ist einfach viel zu viel, was man mit so einem Smoothie auf einmal zu sich nimmt. Probieren Sie mal, ein halbes Bund Petersilie auf einmal zu essen. Das wird Ihnen kaum gelingen und vor allem keine Freude machen. Den Verdauungsorganen geht es dann nicht anders, sie haben schwer zu kämpfen mit diesen – meist auch noch nur getrunkenen und nicht gekauten und eingespeichelten – Massen an frischen Zutaten. Beim Saft ist es ähnlich. Niemand wird fünf oder mehr Karotten auf einmal essen, ebenso wenig vier Orangen oder fünf Äpfel. In Saftform aber verleiben sich das viele innerhalb von Sekunden ein.

Aus meiner Sicht wäre es ein großer Gewinn, Säfte ebenso wie Smoothies wie eine Art Aperitif zu sich zu nehmen: ein kleines Gläschen, schluckweise langsam getrunken und dabei im Mund eingespeichelt, damit es auch gut verdaut werden kann. Nach einer halben Stunde kann dann etwas anderes gegessen werden. Auf diese Weise hätte man wirklich etwas von diesen Rezepturen. Auch bei der gesunden Ernährung herrscht oft der Glaube, dass viel viel helfe – das stimmt aber nicht. Außerdem ist es nicht sinnvoll, wild alles zu mischen. Das mag sehr fantasievoll sein und sicher auch lecker, aber wenn es vor allem um den Geschmack geht, bleiben viele gesundheitliche Belange unbedacht.

Krankmacher Zucker

Unter Ernährungsexperten ist mittlerweile unbestritten, wie sehr uns der Zucker schadet – er bringt insbesondere den Blutzuckerspiegel durcheinander und trägt maßgeblich zur inneren Unruhe vieler Menschen bei. Ich bin wirklich froh, dass es in meiner Kindheit keinen Zucker gab. Wir haben nur wenig gesüßt, sondern uns eher an Obst gehalten. Allerdings hatten wir die Melasse aus dem Zuckerrohr – ganz dunkel und dickflüssig, sehr süß und mit ein wenig Lakritzgeschmack. Das bekamen die Tiere und manchmal durften wir Kinder uns einen Schluck davon mit Wasser verdünnen. Das fanden wir natürlich sehr lecker und nebenbei enthielt es viel Eisen. Der raffinierte Zucker war in der ersten Zeit, als es ihn gab, extrem teuer. Ein Segen für die Ärmeren, die ihn sich nicht leisten konnten.

Es ist ähnlich wie beim Weißmehl: Insbesondere nach dem Krieg hatten die Menschen das Bedürfnis, sich etwas Gutes zu tun, feine Dinge zu backen, auch mal wieder etwas zu genießen. Damals ist sicher niemand davon ausgegangen, wie schädlich Auszugsmehle und weißer Zucker sind. Heute machen sie die Grundlage der Ernährung vieler Menschen aus. Wer keinen

Weizen mehr verträgt, der merkt erst, dass unsere gesamte Ernährungskultur auf Weizenweißmehl beruht. Letztlich ist die Unverträglichkeit aber ein Segen, da man gezwungen ist, sich bessere Alternativen zu suchen.

Viele meinen, dass sie vor allem auf leckere süße Dinge verzichten müssten, wenn sie sich gesund ernähren. Aber das stimmt nicht. Um das zu beweisen, biete ich in der Adventszeit häufig einen Kurs an, bei dem wir Weihnachtsnaschereien herstellen – ohne Mehl, ohne Eier, ohne Zucker. Ich verwende dabei ausschließlich Trockenfrüchte, Nüsse und Gewürze, wie in den folgenden beiden Rezepten – und die Teilnehmer sind hellauf begeistert.

Dattel-Nuss-Ingwer-Konfekt

160 g Datteln
30 g getrocknete Weinbeeren
200 g Haselnüsse
10 g Ingwer
15 g Haferflocken
2 cl Likör nach Wunsch
1 bis 2 EL Honig nach Wunsch

Datteln, Weinbeeren, Nüsse und Ingwer klein hacken und mit den übrigen Zutaten vermischen.

Banane-Beeren-Nuss

100 g getrocknete Beeren
(Johannisbeeren, Preiselbeeren)
200 g getrocknete Banane
(keine Chips, sondern die weichen Trockenbananen)
40 g Walnüsse

40 g Kakaopulver (ohne Zusätze)
40 g Hirseflocken
40 g Mandelmus

Trockenobst und Nüsse zerkleinern und den Rest untermischen.

Die Masse können Sie bei beiden Rezepten ganz nach Wunsch weiter formen: als Rolle, die Sie in Scheiben schneiden, Sie können Plätzchen ausstechen oder Kugeln rollen, die Sie dann in Kokosraspeln oder Mandelblättchen wälzen. Wenn Sie die Stücke noch etwas trocknen lassen, kleben sie nicht und erinnern noch mehr an Gebäck. Sie lassen sich gut in Blechdosen mit Zwischenschichten aus Alufolie lagern.

Die Zutaten können Sie ganz nach Geschmack variieren: Datteln, Trockenpflaumen, getrocknete Aprikosen oder Ananas, dazu Kokosflocken oder Nüsse und Samen – alles ist möglich. Sie können sich sogar einen richtigen »Adernputzer« herstellen aus Datteln, Traubenkernmehl und Sultaninen. Die Trockenfrüchte sollten natürlich immer ungeschwefelt sein.

Gutes Salz

Salz ist für viele eine kaum beachtete Kleinigkeit. Aber wir nehmen es täglich mehrfach auf und deswegen sollte es von guter Qualität sein. Das heißt vor allem: nicht raffiniert und ohne Zusätze. Früher hatten wir für die Kühe ebenso wie für uns immer ein Natursalz, entweder ein Steinsalz oder ein eher gräulich aussehendes Meersalz. Das lässt sich in einer Mühle – ähnlich beim Pfeffer – fein mahlen, sobald es gebraucht wird.

Oder Sie stellen eine Sole her: Dafür geben Sie einen Salzstein, heute meist als Himalajasalz verkauft, in ein Glas und füllen es mit Wasser auf. Das Salz löst sich dann so weit auf, dass eine gesättigte Lösung entsteht, die 26 Prozent Salz enthält. In dem Glas sollten immer Flüssigkeit und fester Stein zu sehen sein, dann stimmt das Verhältnis. Geben Sie einen Deckel, der nicht aus Metall ist, auf das Glas und nutzen Sie die Sole zum Würzen oder für Heilanwendungen, wie ich sie später im Kapitel »Heilerde und Sole für die Gesundheit« beschreibe.

»Wasser ist meine beste Medizin«

Dieser Satz stammt von meiner Mutter, die sich bei Beschwerden oft damit geholfen hat, nichts zu essen und gutes Wasser zu trinken. Wir hatten ja eine Quelle auf unserem Grund und damit das wirklich allerbeste, hochwertige Wasser. Leider hat selbst die Qualität von Quellwasser in den letzten Jahrzehnten deutlich abgenommen. Ich mache dort häufig meine Messungen und finde kaum noch unbelastetes Wasser, selbst in den Bergen nicht. Basisch ist das meiste Wasser auch nicht mehr, genau das aber wäre für die Gesundheit das Wichtigste. Deswegen ist es empfehlenswert, sich mit entsprechenden Wasserfiltersystemen auszustatten (Infos siehe Anhang).

Selbst bei etwas so vollkommen Natürlichem wie dem Trinken haben sich die Dinge auf eine Weise verändert, die uns schadet. Heute werden Kinder wie Erwachsene ständig ermahnt, sie sollten viel trinken. Kaum noch ein Kind läuft ohne Trinkflasche in die Schule. Warum aber geht man nicht einfach davon aus, dass jeder – ob Kind oder Erwachsener – schon trinken wird, wenn er Durst hat? Die natürlichen Bedürfnisse werden völlig ausgeklammert, als gäbe es sie nicht mehr. Und natürlich werden sie dadurch mit der Zeit auch wirklich immer schwächer. Warum soll es eine Literangabe geben, die für alle Menschen und an jedem Tag gleichermaßen gilt?

Als ich Kind war, gab es weder eine Aufforderung zum Trinken noch hatten wir ständig Trinkflaschen und dergleichen in der Hand. Wer Durst hatte, ging zum Wasserhahn oder zu einer Quelle. Vor allem aber wurde bei den Mahlzeiten nicht getrunken, das gab es nie. Und das aus gutem Grund: Nicht nur verdünnt ein Getränk zum Essen die Magensäure, es schwemmt auch viele Mineralien und Nährstoffe der gerade gegessenen Nahrung ganz schnell wieder aus dem Körper, bevor er sie hätte aufnehmen können. Trinken sollte man deswegen unbedingt mit einem zeitlichen Abstand zu den Mahlzeiten. Und immer in der Menge, die dem aktuellen Bedürfnis entspricht, nicht einer Zahl, die irgendjemand einmal ausgerechnet hat. An manchen Tagen werden Sie weniger brauchen, an anderen wieder mehr.

Den Körper entlasten

Die Körper der meisten Menschen heute sind völlig überlastet. Deswegen sind sie auch nicht mehr in der Lage, die Nährstoffe aus den ganz einfachen, gesunden Lebensmitteln aufzunehmen. Ein Apfel oder eine Rote Bete enthalten so ziemlich alles, was man braucht. Die Frage ist nur: Kann man es nutzen? Kann man es sich erschließen? Genau das klappt eben bei den meisten nicht mehr. Es kann aber wieder gelernt werden.

Reduziert und nicht alles durcheinander essen

Aus meiner Erfahrung ist es das Beste, um die Verdauung wieder auf volle Kraft zu bringen, dass man sehr reduziert isst. Nicht alles durcheinander, nicht alles auf einmal, sondern ganz einfache Dinge. Am besten den ganzen Tag über nur Äpfel oder nur Reis oder nur Rote Bete oder Karotten. Es erleichtert dem Körper enorm die Verdauungsarbeit: Er muss nicht sortieren, er muss vor allem gegen nichts ankämpfen, was ihm schaden würde und was er loswerden muss. Wenn Sie ab und an einen solchen Tag einlegen oder eine entsprechende Kur von mehreren Tagen machen, können Sie viel gewinnen.

Insbesondere Obst sollte immer nur allein gegessen werden, niemals gemischt. Es braucht nur eine halbe Stunde, bis es den Magen wieder verlässt – alles andere braucht deutlich länger. Deswegen vertragen sich keine Mischungen. Etwas Joghurt dazugeben, das würde funktionieren, er ist auch sehr schnell verdaut. Noch besser – wenn man denn Milchprodukte zu sich nehmen möchte – wäre die Sauermilch, auch Dickmilch genannt, wie sie die Bauern früher genommen haben. Die ist viel gesünder als Milch. Als Alternative ist auch Sojajoghurt geeignet. Aber das Beste bleibt: Obst pur.

Zum Abnehmen

Die Nahrungsmittelgruppen nicht so stark zu mischen, kann sehr schnell den Blutzuckerspiegel ausgleichen. Ich empfehle, bis zum Mittagessen nichts anderes als Obst zu sich zu nehmen. Einfach nur Obst, ohne irgendetwas anderes. Es muss auch nicht viel Obst sein, bewusst gekaut und genossen würde ein Apfel reichen. Auch zum Abnehmen ist das eine ideale Methode. Viele Naturheilkundler gehen davon aus, dass man damit sogar Diabetes lindern kann.

Fasten- und Entschlackungskuren

Die Ernährung insgesamt gesünder werden zu lassen, das kann ich nur jedem empfehlen. Zugleich ist es für jeden Menschen gut, sich ab und zu eine Entlastungskur zu gönnen – die berühmte Frühjahrskur beispielsweise. Das kann eine Fastenkur sein oder eine gemäßigtere Variante der inneren Reinigung.

Seit es Menschen gibt, fasten sie. In früheren Generationen hat man einfach nicht gegessen, wenn es einem nicht gut ging. Das machen sogar Babys so, wenn man es ihnen selbst überlässt, wann sie trinken wollen und wann nicht. Ist der Körper nicht mit der Verarbeitung von Nahrung beschäftigt, regeneriert er sich ganz schnell – das beweisen immer mehr Studien zum Fasten. Es gilt nicht umsonst als »Operation ohne Messer«.

Fast alle Religionen kennen Fastenzeiten, die allerdings heute nur noch stark verwässert eingehalten werden, zumindest vom Großteil der jeweiligen Anhänger. Das Fasten, in welcher Form auch immer, ist keine Selbstverständlichkeit mehr. Zum Glück aber entdecken immer mehr Menschen die gesundheitlichen Vorzüge. Der Körper freut sich, der Geist nicht weniger.

Wer nicht vollständig auf Nahrung verzichten möchte, kann sich dennoch etwas Gutes tun, indem er ein Basenfasten oder eine andere Form der Entlastungskur macht. Manche lassen während der traditionellen vierzig Tage von Aschermittwoch bis Ostern beispielsweise den Alkohol, das Weißmehl und/oder den Zucker weg, viele essen in dieser Zeit vegetarisch und vegan – das alles tut dem Körper sehr gut. So ähnlich wurde es traditionell auch gehandhabt: Bestimmte Dinge, vor allem Fleisch, waren in dieser Zeit einfach tabu.

Ein ganz wesentlicher Effekt von solchen Frühjahrskuren – die sich jederzeit ausführen lassen – ist die Entsäuerung. Heute ist eigentlich jeder Mensch stark übersäuert, außer vielleicht die langjährigen Veganer. Denn sie essen, wenn sie es denn gut machen, hauptsächlich basenbildende Lebensmittel wie Obst und Gemüse. Getreide hingegen, tierische Produkte, Fertigprodukte – fast alles, was heute üblicherweise gegessen wird, bildet im Körper Säuren, die ganz wesentlich an den meisten Krankheiten beteiligt sind. Ausreichend Bewegung an der frischen Luft, wie es die Bauern früher hatten, kann da schon einen Ausgleich schaffen. Eine basenreiche Ernährung aber und ab und zu mehrtägige Entlastungskuren gehören unbedingt dazu, wenn man gesund bleiben oder werden will. Ein extrem starker Säurebildner ist nämlich leider auch der Stress in all seinen unterschiedlichen Facetten.

Viele meinen ja, dass sie deswegen keine solche Kur, in welcher Form auch immer, durchhalten können, weil sie zu viele Gelüste haben. Das Interessante ist aber, dass nur ein übersäuerter Körper Gelüste hat, auf Süßes und auf andere ungesunde Dinge. Wenn Ihnen Ihre Gesundheit also lieb ist, geht es nicht anders, als dass Sie für einen Ausgleich der Säure-Basen-Balance sorgen, und dann sind Sie auch bald Ihre Gelüste los. Ein gesunder Körper mit einem intakten Verdauungssystem meldet Ihnen, was er wirklich braucht, und kann sich aus der angebotenen guten Nahrung das herausfiltern, was ihn vital und stark macht. Er schreit nicht nach Ungesundem.

Oftmals spielen auch psychologische Aspekte hinein, um die man sich aber gerade während einer Entsäuerungskur sehr gut kümmern kann, denn dann werden sie eher offensichtlich. Hinter einer Sucht nach Süßem steckt beispielsweise sehr häufig ein Hunger nach Liebe, nach der »Süße des Lebens«, die man aktuell vermisst oder die einem als Kind nicht so gegeben wurde, wie man es gebraucht oder sich gewünscht hätte. Nachspeisen, Kuchen, Torten, Schokolade und aller Zucker dieser Welt können diesen Hunger nicht stillen, machen uns aber in unserem verzweifelten Suchen krank. Weiß man um solche Zusammenhänge, kann man sich aktiv darum kümmern, sich jetzt als Erwachsenem das zu geben, was man braucht, insbesondere die liebevolle Zuwendung. So können Teufelskreisläufe durchbrochen werden und Körper und Psyche genesen.

Möglichkeiten der Entlastung

Jeder Tag, an dem der Körper entlastet wird, ist hilfreich. Sobald gar keine Nahrung oder nur wirklich Gesundes aufgenommen wird, beginnt der Körper, sich von eingelagerten Schlacken und überschüssiger Säure zu befreien. Dieser Kraft können Sie vertrauen und die unterschiedlichsten Formen von Entlastungskuren machen, ganz so, wie es Ihnen möglich ist.

- Völliger Verzicht auf feste Nahrung als Fastenkur. Informieren Sie sich hierzu am besten aus der Ratgeberliteratur zum Fasten, worauf im Einzelnen zu achten ist und was eine solche Kur unterstützt und leichter gelingen lässt.
- Gestalten Sie eine Entlastungszeit für sich selbst oder für die ganze Familie: Lassen Sie zum Beispiel von Aschermittwoch bis Ostern den Zucker und alles Süße weg. Erlaubt sind nur Trockenfrüchte. Oder Sie verzichten alle komplett auf Weizen oder auf das Fleisch oder die Milchprodukte. So lassen sich individuelle Kuren zusammenstellen, die sich an dem orientieren, was Sie zu tun bereit sind. Solche Kuren lassen sich sehr gut im Herbst wiederholen.
- Kuren Sie statt einmal im Jahr für vierzig Tage viermal im Jahr für jeweils eine Woche.
- Legen Sie ab und zu einen Tag ein, an dem Sie ausschließlich Obst oder nur Gemüse essen. Sie können sich auch aus Fenchel, Zwiebel, Möhre, Sellerie und Wasser eine Brühe kochen und die über den Tag verteilt trinken

und das Gemüse dazu essen. Lassen Sie das Salz am besten weg, das verstärkt den Entgiftungseffekt enorm. Nehmen Sie sich an solchen Tagen auch die entsprechenden Dinge mit zur Arbeit – nur Äpfel oder nur Reis oder nur etwas von der Brühe.

- Bei Allergien lohnt es, mal eine Zeit lang alles Tierische wegzulassen – alles an Fleisch, Wurst, Milch, Joghurt, Quark und so weiter. Damit es wirkungsvoll ist, sollten Sie darauf achten, auch Spuren dieser Produkte zu vermeiden. Dazu müssten Sie alle Zutatenlisten auf gekauften Waren intensiv studieren oder am besten alles selbst kochen. Eine solche Zeit kann den Körper und den Verdauungstrakt entlasten, sodass oftmals auch die Allergien verschwinden. Begleiten Sie das Ganze mit einer Teekur, insbesondere mit Brennnessel und Zinnkraut, wie im folgenden Kapitel beschrieben. Das verbessert die Chancen auf Heilung noch.
- Nutzen Sie Entlastungszeiten, um Ihre Gewohnheiten zu durchschauen: Müssen Sie wirklich um 12 Uhr essen? Brauchen Sie tatsächlich am Nachmittag etwas Süßes? Wollen Sie nach der Kur wirklich wieder anfangen, Ihren täglichen Kaffee mit viel Milch zu trinken?

Gerade kränkliche Menschen sollten öfters entschlacken. Zwei-, drei- oder noch besser viermal pro Jahr für eine Woche, das wäre ideal. Vielleicht immer zum Wechsel der Jahreszeiten. Sie werden sehen, wie sich der Körper erholt und stärkt. Halten Sie sich während solcher Zeiten möglichst viel in der Natur auf und atmen Sie bewusst gut durch. Über den Atem werden Säuren sogar am besten ausgeschieden.

Getreide mal anders

Immer mehr Menschen vertragen Weizen nicht mehr gut oder entwickeln sogar eine Glutenunverträglichkeit, was heißt, dass sie auf alle für uns heute typischen Getreide verzichten müssen: Weizen, Dinkel, Hafer, Roggen und Gerste. Wer sich auf die übliche Weise ernährt, wer gern in Bäckereien und Cafés ist und essen geht, für den bricht in so einem Fall erst mal die Welt zusammen. Man könnte aber auch sagen: Es ist eine Chance auf ein gesünderes Leben. Denn es gibt einige Getreidesorten und verwandte Nahrungsmittel, die viel weniger verzüchtet sind und uns sehr guttun. Wenn man auf diese ausweichen muss, ist das immer ein gesundheitlicher Gewinn.

Auch wenn Ihr Körper Sie (noch) nicht dazu zwingt, probieren Sie es aus, in Ihre alltägliche Ernährung mehr an Hirse, Quinoa, Mais (Polenta), Buchweizen und Amaranth einzubauen. Gerade die Hirse ist sehr gesund und ausgleichend für das gesamte Körpersystem. Außerdem gehört sie in den mitteleuropäischen Raum, sie wächst seit Langem bei uns und ernährte schon Generationen von Vorfahren. Selbst der »süße Brei« aus dem grimmschen Märchen war ein Hirsebrei.

Alltägliche Entlastung

Im Alltag kann es gut sein, den Körper immer einen halben Tag lang zu entlasten, also entweder kein Frühstück oder kein Abendbrot zu essen. Mit drei vollen Mahlzeiten am Tag, die erste morgens und die letzte abends, geben wir den Körper kaum eine Möglichkeit, sich zu regenerieren und zu entgiften.

Ob es für Sie leichter ist, auf das Frühstück zu verzichten oder abends nichts mehr zu essen, das müssen Sie ausprobieren.

Entlastung kann dabei durchaus heißen, am Vormittag ausschließlich Obst zu essen. Das ist für den Körper leicht zu verarbeiten und Sie können mehrere kleine Obstmahlzeiten über den Vormittag verteilen, wenn Sie viel Hunger haben. Diese Entlastung mit Obst zu kombinieren, ist für die meisten Menschen sogar besser, als nichts zu essen, weil dadurch die Verdauung aktiv bleibt. Sie stillzulegen ist ja nur bei wirklichen Fastenkuren sinnvoll.

Es sich wert sein

Wie oft habe ich von Klienten oder Bekannten gehört: Du bist so streng zu dir! Der Anlass war oft, dass ich keinen Kaffee trinke oder nur sehr selten und dass ich immer darum bemüht bin, mich bestmöglich zu ernähren. Das heißt natürlich, dass ich vieles nicht esse, was für die meisten ganz normale Alltagskost ist: Weißmehl, Zucker und so weiter.

Ich habe das mit der Strenge lange nicht verstanden. Denn ich habe es überhaupt nicht als streng empfunden. Irgendwann wurde mir klar, dass damit eher etwas gemeint ist, das ich als Disziplin bezeichnen würde. In diesem Sinne stimmt es: Ich habe – zumindest überwiegend – die Disziplin, mir nicht mehr als unvermeidbar zu schaden. Wenn ich merke, dass mir etwas nicht guttut, dann tue ich es mir nicht an.

So habe ich beispielsweise festgestellt, dass der Kaffee für mein Nervensystem gar nicht gut ist – warum also soll ich ihn trinken und das auch noch regelmäßig? Da ist keine Strenge dahinter, wenn ich Appetit auf Kaffee habe, dann trinke ich ihn und

genieße ihn. Aber der höhere Genuss ist es für mich, gesund und fit zu bleiben.
Die wichtigste Frage ist, glaube ich: Was ist man sich selbst wert? Wenn man es sich wert ist, gesund zu sein und möglichst viel Energie zu haben, dann wird man einen Lebensstil entwickeln, der das auch möglich macht. Es ist ein Geschenk an sich selbst.

Unterstützung durch die Achtsamkeit

Bewusstheit ist größte Heilkraft – auch beim Essen und erst recht bei Entschlackungskuren. Denn dabei kommen all die eingefahrenen Muster deutlich an die Oberfläche. Gerade in einer solchen Zeit gewöhnen sich viele wieder an, das Essen bewusst zu zelebrieren und mit kleinen Gebeten und Dankesritualen zu verbinden. So wie früher, wo man gemeinsam am Tisch saß und sich richtig gut Zeit für das Essen ließ. Zuerst kam das Innehalten, das Gebet, die Stille – das gehörte dazu, niemand wäre auf die Idee gekommen, das mal wegzulassen.

Unterstützen kann Sie auch der Atem, wie die Anregung auf der folgenden Seite zeigt.

Übung

Zur Unterstützung von Fasten- und Entschlackungskuren

- Setzen Sie sich aufrecht hin und kommen Sie ein wenig zur Ruhe.

- Zentrieren Sie sich, stellen Sie sich die »Röhre« vor, durch die Sie zu einem Kanal zwischen Erde und Himmel werden. Verbinden Sie sich ganz bewusst mit Mutter Erde, die Sie nährt und Ihnen alles gibt, was Sie brauchen. Verbinden Sie sich nach oben mit dem Himmel, von dem aus ein reines goldenes Licht in Sie einströmt.

- Atmen Sie ruhig und tief ein und spüren Sie, wie Sie von diesem Licht genährt werden. Sagen Sie sich, dass Ihr Körper aus dieser Energie alles erhält, was er jetzt benötigt. Nehmen Sie es ganz bewusst mit dem Einatmen auf und stellen Sie sich beim Ausatmen vor, wie diese nährende Energie in jede Zelle Ihres Körpers strömt und sie mit neuer Kraft und mit Licht auflädt.

- Sie können diese Übung auch mit einem Lebensmittel machen, beispielsweise mit einem Apfel: Legen Sie dafür diesen Apfel vor sich hin oder nehmen Sie ihn in die Hände. Lassen Sie die gleiche Intention wirken: Möge mich dieser Apfel mit allem versorgen, was ich jetzt brauche. Möge mein Körper aus diesem Apfel alles aufnehmen, was er jetzt benötigt. Dann essen Sie den Apfel, langsam und bewusst.

Ich hatte schon von den uns heute leider verloren gegangenen Instinkten gesprochen. Und auch davon, dass Atmung und Ernährung uns helfen können, sie wiederzufinden. Entschlackungskuren sind dafür ideal, denn sie räumen alles aus dem Körper heraus, was dort nur stört und verstopft. Es ist ganz natürlich, dass die Sinne dadurch wieder schärfer werden, das ganze Wesen wird sensibler und spürt so natürlich auch viel besser, was ihm guttut. So kommt man auch nach und nach vom Gewohnheitsessen weg, es schmeckt einfach nicht mehr oder man spürt, dass es nicht das Richtige ist. Man isst dann eher das, was man wirklich braucht.

Die Natur kann auch im übergeordneten Sinne bei einer solchen Kur helfen. Schauen wir hinaus, wissen wir, dass alles natürlichen Kreisläufen unterworfen ist. Gibt man einen Samen in die Erde, beginnt er zur richtigen Zeit zu wachsen, es entsteht eine Pflanze, die nach und nach neben den Blättern auch Blüten, Früchte und neue Samen entwickelt. Wichtig sind der erste Impuls des Aussäens und die Pflege zwischendurch. Genauso verhält es sich bei den gesundheitlichen Veränderungen, die wir anstreben. Es braucht den richtigen Impuls, den entscheidenden Start. Und dann heißt es während vieler kleiner Schritte, darauf zu vertrauen, dass sich etwas Gutes in uns entfaltet. Gerade bei kleineren Krisen oder Rückschlägen ist dieses Wissen wichtig. Schließlich kann sich der Körper nicht von heute auf morgen ganz von dem befreien, was wir ihm über Jahre hinweg an wenig Gesundem angetan haben. Doch er arbeitet, er arbeitet für uns. Je mehr wir ihn unterstützen, desto besser kann er seine Funktionen erfüllen, die immer auf Gesundheit und Vitalität ausgerichtet sind.

Das rechte Maß

Wie bei allem geht es auch bei der Ernährung um das richtige Maß. Damit meine ich jetzt nicht einmal die sinnvolle Menge an Essen, sondern das Maß an Regeln, die man sich selbst aufstellt. Ich hatte durchaus Zeiten, wo ich sehr extrem war: Immer noch gab es etwas, das noch gesünder, noch besser, noch energievoller sein sollte und das ich unbedingt ausprobieren und praktizieren musste. Ich habe zeitweise jeden Tag drei Stunden lang meine Yoga- und Fünf-Tibeter®-Übungen gemacht – bis ich irgendwann merkte, dass das zwar guttut und schön ist, dass aber das Leben ja so nicht gemeint sein kann. Wenn man einen Kurs bucht und sich dort zehn Stunden am Tag mit Fragen der Ernährung beschäftigt, meditiert oder Yoga macht, dann ist das wunderbar. Man fühlt sich toll. Dann aber beginnt wieder das alltägliche Leben und dort muss es darum gehen, das umzusetzen, was im Alltag möglich ist.

Bei allem, was ich Ihnen hier in diesem Buch an Anregungen gebe und was Sie aus anderen Büchern und Zeitschriften kennen: Finden Sie das für Sie persönlich richtige Maß. Fangen Sie mit einer kleinen Veränderung an, die Ihnen sinnvoll erscheint und die Ihnen ein freudiges Gefühl gibt, wenn Sie daran denken. Machen Sie sich das Ganze leicht – nur dann können Veränderungen greifen und neue Gewohnheiten können sich etablieren.

Die Natur gibt uns genug. Wenn sich jeder das nehmen würde, was er tatsächlich braucht, wäre für alle ausreichend da. Doch meist nehmen wir zu viel und wir zerstören die Natur, indem wir immer mehr aus ihr herauszupressen versuchen, indem wir chemisch düngen und spritzen, Gene manipulieren und so weiter. Das Schöne ist, wer sich möglichst gesund ernährt – was nicht ohne biologisch angebaute Produkte geht – sorgt nicht nur besser für sich selbst, sondern auch für alle anderen und die Natur.

Heilung durch die Kraft der Kräuter

Lassen Sie mich noch einmal Sebastian Kneipp zitieren, der dieses Kapitel als »Kräuterpfarrer« natürlich so gut wie kein anderer einleiten kann: »Gegen das aber, was man im Überfluss hat, wird man gleichgültig; daher kommt es auch, dass viele hundert Pflanzen und Kräuter für wertlose Unkräuter gehalten und mit den Füßen zertreten werden, anstatt dass man sie beachtet, bewundert und gebraucht.«

Es ist bis heute so, dass die Heilkraft von Kräutern allgemein unterschätzt wird. Mit ihnen ist so unglaublich viel an Heilung möglich! Zu früheren Zeiten war es selbstverständlich, bei einer Beschwerde hinauszugehen und ein bestimmtes Kraut zu pflücken, um damit einen Tee zu kochen, eine Auflage zu machen oder ein Bad vorzubereiten. Dazu möchte ich auch Sie einladen. Der folgende Überblick zeigt Ihnen einige grundsätzliche Anwendungsweisen von Kräutern. Spezielle Hinweise für bestimmte Beschwerden folgen dann im weiteren Text.

Kräuterzubereitungen im Überblick

Tees: Das ist die einfachste Art, sich die Heilwirkung von Kräutern zu gönnen. Es können frische oder getrocknete Kräuter verwendet werden. Nutzt man Wurzeln, werden diese gewaschen, geschnitten, über Nacht eingeweicht und vor Gebrauch auf Trinktemperatur oder bis zum Siedepunkt erhitzt.

Tinkturen: Hierfür werden immer frische Kräuter verwendet, damit die optimale Heilwirkung gegeben ist. Sie werden mit Alkohol aufgefüllt und für etwa drei Wochen in der Sonne oder der Wärme stehen gelassen und ab und an umgeschüttelt. Nach dem Abseihen sind sie beinahe ewig haltbar. Man nimmt drei- bis viermal täglich 5 bis 20 Tropfen ein. Bei stärkeren Leiden kann es nach Absprache mit einem Heilpraktiker auch mehr sein.

Auszüge: Dafür werden die frischen Kräuter in Öl gegeben und ebenfalls für mindestens drei Wochen stehen gelassen. Danach abseihen, in dunkle Flaschen füllen und kühl lagern. Diese Auszüge werden innerlich eingenommen oder auf die Haut aufgetragen.

Auflagen und Wickel: Hierfür werden die Kräuter klein geschnitten, erwärmt und auf Körperstellen aufgelegt, um tief einwirken zu können. Für Wickel füllt man die Kräuter auch in Leinensäckchen, legt sie auf den Körper und umwickelt die Stelle mit Stoff.

Bäder: Als Badezusätze entfalten Heilkräuter ebenfalls ihre Wirkung, die durch das warme Wasser noch unterstützt wird.

Zu all diesen Möglichkeiten finden Sie im Folgenden genaue Anleitungen.

Sie bekommen fast alle Kräuter in der Apotheke, Sie können sie also kaufen und dann anwenden. Noch schöner ist es natürlich, wenn Sie sie selbst sammeln. Das sollten Sie aber nur mit den Sorten tun, die Sie ganz sicher draußen in der Natur identifizieren können. Was Sie nicht kennen, sollten Sie nicht nehmen. Beim Sammeln ist es heute besonders wichtig, darauf zu achten, dass die Kräuter an einem Platz wachsen, der weder von einer nahe gelegenen Straße noch von konventionell gedüngten und gespritzten Feldern beeinträchtigt wird. Wenn die Kräuter alle möglichen Giftstoffe aufgenommen haben, können sie Ihnen leider nicht weiterhelfen. Schauen Sie am besten bei Ausflügen in die unberührte Natur, in die Berge vielleicht, wo Sie »Ihre« Kräuter entdecken. Mit der Zeit kennen Sie dann Ihre Sammelstellen. Für Tee, der immer nur sehr dünn zubereitet werden sollte (siehe Seite 184), brauchen Sie ohnehin nur ganz geringe Mengen. Die können Sie auf Ihren Ausflügen pflücken, mit nach Hause nehmen, trocknen lassen und in Schraubgläser füllen. So haben Sie nach einer Zeit alles da, was Sie brauchen. Es sind nämlich gar nicht so viele Kräuter nötig.

Auf den folgenden Seiten gebe ich Ihnen einen Überblick über Kräuteranwendungen bei unterschiedlichen Beschwerden, dazu zwölf Kräuter in einem Kurzporträt. Aus all dem können Sie sich Ihre kleine Kräuterapotheke zusammenstellen – ganz nach dem, wo Ihre Schwachstellen liegen. Zuvor aber möchte ich noch kurz an einem mir persönlich wichtigen Beispiel deutlich machen, wie viel Kraft Kräuter entfalten können.

Das Beispiel Brennnessel

Der Brennnessel verdanke ich selbst enorm viel. Ich betone vor allem bei meinen Seminaren und auf Kräuterwanderungen immer wieder, dass Brennnesseln giftig sind. Sie werden kein Tier finden, das von Brennnesseln frisst. Und auch für uns Menschen sind sie letztlich giftig.

Dennoch ist dieses Kraut sehr bedeutsam in der Naturheilkunde. Der Tee wirkt stark ausleitend und entschlackend – eine intensive Kur damit hat mir in meinen jungen Jahren wahrscheinlich im Verbund mit einigen anderen Mitteln das Leben gerettet. Auch die Befreiung von meiner Allergie auf Wespenstiche geht stark auf Brennnesseltee zurück.

Die Leute sind immer erstaunt, wenn ich ihnen sage, dass die Brennnessel giftig ist. Sie können es gar nicht verstehen, denn sie ist ja so groß in Mode und wird für so viele Gerichte genommen. Ganze Hände voll Blätter kommen in Smoothies oder werden mit in Gerichte hineingekocht. Ich finde diese Entwicklung nicht sinnvoll. Sicher kann man im Frühjahr aus den frischen Blättern kurmäßig etwas für den Salat nehmen und damit eine Frühjahrskur unterstützen. Aber ständig in großen Mengen dieses – oder auch andere Kräuter – zu essen, ist aus meiner Sicht nicht Sinn der Sache. Es geht nicht um die Menge und Masse, der Körper braucht nur sehr geringe Mengen von Heilpflanzen. Es ist so, als würde auch hier wie in der Homöopathie die Information wirken, nicht die pure Menge an Material. Dass viel viel hilft, ist eine Ansicht, die auf zu wenig Erfahrung beruht.

Die Brennnessel ist ideal für Menschen, die an Allergien und Unverträglichkeiten leiden. Sie unterstützt insbesondere die Aufnahmefähigkeit des Blutes für Sauerstoff. Wenn diese sehr hoch ist, ist das Allergierisiko sehr viel geringer. So lassen sich mit mehrwöchigen Brennnessel-Teekuren, immer wieder von Pausen unterbrochen, tatsächlich Allergien abmildern und ausheilen. Dieses erstaunliche Kraut hat noch viele weitere Heilwirkungen, die Ihnen immer wieder begegnen werden, wenn ich Ihnen im Folgenden nach einzelnen Beschwerden geordnet Kräuteranwendungen vorschlagen werde.

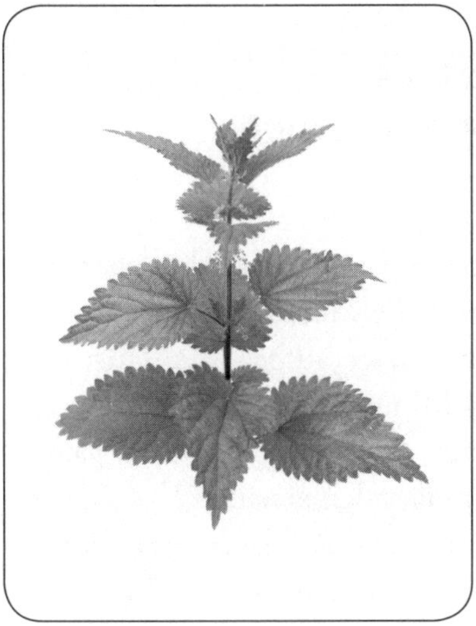

Brennnessel

Sie galt seit jeher als heiliges Kraut, das nicht zuletzt die (heilige) Sexualität stimuliert. Zu ihrem Wesen gehört der Wille, das eigene Leben zu leben. Sie beseitigt hemmende Hindernisse und öffnet uns für schöpferische Tätigkeiten. Ihr Name zeigt schon an, dass sie brennt – und damit auch alles Unheil »verbrennt«. So sorgt sie für Entgiftung und ist das Blutmittel schlechthin, das letztlich bei allen Leiden helfen kann, die mit dem Blut in Verbindung stehen. Sie wächst beinahe überall – und jeder kann sie brauchen.

Wirkung: blutreinigend, harntreibend, ausleitend und entschlackend.

Anwendung: zum Beispiel bei Anämie, Arteriosklerose, Herz-Kreislauf-Erkrankungen, als Adernputzer, bei Rheuma, Gicht, Knochenleiden, Wassersucht, Schuppen und Haarausfall, bei Läusen, bei Prostataleiden und Impotenz, zur Milchbildung bei Stillenden.

In der Küche können Sie Brennnesselblätter während der Frühjahrskur statt Spinat als Gemüse zubereiten. Als Brotaufstrich oder Pesto verarbeiten sich die Blätter gut zu gleichen Teilen mit Pinien- oder Sonnenblumenkernen, dazu etwas Olivenöl, Salz und Pfeffer und nach Wunsch Knoblauch.

Kräutertees für typische Beschwerden

Sie können für die Teeanwendungen frisch gepflückte ebenso wie getrocknete Kräuter nehmen. Die Heilkraft ist dieselbe. Kräuter werden mit kochendem Wasser aufgegossen, frische Kräuter lässt man nur bis zu drei Minuten ziehen, getrocknete Kräuter im Regelfall drei bis sieben Minuten. Es gibt ein paar Ausnahmen, die beschreibe ich Ihnen noch genauer.

Tee übrigens sollte keinesfalls noch mal aufgewärmt werden. Heißes Wasser nachgießen allerdings können Sie. Und natürlich können Sie ihn auch kalt trinken.

Tees ganz dünn zubereiten

Die meisten Leute bereiten sich keinen Tee zu, sondern eine Suppe – das sage ich immer spaßeshalber. Auf einen Viertelliter reicht eine Prise Kräuter, leicht in der Hand zerrieben. Macht man zwei Liter, sollte man nicht mehr als einen gestrichenen Teelöffel voll nehmen. Wenn Sie den Tee so dünn machen, wirkt er bestens – und er schmeckt obendrein.

Tees sollten Sie natürlich ungesüßt trinken. Wenn Sie dort Zucker oder Süßstoff hineingeben würden, wäre der Heileffekt vermindert. Auch Honig kann ich nicht empfehlen, zumindest nicht für den täglichen Gebrauch. Er wurde früher wie eine Medizin genommen, nicht als Lebensmittel. Er ist nicht dafür geeignet, dass wir jeden Tag davon essen, zumal er auch den Magen angreifen kann. Besser ist es, den Tee wie beschrieben sehr dünn zuzubereiten, dann schmeckt er auch nicht so streng, und sich nach und nach an den Geschmack der reinen Natur ohne Zusätze zu gewöhnen.

Ich hoffe, dass es mir gelingt, Ihnen in diesem Buch ein bisschen Sicherheit darin zu vermitteln, wie sich Kräuter anwenden und miteinander kombinieren lassen. Eigentlich ist es ganz einfach: Für das im Vordergrund stehende Leiden wählen Sie ein entsprechendes Kraut aus oder auch zwei und das können Sie mit Kräutern kombinieren, die eine positive Wirkung auf weitere Nebenbeschwerden haben oder allgemein günstig auf den betroffenen Körperbereich wirken.

Teekuren

Für akute Beschwerden ist es das Beste, einen entsprechenden Tee so lange zu trinken, bis die Beschwerden weg sind. Das kann manchmal einen halben Tag und manchmal Wochen und Monate dauern. Für chronische oder immer wiederkehrende Beschwerden ist es das Sinnvollste, Teekuren zu machen. Man wählt dafür den geeigneten Tee oder eine Mischung aus – Hinweise dazu folgen gleich – und trinkt davon jeden Tag mehrfach eine Tasse. Am besten ist es, wenn der Tee das Erste am Morgen ist, was Ihr Körper aufnimmt und am Abend das Letzte. Sie könnten sich also morgens eine Thermoskanne damit befüllen, die dann bis zum Abend leer ist. Länger aber sollten Sie einmal zubereiteten Tee nicht aufheben.

Nach drei Wochen setzt man aus und legt eine dreiwöchige Pause ein, während der man aber einen anderen Tee trinken kann. Danach kann man mit der ersten Sorte erneut kuren. Wenn Sie beispielsweise starke Menstruationskopfschmerzen ausheilen möchten, sind Schafgarbe und Frauenmantel geeignet – Sie können diese beiden Kräuter entweder gemischt für drei Wochen trinken und danach aussetzen. Oder Sie machen erst eine dreiwöchige Kur mit der Schafgarbe und in den nächsten drei Wochen eine mit dem Frauenmantel. Wichtig ist nur, nicht ein einziges Kraut zu lange durchgehend zu nehmen.

Auf diese Weise können Sie das ganze Jahr über etwas für sich tun: Im Frühjahr und im Herbst gibt es immer für drei Wochen Tees zur Entgiftung und Entschlackung, danach vielleicht etwas für den Hormonhaushalt, dann wieder eine Mischung, die der Verdauung guttut und so weiter. Trinken müssen Sie ohnehin und so machen Sie gleich ein vorbeugendes Gesundheitsprogramm daraus und können auch gezielt auf Beschwerden reagieren. Beginnen Sie am besten mit einem Tee, der für die aktuell größte Schwachstelle Ihres Körpers Heilung bringen wird.

Selbst für Kinder sind solche Kuren ideal. Sie gewöhnen sich dann auch an gesunde Getränke und daran, sich aus der Natur Unterstützung für die eigene Gesundheit zu holen. So dünn zubereitet gibt es auch kaum Teesorten, die unangenehm schmecken. Aber gerade bei Kindern können Sie natürlich auch geschmacklich variieren. Schneiden Sie zum Beispiel mal etwas Apfelschale, Birnenschale oder Orangenschale – natürlich nur aus biologischem Anbau – mit hinein, schon ist Abwechslung da.

Ein Tee zur Entschlackung

Im Frühjahr bietet sich eine Entschlackungskur an, denn im Winter essen wir aufgrund der Kälte automatisch mehr Wärmendes und dabei vor allem viele Kohlenhydrate. Auch das kann den Körper verschlacken. Um sich mit dem Neuerwachen der Natur zu entlasten und selbst auch frisch und vital durchzustarten, können Sie für drei Wochen eine Teekur mit ein paar

der folgenden Kräuter machen: Birkenblätter, Holunderblüten (oder -rinde), Lindenblüten, Goldrute und Brennnessel. Zwei, drei davon würden schon reichen. Am besten funktioniert das bei abnehmendem Mond.
Sie können eine solche Kur auch noch einmal im Frühsommer und im Herbst wiederholen. Entschlackung kann unser Körper immer gebrauchen. Zwei- oder dreimal im Jahr eine solche dreiwöchige Teekur ist überhaupt kein Aufwand und bringt für den gesamten Organismus nur Vorteile. Sie eignet sich auch dafür, das auszuleiten, was Sie zuvor mit einer anderen Teekur gelöst haben, vor allem nach einer dreiwöchigen Kur mit Brennnesseln (siehe bei den einzelnen Beschwerden) – dafür geben Sie dann aber keine Brennnessel in die Entschlackungsmischung.

Noch ein Hinweis

Im Folgenden finden Sie nun spezielle Anwendungshinweise für einzelne Beschwerden. Bereiten Sie die Tees dabei, wenn es nicht anders angegeben ist, immer wie oben beschrieben zu: Sehr wenig getrocknete Kräuter werden mit heißem Wasser aufgegossen und drei bis sieben Minuten stehen gelassen, danach wird abgeseiht. Frische Kräuter sollten nur bis zu drei Minuten ziehen. Sind mehrere Kräuter vorgeschlagen, können Sie alle zu gleichen Anteilen mischen. Sie können aber auch nur eins oder ein paar davon nehmen. Nutzen Sie einfach, was Sie im Haus haben, sammeln Sie in der Natur oder bestellen Sie die Kräuter im Fachhandel oder in der Apotheke. Am besten geben Sie von jeder Sorte ein paar Esslöffel voll in ein Schraubglas, mischen durch und beschriften das Glas. So haben Sie einen kleinen Vorrat.

Im akuten Beschwerdefall trinken Sie die entsprechenden Tees mehrfach am Tag, bis die Beschwerden abklingen. Bei chronischen Schwierigkeiten bietet sich eine Teekur wie oben beschrieben an.

Erkältungen

Sie treffen viele Leute mehrfach im Jahr. Oft sind sie ein Zeichen dafür, sich mehr Ruhe zu gönnen und weniger verschleimende Milchprodukte zu essen. Wenn jemand dazu tendiert, dass er bei Erkältungen Kopfschmerzen bekommt, dann sollte er Schafgarbentee trinken, eventuell gemischt mit Ringelblume und vielleicht noch etwas Lavendel, aber nur wenn er den Geschmack mag. Lavendel ist wirklich genial, er hält alles vom Körper fern, was dem nicht guttut. Deswegen wird damit ja beispielsweise auch gern geräuchert, wenn man einen Raum energetisch reinigen möchte. Als Tee wirkt er sehr intensiv, das ist nichts für jeden Tag.

Fieber

Bei Fieber helfen Preiselbeeren. Sie werden im Sommer gesammelt und können entweder getrocknet und später bei Bedarf als Tee aufgegossen werden. Oder man macht ein Kompott oder Marmelade daraus, von der man bei Fieber einen Löffel voll mit heißem Wasser kocht und es dann löffelweise zu sich nimmt. Hierfür können Sie auch Preiselbeerkompott kaufen. Es sollte sehr langsam gegessen werden, da es zu Brechreiz führen kann. Das ist an sich nicht schlimm, denn nach dem Übergeben wäre das Fieber auch weg, aber es ist vielen zu unangenehm. Auch Wickel helfen gegen Fieber (siehe das folgende Kapitel »Wickel mit Kräutern«).

Husten

Hier wirken vor allem Spitzwegerich (oder auch Breitwegerich), Huflattich und Isländisch Moos. Bei häufigem Husten ist oft der Kalziumstoffwechsel gestört, das sollte überprüft und behoben werden – idealerweise mit einer bestimmten Zinnkrautzubereitung, die Sie auf Seite 219 bei den Knochenleiden finden.

Ein vielleicht etwas ungewöhnliches Mittel gegen starken Husten und Schnupfen ist das folgende: Getrockneter Thymian wird ganz fein gemörsert und eins zu eins mit Puderzucker vermischt. Dann schnupfen Sie eine Prise dieser Mischung, Sie ziehen sie also erst in das eine, dann in das andere Nasenloch. Dabei spüren Sie sofort, wie sich dort alles befreit – und müssen sich dann natürlich die Nase putzen.

Wegerichsirup und Holundersaft

Für einen sehr wirksamen Hustensirup geben Sie eine Lage frischen, grob geschnittenen Spitzwegerich in eine Flasche, eine Lage zerdrückten braunen Kandiszucker oder Mascobado darüber, dann wieder Spitzwegerich – immer so im Wechsel, bis die Flasche voll ist. Die Flasche wird für drei Wochen etwa vierzig Zentimeter tief in der Erde vergraben. Wenn Sie sie wieder hervorholen, hat sich ein Sirup gebildet.
Wenn Sie keine Möglichkeit haben, eine Flasche zu vergraben: Schwarzer Holunder ist ebenso wirksam. Sie können den reinen Saft kaufen und mit heißem Wasser verdünnt schluckweise trinken. Oder Sie kochen ein paar Beeren in Wasser auf, geben das heiß in ein sauberes Schraubglas. Dann hält es sich eine Zeit lang und Sie können bei Husten ein paar Schlucke davon heiß trinken.

Zur Vorbeugung

Vorbeugend gegen Erkältungen wirkt aus meiner Erfahrung am allerbesten Salbeitee. Ein paar getrocknete Salbeiblättchen werden ins kochende Wasser gegeben und drei Minuten gekocht. Salbei bildet bei der Zubereitung also eine Ausnahme. Er ist auch einer der ganz wenigen Tees, die man sein ganzes Leben lang jeden Tag trinken kann. Er harmonisiert das gesamte Drüsensystem des Körpers – eine wunderbare Hilfe für Männer wie Frauen. Zwei Tassen am Tag sind die allerbeste Kur. Vielen schmeckt der Salbeitee nicht, meistens liegt das aber auch hier an der Kräutermenge. Nehmen Sie bei dieser Zubereitungsart des Kochens nur ganz wenig Salbei – etwa einen halben Teelöffel zwischen den Fingern zerriebene Kräuter für einen Liter Wasser.

Ein sehr guter Vitamin-C-Spender ist übrigens die Hagebutte: Sie können sie im Herbst sammeln, zerschneiden und trocknen lassen und in der kalten Zeit dann als Tee trinken. Um etwas von dem Vitamin zu haben, dürfen Sie diesen Tee allerdings nicht lange stehen lassen, da es sich sonst verflüchtigt. Auch alle Beeren können Sie im Sommer sammeln und trocknen, so haben Sie einen Wintervorrat für Früchtetees. Die Früchte können Sie dann mitessen, Sie brauchen also nicht einmal abseihen. Nur wenn Sie ein Nierenleiden haben, sollten Sie keine roten Früchtetees, zumindest nicht in großer Menge, trinken.

Lungenprobleme

Die besten Lungenkräuter sind Huflattich, Spitzwegerich und Isländisch Moos. Sie helfen als Teezubereitung sehr gut auch bei (drohender) Lungenentzündung und können ebenfalls als Auflagen genutzt werden. Man kann auch Heublumen nehmen, die meist sehr viel Spitzwegerich enthalten, oder auch das Zinnkraut. Thymian beziehungsweise Quendel als seine wilde

Form ist ein weiteres, vor allem die Schleimhäute beruhigendes Mittel. Dazu Minze oder Wasserminze, Wacholder, zudem junge Tannen- und Fichtentriebe, die Sie auch einfach beim Wandern abzwicken und zu Hause trocknen können. Dann lassen sie sich als Tee zubereiten oder mörsern und als Küchengewürz verwenden.

Bei Keuchhusten oder einem anderen sehr starken Husten können Sie jeden Morgen frische Tannenzweige holen, in Wasser einweichen und abends diesen Ansatz bis zum Siedepunkt erhitzen und ins Badewasser gießen, dem sonst nichts zugesetzt wird. Für zehn bis zwanzig Minuten baden, nur trockentupfen – und dann gleich ins Bett. Ich habe es bei vielen Kindern erlebt, dass der Keuchhusten danach gelindert war – die Hustenanfälle wurden weniger und weniger stark.

Verdauungsbeschwerden

Wermut ist der wichtigste Tee für Verdauungsbeschwerden aller Art. Er kann sogar Magengeschwüre ausheilen und bei Magenkrebs sehr unterstützen. Von diesem Kraut aber wird noch weniger genommen und auch die Zubereitung ist anders: Sie geben eine winzige Prise Wermut in eine Tasse, gießen heiß auf und zählen langsam bis drei. Nach drei Sekunden gießen Sie den Tee bereits ab. Auf diese Weise wird er trinkbar und wirkungsvoll.

Beim Wermut fällt mir eine witzige Geschichte aus der Kindheit ein: Ein jüngerer Bruder hing noch mit vier oder fünf Jahren sehr gern an seiner Nuckelflasche. Uns größere Geschwister hat das geärgert, und so haben wir eines Tages angefangen, ihm literweise richtig starken, eigentlich untrinkbaren Wermuttee zu kochen und in diese Flasche zu füllen. Wir konnten gar nicht glauben, dass er sie trotzdem jedes Mal fleißig ausgetrunken hat. Wir haben bald aufgegeben. Irgendwann kam er dann zum Glück doch von seiner Nuckelflasche los – und heute würde ich sagen, er ist einer der gesündesten von uns allen und hat eine wirklich kraftvolle Ausstrahlung. Wer weiß, ob das nicht auch an der wundervollen Wirkung des Wermuts liegt.

Zur besseren Verdauung

Wenn man zu viel gegessen hat, trinkt man danach in Südtirol einen Schluck Nusserle – und ein Schluck ist wirklich ausreichend. Die noch total grüne Walnuss wird für diesen Schnaps klein geschnitten, man füllt eine Flasche damit ungefähr ein Drittel auf. Dann wird mit Kornschnaps aufgegossen – 38- bis 40-prozentig. Die Flasche sollte aber nicht ganz voll sein, sonst platzt sie später. Sie wird in die Wärme und die Sonne gestellt, einmal pro Woche sollten Sie sie umschütteln. Nach drei Wochen wird abgesiebt. Dieser Nusserl ist über Generationen haltbar.

Magenbeschwerden

Gut gekaut ist halb verdaut, heißt es seit Generationen. Vor allem bei Magenbeschwerden ist das die hilfreichste Regel. Gut und lange zu kauen entlastet den Magen, es entschleunigt und man isst weniger.

Für einen Tee eignet sich bei Magenbeschwerden eine Mischung aus diesen Kräutern: Kamille, Blutwurz, Anserine (Gänsefingerkraut, Krampfkraut), Schafgarbe, Käsepappel und Hirtentäschel. Bei Krämpfen im Magen oder im weiteren Verdauungstrakt nehmen Sie nur Anserine, die bei allen Arten von Krämpfen akut hilft und sogar heilsam auf Epilepsie wirken kann. Ansonsten mischen Sie die genannten Kräuter, Sie müssen nicht alle da haben, es reichen zwei oder drei Sorten, auch eine allein hilft bereits.

Salbei wirkt ebenfalls sehr beruhigend auf den Magen. Magenbeschwerden gehen ja fast immer mit innerer Unruhe, Stress, emotionaler Belastung einher. Als Tee wird er wie bereits beschrieben drei Minuten gekocht.

Sodbrennen haben heute erschreckend viele Menschen und die Ursache liegt vor allem in der Ernährung. Wird sie verändert (Empfehlungen dazu finden Sie im Kapitel »Eine gute Ernährung als Basis«), geht auch das Sodbrennen weg, das ja eine starke Übersäuerung anzeigt. Unterstützen kann man sich dabei zusätzlich mit Kräutertees, vor allem aus Schafgarbe, Meisterwurz und Ehrenpreis. Auch Wermut, aber allein, kann man nehmen.

Leber-Galle-Beschwerden

Löwenzahn, Meisterwurz, Ehrenpreis, Blutwurz, Käsepappel und Mariendistel gehören zu den besten Tees, um die Beschwerden auszuheilen. Ein Kraut davon oder mehrere gemischt, das können Sie halten, wie Sie wollen. Es sind Kräuter voller Bitterstoffe, die die Leber unbedingt braucht. In unserer Nahrung sind Bitterstoffe kaum noch enthalten. Aus einigen Gemüsen wie beispielsweise Chicorée wurden sie sogar weitgehend herausgezüchtet, weil viele Menschen den bitteren Geschmack nicht mögen. Gesundheitlich aber sind sie sehr wichtig, und es ist gar nicht schwer, sich wieder daran zu gewöhnen.

Auch eine Tinktur mit frischer Schafgarbe oder noch besser mit Meisterwurz oder Löwenzahnwurzel wirkt hier heilsam. Die Kräuter werden frisch geschnitten, etwa drei, vier Zentimeter hoch in eine Flasche gegeben und mit Schnaps aufgefüllt. Das Ganze sollte für drei Wochen in der Sonne ziehen. Da die Zugaben sehr fein sind, sollte hier täglich einmal umgeschüttelt werden. Danach wird abgeseiht und tropfenweise eingenommen.

Bei Gallensteinen ist es das Wichtigste, den Körper gründlich zu entsäuern und das Fett in der Ernährung etwas zu reduzieren. Die Steine verschwinden dabei meistens ganz von selbst.

Blähungen und Bauchschmerzen

Hier hilft der Klassiker Fenchel-Kümmel-Anis-Tee, auch wieder dünn zubereitet und nach drei bis sieben Minuten abgeseiht. Zu viel vom Kümmel beispielsweise verstärkt die Blähungen noch. Vorsicht bei Babys und kleinen Kindern: Wenn man ihnen einen Tee macht, reicht ein Körnchen Fenchel und ein Körnchen Anis, um das Bauchweh zu vertreiben. Kümmel nimmt man in den ersten Lebensjahren gar nicht, stattdessen vielleicht noch eine Kamillenblüte. Mehr sollte man keinesfalls in eine große Tasse geben. Dann ein paar Schlucke davon geben – das reicht meist schon.

Blinddarmreizungen

Brombeerblätter sind hier die beste Wahl. Sie werden einfach als Tee wie beschrieben zubereitet und dann schluckweise getrunken. Das kann mehrmals am Tag wiederholt werden. Diese Blätter bekommen Sie getrocknet in der Apotheke, aber Sie können sie auch an einer etwas abgelegenen Stelle in der Natur selbst pflücken, viel brauchen Sie ja für die Teezubereitung ohnehin nicht.

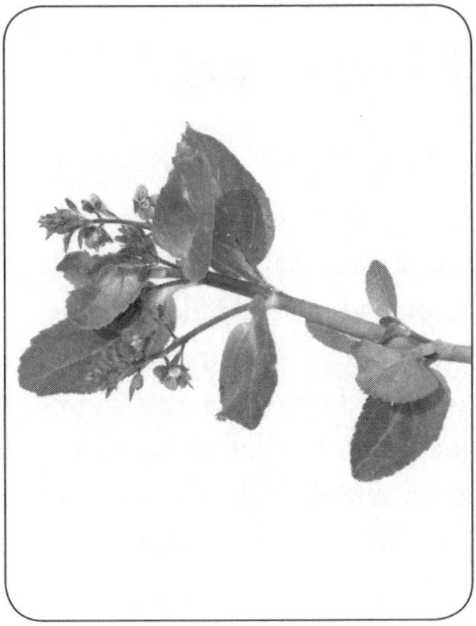

Ehrenpreis

Dieses »Grundheil aller Schäden« wurde früher – wie es der Name sagt – geehrt und gepriesen. Es steht für Freude und Treue und bewirkt Heilung, weil es den Menschen, wie es früher hieß, in den Himmel hebt. Meine Mutter kannte den Ehrenpreis nicht, gab ihn aber mit in den Tee, weil sie meinte: »Ein solches Kraut ließe der Herrgott nicht wachsen, wenn es keine Wirkung hätte.« Erst später erfuhr ich, dass es Ehrenpreis ist und wie heilkräftig er tatsächlich ist.

Wirkung: schmerzlindernd, blutreinigend, ausleitend.

Anwendung: heilsam für den Atmungsbereich, das Herz, den Brustkorb, den Wasserhaushalt. Löst gestaute Energien, bringt Klarheit in Beziehungen (es heißt auch »Männertreu«). Sorgt für Konzentration, unterstützt geistige Aktivität und beruhigt die Nerven. Bei Rheuma, Gicht und Knochenleiden, Arterienverkalkung, zu viel Cholesterin. Wirkt heilsam auf den Magen-Darm-Trakt und die Verdauung. Bei Hirnschlag und Herzinfarkt. Heilt juckende und geschädigte Haut.

In der Küche sind die hübschen Blüten eine Zier, die feinen Blättchen passen in den Salat.

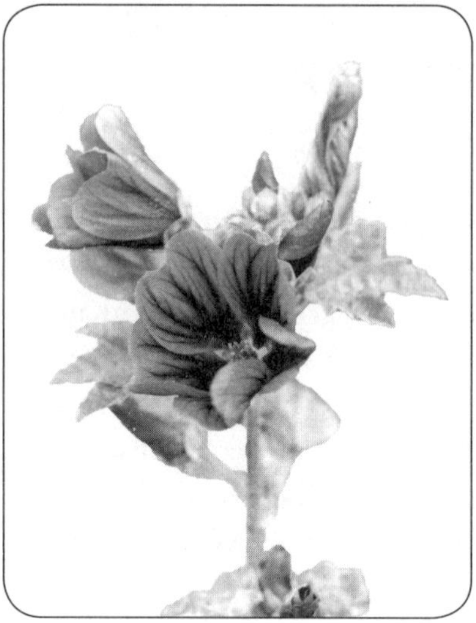

Käsepappel

Die wilde Malve zeigt sich mit großer Sanftheit und galt früher als »die Heilerin«. Sie wird auch Hanfpappel genannt, da sie wie der Hanf stark beruhigend wirkt, weich und einhüllend. Frauen gaben sie gern in Suppen, was sich positiv auf die Beziehung auswirkte, da der Mann durch die Käsepappel in seiner Sexualität gestärkt, zugleich aber weicher und einfühlsamer wurde.

Wirkung: entzündungshemmend, beruhigend, aphrodisierend, wundheilend.

Anwendung: Heilt den Verdauungstrakt vom Mund bis zum After – Mundschleimhäute, Speiseröhre, Geschwüre, Furunkel ... Bei allen Hautproblemen – rissigen Händen, Wunden, Ausschlägen, Schuppenflechte, offenen Beinen, Altersbrand, offenen Geschwüren. Bei austrocknenden Schleimhäuten, Allergien, Heiserkeit, für die Bronchien, bei Venenleiden. Auch bei Kehlkopfkrebs, Gebärmutter- und -halskrebs. Abschwellend bei dicken Beinen. Beruhigend für »Hitzköpfe«.

In der Küche werden die Blätter gern zum Salat oder in Knödel, Spätzle oder Brei gegeben. In Butter oder Avocado eingerührt ergeben sie einen köstlichen Brotaufstrich.

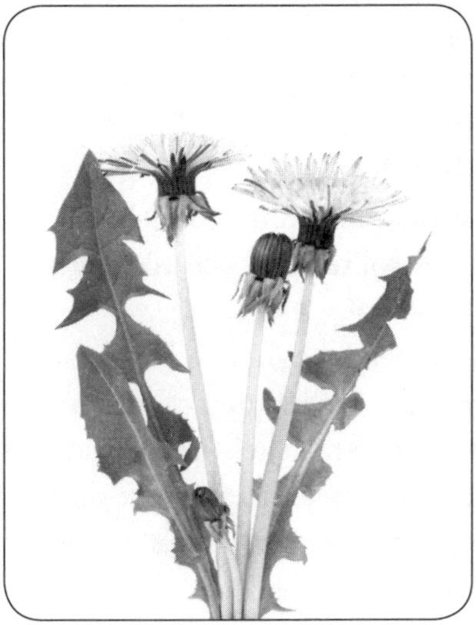

Löwenzahn

Der Löwenzahn ist vor allem ein Kraut für die Leber und bestens für Frühjahrskuren geeignet. Pünktlich dafür erscheint er in der Natur mit seinen jungen Trieben. Der Korbblütler wächst überall bis auf 2000 Metern Höhe. Seine prachtvolle gelbe Blüte verrät schon seine Verwandtschaft zur Sonne – astrologisch mit dem Namensgeber Löwe verbunden – und seine lichtvolle Kraft. Seine Hauptanwendung liegt daher auch im Zentrum des menschlichen Körpers, rund um das Sonnengeflecht: Leber, Galle, Magen, Milz, Bauchspeicheldrüse, Zwölffingerdarm.

Wirkung: harntreibend, abführend, appetitanregend, blutreinigend, stärkend, schweißtreibend, erfrischend.

Anwendung: zum Beispiel zur Blutreinigung, bei Leber- und Gallenproblemen, bei Fettstoffwechselstörungen, allgemein bei Verdauungsproblemen, zur Entsäuerung, bei Rheumatismus, für die Augen. Der Saft der Stängel wirkt gegen Warzen.

Rezept für einen Frühjahrs-Brotaufstrich: Blätter und Pinien- oder Sonnenblumenkerne zu gleichen Teilen mit etwas Salz und Pfeffer im Mixer zu einer cremigen Masse verarbeiten.

Durchfall

Hier haben sich Himbeerblätter bewährt, ebenfalls als Tee zubereitet. Sie könnten sie sogar von einem Himbeerstrauch nehmen, den Sie im Garten haben – er sollte natürlich nicht gespritzt sein.

Auch getrocknete Heidelbeeren stopfen sehr gut den Durchfall und werden von alters her dafür genutzt. Im Sommer werden die Beeren gesammelt und als Vorrat getrocknet, falls irgendwann jemand Durchfall bekommen sollte. Bei Bedarf zerdrückt oder halbiert man einige der trockenen Beeren und gießt sie als Tee auf. Die Beeren im Tee können mitgegessen werden.

Verstopfung

Bei Verstopfung und einer tendenziellen Neigung zu Verstopfungen ist es wichtig, den Darm auszugleichen und in seiner Funktion zu unterstützen. Dafür sind darmregulierende Kräuter wie Käsepappel, Brennnessel, Labkraut und Schafgarbe oder auch Fenchel, Kamille und Schlehdorn geeignet. Sennesblätter können Sie kurzfristig ebenfalls nutzen, allerdings sehr vorsichtig, da sie stark abführend wirken. Auch Aloe-Vera-Gel ist hier sehr hilfreich, es sollte aber natürlich ohne Zusätze sein.

Die Einnahme von Heilerde ist eine weitere Möglichkeit. Dafür geben Sie einen Teelöffel Heilerde in ein Glas Wasser, lassen es über Nacht stehen, geben am Morgen etwas kochendes Wasser dazu, damit es schön warm wird, und trinken es aufgerührt auf nüchternen Magen. Es ist insgesamt ein gutes Mittel zur Darmreinigung. Das Einweichen über Nacht ist wichtig, da der Körper nur so die Mineralien aus der Heilerde aufnehmen kann.

Sauerkraft oder der Saft davon sind ebenfalls etwas, was den Darm in Schwung bringt und ausheilt. Es sollte aber nicht gekocht werden.

Wurmbefall

Viele Bauchschmerzen bei Kindern kommen davon, dass der Darm von Würmern befallen ist. So erschreckend das heutzutage klingt, es gibt ein ganz simples Gegenmittel: Geben Sie dem Kind jeden Morgen auf nüchternen Magen eine kleine biologisch angebaute Karotte, die es gründlich kaut und isst. Wenn das nicht hilft, sollten Sie jedes Mal noch bis zu zehn Kürbiskerne dazugeben, allerdings nicht geröstet. Auch ein Schluck Wermuttee hilft sehr gut – wie beschrieben extrem dünn zubereiten und nur für drei Sekunden ziehen lassen. Eine solche Darmkur hilft auch Erwachsenen. Sie ist ganz allgemein sehr gut, wenn Sie sie für drei Wochen durchführen – mit einer größeren Karotte und bis zu vierzig Kürbiskernen verteilt über eine Stunde morgens. Die unterschiedlichsten Verdauungsbeschwerden dürften dann bald der Vergangenheit angehören.

Den Darm regulieren

Durch eine unausgewogene Ernährung und ungesunde Umwelteinflüsse gerät unser Darm in Schwierigkeiten. Ist er aber nicht in Ordnung, wirkt sich das auf alle anderen Körperbereiche aus. Denn wenn wir die Nährstoffe aus der Nahrung nicht mehr ausreichend aufnehmen können oder sogar Nahrungsbestandteile direkt in den Blutkreislauf kommen, schädigt das den gesamten Körper. Insbesondere die zunehmenden Allergien weisen auf gestörte Darmfunktionen hin. Der Verdauungstrakt braucht dann eine grundlegende Sanierung, für die sich insbesondere Fasten- und Entsäuerungskuren anbieten. Auch Kräuter helfen dabei – Mischtees aus Käsepappel, Brennnessel und Labkraut oder Kamille, Fenchelsamen, Schlehdorn und Löwenzahnwurzel.

Nieren- und Blasenleiden

Die Käsepappel (Malve) ist das optimale Kraut bei Blasenleiden, auch bei Blasenentzündungen – als Tee und/oder als Bad. Die Zubereitungsweise für Heilbäder mit Kräutern finden Sie ab Seite 236. Auch Taubnessel ist hier heilsam und natürlich das Zinnkraut. Nach einem Bad können Sie das Kräutersäckchen noch über Nacht auf dem Unterleib aufliegen lassen.

Wegtritt, auch Vogelmiere genannt, ist sehr empfehlenswert bei Nierenleiden. Wenn die Blase Probleme macht, liegt das immer an einer Nierenschwäche, die dann mit behandelt werden sollte. Daher können Sie den Wegtritt auch mit Zinnkraut, Käsepappel und Taubnessel mischen. Zur Beruhigung der Niere sollte noch etwas Johanniskraut mit dazugegeben werden. Sie müssen auch hierbei nicht all die genannten Kräuter dahaben. Es reicht auch eins oder eine Mischung aus zwei oder drei Kräutern. Und Sie können auch Wacholderbeeren essen: jeden Morgen nüchtern eine mehr, bis es einundzwanzig sind, dann wieder zurück – dabei gut kauen.

Unterleibsbeschwerden und hormonelle Störungen

Frauenleiden

Hierzu zählen Menstruationsbeschwerden, Wechseljahresbeschwerden, Zysten, Myome, Vibrome in Gebärmutter, Eierstöcken und Eileitern, aber auch die meisten Formen von Kopfschmerzen und Migräne. Insgesamt und insbesondere in Verbindung mit den Kopfschmerzen bringt hier der Schafgarbentee die allerbeste Heilkraft. Ebenso der Frauenmantel oder Silbermantel, wenn die Kopfschmerzen nicht das Hauptproblem sind. Von diesen Tees sollten Sie trinken, so viel Sie können. Am besten eignet sich eine Teekur (siehe Seite 185f.), günstigerweise noch unterstützt von entsprechenden Bädern oder Auflagen.

Ein richtiges Wundermittel bei Kopfschmerzen ist die Rinde der Weißen Weide, auch Weißweide oder Silberweide genannt. Da können Sie sich selbst ein Ästchen holen und die Rinde abschälen, klein schneiden und trocknen. Wenn Sie dann, beispielsweise mit Beginn der Periode, merken, dass die Kopfschmerzen nahen, dann machen Sie sich aus Ihrem Vorrat einen Tee, den Sie über den Tag verteilt schluckweise trinken. Sie können auch noch die Blaue Kornblume hineingeben, sie wirkt zwar nicht so stark auf den Schmerz, bringt aber geistige Klarheit.

Dieser Tee der Weißen Weide ist eher etwas für den Akutfall, während die Schafgarbe als Kur dabei hilft, häufige Kopfschmerzen grundsätzlich auszuheilen. Nach drei Wochen Kur können Sie zum Frauenmantel oder Silbermantel übergehen oder aber zu einer Mischung aus Käsepappel (Malve) und Ringelblume. Danach wieder Schafgarbe, die hierbei das Hauptkraut ist. Bei häufigen Kopfschmerzen während der Menstruation oder chronischer Migräne ist meist eine längere Kurzeit angezeigt. Oft ist es auch sinnvoll, zusätzlich natürliches Magnesium einzunehmen, etwa Schüßlersalze oder Magnesium-Orotat. In der Nahrung ist Magnesium beispielsweise in Hirse, Mandeln und Sonnenblumenkernen reichlich enthalten.

Wer häufig unter depressiven Verstimmungen vor oder während der Menstruation leidet, kann in die Frauenteemischung noch etwas Johanniskraut hineingeben, zur Beruhigung und Stimmungsaufhellung. Kamille, Hopfen oder Melisse eignen sich hier ebenfalls. Zwischen zwei Blutungen liegen gut drei Wochen, während dieser Zeit können Sie eine Teekur machen und beim nächsten Mal sehen, inwieweit es Ihnen schon besser geht.

Menstruationskrämpfe sprechen sehr gut auf Anserine an, das nicht umsonst Krampfkraut genannt wird. Es wirkt auf alle Arten von Krämpfen, auch bei der Verdauung oder bei Fieberkrämpfen, selbst bei Wadenkrämpfen. Sie sollten es aber nicht in eine Mischung geben, sondern als Akutmittel bereithaben.

Unterleibsbeschwerden allgemein

Für Männer und Frauen gleichermaßen heilsam sind Labkraut und Käsepappel. Bei Prostataleiden ist das Kleinblühende Weidenröschen das Kraut der Wahl und natürlich die bekannten Kürbiskerne, die auch ich empfehlen würde. Die beste Kur wäre es, statt dem Frühstück auf nüchternen Magen einen Tee aus diesem Weidenröschen zu trinken und dazu etwa vierzig Kürbiskerne ganz langsam zu kauen. Vierzig Stück, das sieht wenig aus, aber Sie sollten sich schon etwa eine Stunde Zeit dafür nehmen beziehungsweise innerhalb einer Stunde immer mal wieder ein paar kauen, ansonsten könnte Ihnen schlecht werden.

Hilfe für das Drüsensystem

Die meisten kennen nur die Schilddrüse, die vielen Frauen ab der Lebensmitte Probleme macht. Aber das System umfasst noch einige weitere Drüsen, von denen im Gehirn bis zu denen im Unterleib. Ist das Drüsensystem aus dem Gleichgewicht geraten – und das ist es leider bei so gut wie allen modernen Menschen –, dann öffnet dies den vielfältigsten Beschwerden und Krankheiten die Tore.

Hier helfen grundsätzlich zwei Kräuter, und die kann und sollte jeder Mensch, ganz gleich ob Mann oder Frau, ein Leben lang täglich trinken. Es sind der Salbei und der Rote Storchenschnabel. Eine Tasse Storchenschnabeltee (150 ml) und/oder zwei Tassen Salbeitee – und die Drüsen gleichen sich mit der Zeit aus. Den Storchenschnabeltee sollten Sie am besten am Morgen zubereiten – möglichst sogar bis zu zehn Minuten ziehen lassen – und, obwohl es nur so kleine Mengen sind, schluckweise über den Tag verteilt trinken. Stellen Sie die Tasse oder auch Thermoskanne irgendwo gut sichtbar hin und nehmen Sie einen Schluck, wann immer Sie da vorbeikommen. Sie können auch morgens die ersten Schlucke trinken und die anderen am Abend, wenn Sie wieder nach Hause kommen. Vom Salbeitee können Sie auch eine ganze Tasse auf einmal schluckweise trinken. Das Besondere bei seiner Zubereitung ist, dass er mit kochendem Wasser aufgegossen (am besten gleich in einem Topf) und drei Minuten gekocht wird. Auch hier sollten Sie nur ganz geringe Mengen Kraut nehmen.

Das sind wirklich zwei Tees, die ich Ihnen sehr ans Herz legen möchte. Nutzen Sie zumindest einen davon oder wechseln Sie zwischen beiden. Ich habe einige alte Heiler kennengelernt, die sagten: »Wer vom Salbei jeden Tag einen Tee trinkt, der kann nicht mehr krank werden.« Neben dem Drüsensystem beruhigt er auch das Nervensystem, sodass bald alle Körperfunktionen besser ablaufen. Für den Storchenschnabel gilt letztlich das Gleiche, von ihm sollten Sie jedoch wirklich nicht mehr als diese kleine Tasse über den Tag verteilt trinken. Und er ist auch nichts für Kinder.

Auf ganzheitlicher Ebene spielen bei der Schilddrüse, die am Hals liegt, die Themen Kommunikation und Selbstausdruck eine große Rolle. Wenn Sie Probleme mit der Schilddrüse haben, könnten Sie sich auch fragen, wie es bei Ihnen damit steht, und die eine oder andere Veränderung einleiten. Vor allem aber: Trinken Sie Salbeitee und/oder nutzen Sie den Roten Storchenschnabel, der ab dem Einsetzen der hormonellen Reife im jugendlichen Alter bis zum Lebensende hilfreich ist. Spätestens aber ab der Lebensmitte, wenn sich der Körper allmählich umstellt, sollten vor allem Frauen wenigstens einen dieser Tees nehmen – Wechseljahresbeschwerden wären dann überhaupt kein Thema (mehr). Wenn Sie bereits eine Fehlfunktion der Schilddrüse haben, sollten Sie diese Tees auch trinken, denn sie gleichen sowohl eine Über- wie eine Unterfunktion aus.

Wenn Frauen ab Mitte vierzig bereits erste Beschwerden wahrnehmen, können sie zusätzlich ab und zu mit den typischen Frauenkräutern kuren – also Frauenmantel, Silbermantel und Schafgarbe. Männern bringen der Salbei und der Rote Storchenschnabel ebenso Gewinn, ansonsten ist das entsprechende Kraut das Kleinblühende Weidenröschen. Außerdem empfiehlt es sich, wenigstens abends auf tierische Produkte zu verzichten.

Keine Angst vorm Wechsel

Bei Schilddrüsenproblemen bei Frauen kommt ein starker psychischer Aspekt dazu. Es herrscht heute fast schon das Selbstverständnis vor, dass Frauen ab Mitte vierzig eine Über- oder Unterfunktion der Schilddrüse bekommen oder auch Hashimoto, was mir geradezu eine Modediagnose geworden zu sein scheint. Lassen Sie sich davon nicht einfangen! Es ist von der Natur vorgesehen, dass wir Frauen ganz normal, ganz gesund alt werden und die Wechseljahre gut meistern. Natürlich müssen wir dafür den anstehenden Wandel durchmachen und akzeptieren. Wir bleiben keine jungen Frauen. Aber wir können gesunde Frauen bleiben.

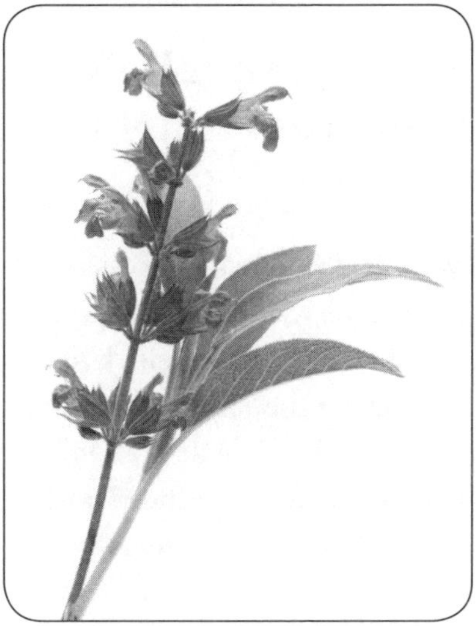

Salbei

Dieses Heilkraut steht insbesondere für Neuorientierung und Empfänglichkeit. Sein Name kommt von *salvare*, was »heilen«, »retten« bedeutet. Diesem Namen macht der Salbei alle Ehre, ist er doch ein Heilmittel für die vielfältigsten Beschwerden und eines der ganz wenigen Kräuter, die jeder täglich als Tee trinken kann. Er wird dafür drei Minuten lang gekocht. Salbei bringt Körper, Geist und Seele in Einklang.

Wirkung: antibakteriell, antibiotisch, antiviral, verdauungsfördernd, entwicklungsfördernd, ausgleichend, schweißhemmend.

Anwendung: unter anderem ausgleichend bei hormonellen Störungen, bei Wechseljahresbeschwerden und Verdauungsproblemen wie Blähungen. Nervenstärkend bei Burn-out und auch bei Depressionen. Fördert Offenheit, Kommunikationsfähigkeit und Empfänglichkeit. Unterstützt die Weiterentwicklung bei Kindern, die nicht mehr wachsen oder nicht sprechen wollen. Hilfreich in Krisen (Wandlungsmittel).

In der Küche stellen Sie einen Salbeiessig her, indem Sie 4 EL frische Salbeiblätter in 7 dl Apfelessig sechs Wochen ziehen lassen. Als Gewürz schmeckt Salbei auch zu Avocado, Nudeln oder Kartoffeln.

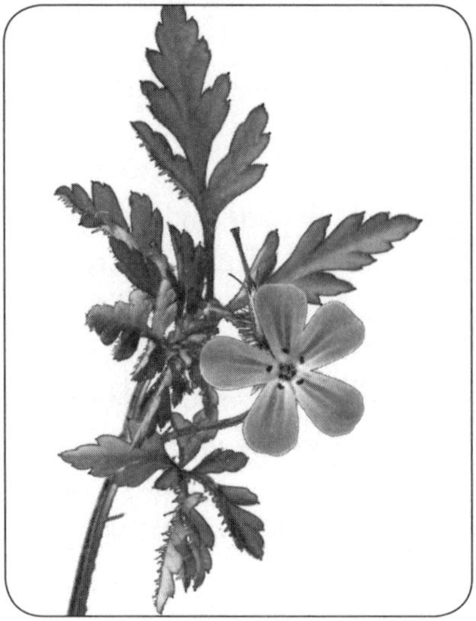

Roter Storchenschnabel

Wie der Storch bringt dieses namensverwandte Kraut die Kinder, hilft also seit Jahrhunderten bei Unfruchtbarkeit und Frauenleiden. Es löst zudem Schockzustände und zieht alles aus unserem System, was uns blockiert. Damit ist es ebenfalls ein guter Entgifter, auch für die Psyche und die Seele. Es hilft uns, den Fokus auf das Wesentliche zu lenken.

Wirkung: entgiftend, ausgleichend und regulierend auf das Drüsensystem.

Anwendung: bei Schocks und nach traumatischen Erfahrungen. Nach ungünstigen Fremdeinwirkungen, ob durch Manipulation, Radioaktivität, Strahlung oder Stiche, seelische »Vergiftungen«. Bei Schilddrüsenleiden, Unterleibs- und Menstruationsproblemen, allgemein zum Ausgleich des gesamten Drüsensystems. Beruhigend für Herz und Thymusdrüse, die uns maßgeblich jung erhält. Zur Förderung des klaren Denkens, der Kommunikationsfähigkeit, der Erinnerung und des Reaktionsvermögens.

Der Rote Storchenschnabel ist neben dem Salbei das einzige Kraut, das jeder Erwachsene lebenslang täglich als Tee zu sich nehmen kann – wenn auch nur eine kleine Tasse über den Tag verteilt.

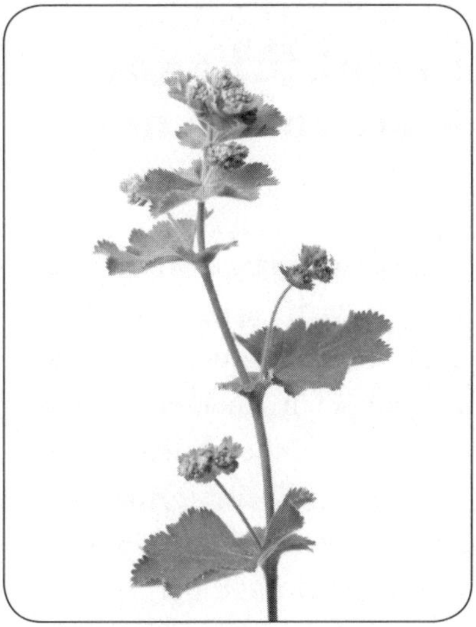

Frauenmantel

Hier spricht der Name bereits aus, was die Pflanze bewirkt: Sie schenkt den Frauen einen Mantel, der sie umhüllt, schützt und heilt. Frauenmantel (ebenso wie der in höheren Lagen wachsende Silbermantel) schenkt die Geborgenheit eines weiblichen Schoßes und ist eines der wichtigsten Mittel bei allen Beschwerden des Unterleibs und Problemen mit der Weiblichkeit.

Wirkung: behütend, bejahend, hervorbringend, wundheilend, entzündungshemmend, kühlend, gewebestärkend.

Anwendung: bei allen Problemen von Unterleib, Gebärmutter, Eierstöcken, Brüsten. Hilft, das Frausein anzunehmen und zu zeigen. Bei allen Störungen der Menstruation – im Rhythmus oder in der Art der Blutung. Bei Ausfluss. Bei ungewollter Kinderlosigkeit. Zur direkten Vor- und Nachbereitung der Geburt, jedoch weniger während der Schwangerschaft. Bei Rheuma, Blutarmut, Diabetes. Es heilt Wunden, zum Beispiel als Spülung nach einer Zahnoperation. Als Teekur mit Arnika, Goldrute, Hirtentäschel und Brennnessel nach einem Schlaganfall mit Lähmungserscheinungen.

In der Küche eignet sich Frauenmantel sehr gut als Zugabe zum Kräutersalz.

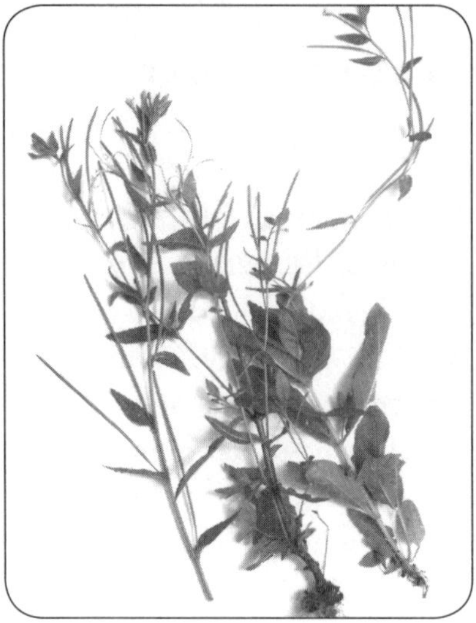

Kleinblühendes Weidenröschen

Diese Heilpflanze wirkt von außen nach innen, so wie auch ihre Blüte sich – anders als bei allen anderen Pflanzen – von außen nach innen entwickelt. Ebenso dringt der Mann bei der Zeugung von außen ins Innere der Frau – und damit zeigt sich auch schon ein wesentlicher Bereich der Wirkkraft des Weidenröschens: die Potenz des Mannes.

Wirkung: schmerzlindernd, hormonausgleichend und potenzsteigernd.

Anwendung: Es wirkt dreifach – auf Kopf, Nerven und Drüsen. Auch bei Frauen, vor allem aber bei Männern wird es bei Problemen im Unterleib angewendet, insbesondere bei Prostatabeschwerden. Über das Blut- und Drüsensystem wirkt es auf die Potenz, die länger erhalten bleibt. Das erhöht auch die Langlebigkeit des Mannes, hält ihn handlungsfähig und -freudig und schützt vor Apathie. Anwendung auch bei Problemen im Ausscheidungsbereich, bei Hämorrhoiden, Harngrieß oder -steinen, Blasenproblemen, eitrigen Geschwüren im Bereich der Ausscheidungsorgane. Im übertragenen Sinne hilft es dabei, Neuland zu erobern.

Nervenleiden und Ängste

Die zahlreichen Eindrücke und Informationen, denen wir heute tagtäglich ausgesetzt sind, sind für unser Nervensystem schlichtweg zu viel. Außerdem schüren die Nachrichten, die fast durchweg Negativmeldungen sind, die Ängste. So viele Befürchtungen sind heute bei der Mehrzahl der Leute vorhanden: die Angst vor Krankheiten und Epidemien, die Angst vor Arbeitslosigkeit und Altersarmut, vor Geldentwertung, vor den Folgen der Umweltverschmutzung und nicht zuletzt vor Kriegen.

Um sich in den Ängsten und der allgemeinen Zerstreuung und Nervosität nicht zu verlieren, sind die bereits beschriebenen Zentrierungs- und Atemübungen absolut hilfreich. Oder Sie hören Entspannungsmusik. Spezielle uralte Friedensmantras aus den fernöstlichen Kulturen, die Sie sogar selbst singen können, habe eine ausgleichende Wirkung auf das Gehirn und das Nervensystem. Alles, was Ihnen das Herz öffnet, was Ihre Gefühle der Liebe und des Mitgefühls wieder zum Fließen bringt, wirkt auch heilsam auf das Nervenkostüm.

Schlafstörungen

Eines der besten mir bekannten Rezepte gegen Schlafstörungen, ob es sich dabei um Einschlaf- oder um Durchschlafstörungen handelt, ist folgendes: Sie schälen einige biologisch angebaute und ungespritzte Äpfel und lassen die Schalen trocknen. Im Bioladen können Sie auch getrocknete Apfelschalen kaufen. Bei Bedarf nehmen Sie dann einige davon, mischen sie mit Zimtrinde und Nelken – von beidem ist auch das Pulver möglich. Wer viel friert, gibt noch etwas Ingwer dazu. Das Ganze kochen Sie für ein paar Minuten und trinken abends zwei Tassen davon. Sie können das ganz nach Geschmack zubereiten und eben mehr oder weniger vom Zimt und von den Nelken dazugeben. Insgesamt aber brauchen Sie hierbei, wie allgemein bei Tees, nur kleine Mengen.

Anders, wenn Sie keine getrockneten Apfelschalen haben: Dann können Sie sogar einen ganzen frischen Apfel entkernen, zerschneiden und mit etwas mehr von den Gewürzen aufkochen. Das können Sie dann als Kompott essen.

Stress und Nervosität

Die am stärksten beruhigenden Kräuter sind Johanniskraut, Hopfen, Baldrian, Kamille, Weißdorn, aber auch Salbei, den man jedoch immer nur für sich trinken sollte. Die anderen genannten Kräuter können Sie mischen, alle zusammen oder nur zwei oder drei, und sie dann als Kur über etwa drei Wochen täglich mehrfach trinken. Wenn der Stress auch das Herz anzugreifen beginnt, gehören unbedingt Baldrian oder Weißdorn in die Mischung. Johanniskraut, das auch als »Lichtbringer« bezeichnet wird, beruhigt und hellt die Stimmung auf. Ebenfalls als »Lichtbringer« wirkt Arnika.

Ohrgeräusche

Ohrgeräusche – Rauschen oder Pfeifen – tauchen häufig bei länger andauerndem Stress auf, haben aber aus meiner Erfahrung immer etwas mit einer geschwächten Niere und einer überlasteten Leber zu tun. Daher lautet die Empfehlung, entsprechende Teekuren zu machen. Bitterstoffe, wie sie im Lebertee enthalten sind, sind sehr wichtig, außerdem Kräuter zur Ausleitung und Entschlackung. Für die Nieren eignen sich wie beschrieben Zinnkraut, Käsepappel und Taubnessel; für die Leber sind es Löwenzahn, Meisterwurz, Ehrenpreis, Blutwurz, Mariendistel und ebenfalls Käsepappel.

Gürtelrose

Die Gürtelrose möchte ich an dieser Stelle behandeln, da sie fast immer mit Überlastung und Stress zusammenhängt. Das beste alte Mittel gegen diese extrem schmerzhafte Krankheit ist die Hauswurz. Ihre dicken fleischigen Blätter schneidet man auf, drückt den Saft heraus und streicht ihn auf die schmerzhaften und teilweise offenen Stellen. Der Schmerz geht sehr schnell weg. In vielen Fällen sogar, wenn selbst Morphium nicht mehr geholfen hat.

Auch Eigenurin hilft bei der Gürtelrose, wie überhaupt bei so gut wie allen Krankheiten. Ob Sie ihn innerlich oder wenigstens äußerlich anwenden, er ist die Hausapotheke, die Sie immer dabeihaben. Das sollte vor allem auf Reisen oder in Akutfällen, wo keine anderen Hilfsmöglichkeiten zur Verfügung stehen, nie vergessen werden. Bei Verletzungen oder sich äußerlich zeigenden Beschwerden – wie eben der Gürtelrose – sollte der Urin täglich mehrfach auf die erkrankten Stellen aufgetragen werden. Ganz einfach geht das mit einem Wattepad, auf den Sie zuvor urinieren.

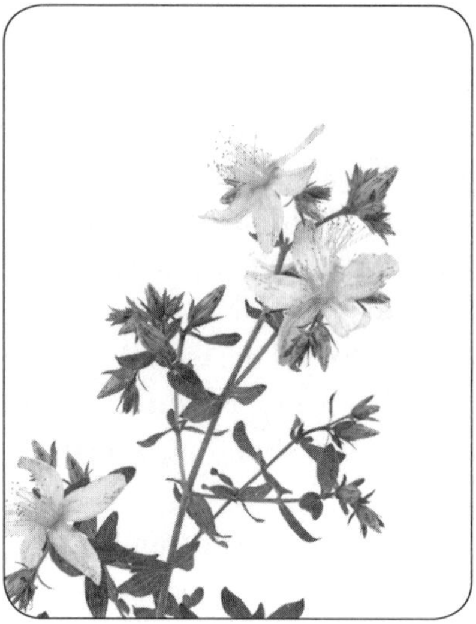

Johanniskraut

Diese Pflanze mit ihren strahlenden Blüten ist ein Lichtbringer. Sie heißt darum seit alters auch Herrgottskraut oder Christikraut. Sie bringt Stabilität und Ausgeglichenheit für den Körper ebenso wie für die Psyche. Sie ist tatsächlich der Psychotherapeut unter den Kräutern und darum in vielen Teemischungen mit anderen Hauptindikationen sehr willkommen.

Wirkung: ausgleichend, aufhellend, wundheilend, stärkend.

Anwendung: zur Stärkung der Nervenkraft, bei Verstimmungen, Schwermut und Depression, Ängsten, auch Höhenangst oder Klaustrophobie. Bei Trigeminusneuralgie, Schlafstörungen, Wetterfühligkeit, Sprachstörungen, Stottern, Epilepsie. Hilfreich bei Krämpfen aller Art, auch im Unterleib. Bei Herpes, Verbrennungen, Sonnenbrand, Nesselausschlag, Geschwüren. Bei Quetsch-, Schürf- und Stoßwunden, Knochenleiden und Hexenschuss. Ausgleichend für die Lymphdrüsen. Umschläge mit einem Johannisölauszug lindern Mumps.

In der Küche eignen sich die Blätter für den Salat und getrocknet als Würze für Suppen oder im Kräutersalz. Die Blüten sind eine sehr schöne, essbare Garnitur für viele Gerichte.

Keine wilden Mischungen!

Es ist heute etwas Mode geworden, Dutzende Kräuter, Früchte und alles Mögliche andere in Teemischungen zusammenzubringen. Man achtet dabei meistens ausschließlich auf den Geschmack – deswegen auch die vielen, völlig unnötigen und eher schädlichen Aromazusätze – und auf einen tollen Namen des Produktes. Was ich da schon für Mixturen entdeckt habe! Mischungen von Kräutern, die sich aus phytotherapeutischer Sicht einfach nicht vertragen.

Mischen Sie sich daher Ihre Kräutertees am besten selbst. Sie können die einzelnen Zutaten draußen sammeln oder in der Apotheke oder dem Reformhaus kaufen. Ich gebe Ihnen bei den Anregungen für bestimmte Beschwerden jeweils mehrere Kräuter zur Auswahl, und Sie können entscheiden, welche davon Sie nehmen wollen. Oftmals reicht ein einziges Kraut oder eine Mischung aus zwei oder drei Kräutern. Es kommt auch hier nicht auf die Anzahl der Kräuter und erst recht nicht auf Masse an.

Herz-Kreislauf-Beschwerden

Baldrian und Weißdorn sind ganz wesentliche Mittel aus der Natur, wenn es um das Herz und den Kreislauf geht. Den Weißdorn können Sie als Tee zubereiten, oder Sie machen sich eine Tinktur, also einen alkoholischen Auszug wie zu Beginn des Kapitels »Heilung durch die Kraft der Kräuter« beschrieben. Er hilft auch bei zu niedrigem Blutdruck.

Die Mistel gleicht den Blutdruck aus, egal ob er zu hoch oder zu niedrig ist, sie muss aber sehr achtsam zubereitet werden. Von ihr nimmt man nur die Blätter, die anderen Teile sind hochgiftig. Diese Blätter werden in kaltem Wasser über Nacht eingeweicht und dann bis auf Trinktemperatur, maximal 40 Grad erhitzt. Dann abseihen, in eine Thermoskanne geben und auf keinen Fall auf einmal, sondern über den Tag verteilt schluckweise trinken. Ein guter Viertelliter am Tag reicht vollkommen aus. Das Herz beruhigt sich und gleicht sich aus. Die Mistel ist dafür genial. Sie bekommen sie häufig in der Weihnachtszeit, wo sie als Symbol der Liebe weitergegeben wird – auch hier findet sich die Analogie zum Herzen. Manche Gärtnereien bieten sie an, wobei Sie fragen sollten, ob sie natürlich gewachsen sind. Förster im Wald können Sie ebenfalls darauf ansprechen. Oder Sie kaufen Misteltee in der Apotheke.

Der Baldrian ist ein Mittel für erhöhten Blutdruck. Auch Selleriesäfte helfen bei Blutdruckabnormalitäten: Bei zu niedrigem Blutdruck sollte die Knolle ausgepresst werden, bei zu hohem hingegen die Selleriestangen. Knoblauch wirkt ausgleichend auf den Blutdruck, das heißt, Niederdruck wird erhöht und Hochdruck abgesenkt. Seine positive Wirkung kann man sich einfach in der Küche zu Nutze machen. Wenn Sie Angst vor den Ausdünstungen haben: Wird Knoblauch roh zu anderen rohen Gemüsen gegessen, riechen Sie erstaunlicherweise gar nicht danach.

Insgesamt empfiehlt sich das morgendliche Ölziehen, bei dem Sie einen Schluck Sonnenblumenöl für etwa fünfzehn Minuten im Mund bewegen und immer wieder durch die Zähne ziehen. Danach spucken Sie es aus, spülen den Mund mit Wasser und putzen gründlich die Zähne. Diese Methode entgiftet den gesamten Körper, stärkt das Zahnfleisch und lässt auch dem Knoblauchdunst keine Chance.

Herzwein

Ein sehr schönes Rezept für die Behandlung aller Herzbeschwerden ist der Herzwein. Dafür geben Sie geschnittene Goldmelisse in eine Flasche und füllen mit einem Bio-Rotwein auf. Lassen Sie das Ganze sechs Wochen lang in der Wärme durchziehen, ab und zu umschütteln, dann abseihen und täglich einen Schluck oder ein Schnapsglas voll davon trinken.

Wenn Sie die Goldmelisse mit Essig ansetzen und etwa drei Wochen stehen lassen, erhalten Sie eine hilfreiche Einreibung für den Herzbereich, die beispielsweise Herzflattern und Unregelmäßigkeiten im Herzschlag ausgleichen kann. Auch diesen Ansatz könnten Sie zudem innerlich einnehmen: Sie kochen einen halben Liter Wasser mit einem Viertelkilo braunem Kandiszucker auf und gießen einen halben Liter von dem Melissenessig dazu. Davon trinken Sie dann etwa ein Schnapsglas voll am Tag. Den Nerven und dem Magen tun Sie mit der Goldmelisse ebenfalls etwas Gutes.

Ein ganz wesentliches Kraut für das Herz und den Kreislauf ist die Brennnessel. Ob Ihr Blutdruck zu hoch oder zu niedrig ist, ob Sie Herzrhythmusstörungen haben, an Arterienverkalkung leiden oder das Cholesterin zu hoch ist – eine Teekur mit Brennnessel ist sehr hilfreich. Brennnessel hat die Gabe, die Aufnahmefähigkeit des Blutes für Sauerstoff enorm zu erhöhen, was viele weitere positive Folgen nach sich zieht. Sie ist ein wirkliches Blutmittel, und selbst bei Leukämie sind solche Kuren einen Versuch wert. Natürlich ist es, gerade bei schweren Leiden, die sich über lange Zeit entwickelt haben, wichtig, auch die Lebensweise in Richtung Gesundheit zu verändern, insbesondere über die Ernährung und über ausreichend angemessene Bewegung.

Brennnesselkuren können sehr gut abwechselnd mit Teekuren gemacht werden, die für eine Ausleitung von Schadstoffen sorgen. Das kann der bereits beschriebene Entschlackungstee sein (siehe Seite 186f.). Oder Sie nutzen in der zwei- bis dreiwöchigen Brennnesselpause das Zinnkraut. Für Ausleitungszwecke wird es genauso zubereitet wie die anderen Tees. Wenn Sie gleichzeitig Knochensubstanz aufbauen möchten, ist die Zubereitung etwas anders (siehe Seite 219f.).

Allergien

Aus meiner Erfahrung lassen sich alle Allergien mit Brennnesseltee ausleiten. Wieder sind dreiwöchige Kuren nötig. Nach der ersten Kur sollten die Allergien schon nachlassen. In der Pause nach den ersten drei Wochen bietet sich ein Ausleitungstee an – entweder Zinnkraut oder der oben beschriebene Entschlackungstee, dann aber natürlich ohne Brennnessel. Die sollte danach allein erneut zum Einsatz kommen. Am besten beginnen Menschen mit Heuschnupfen eine solche Kur mitten im Winter, sodass sie im Frühjahr die zweite oder sogar dritte Runde der Brennnessel-Teekur durchführen. Wenn dann die entsprechenden Pollen fliegen, dürften keine Probleme mehr auftauchen.

Auch gegen Allergien auf bestimmte Nahrungsmittel oder Insektenstiche ist die Brennnessel ein erstaunlich wirkungsvolles Mittel. Was ich selbst bei der Behandlung meiner Wespenstichallergie gemerkt habe: Wie alle Kräuter wirkt auch die Brennnessel immer auf der körperlichen und auf der geistigen und seelischen Ebene. Sie erleben eine neue Klarheit und es fallen auch alle mit Allergien verbundenen psychischen Blockierungen von Ihnen ab.

Was bei der wirklichen Ausheilung einer Allergie allerdings noch dazukommt, ist eine Ernährungsumstellung. Denn worauf auch immer Sie allergisch reagieren, dem zugrunde liegt fast immer eine Schwächung des Organismus durch bestimmte Nahrungsmittel, die er nicht verarbeiten kann. Ganz oft sind das tierische Produkte und Weizen. Streichen Sie die also möglichst aus Ihrem Speiseplan und erfreuen Sie sich an den zahllosen Alternativen, die Sie dadurch neu entdecken können.

Asthma

Asthma ist eine fortschreitende Form von Allergie. Es betrifft die Bronchien und daher eignen sich Auflagen auf den Brustkorb, wie bei Lungenentzündungen und auch Lungenkrebs (siehe Seite 234). Außerdem sollten Sie die Tees wie bei den Allergien als Kur trinken, um den Körper wieder auszugleichen. Um den Kalziumstoffwechsel, der hier ebenfalls meist mitspielt, in Ordnung zu bringen, ist der Zinnkrauttee, den Sie zu 50 Prozent nur ziehen lassen und zu 50 Prozent noch aufkochen, bestens geeignet.

Innige Verbindung

Eine kleine Anregung zwischendurch: Kräuter sind etwas, was die Menschheit schon seit Jahrtausenden hilfreich begleitet. Kleine Pflänzchen meist, manchmal mit winzigen hübschen Blüten, aber von uns heute häufig übersehen. Wenn Sie aber ein paar Mal die heilsame Wirkung selbst erfahren haben, werden Sie diesen besonderen Pflanzen sehr dankbar sein. Es ist eine berührende Sache, sich ganz bewusst mit einer solchen Pflanze zu verbinden, sie als Wesen zu spüren, sie direkt um Heilung zu bitten und ihr für ihre Kraft zu danken. Das können Sie natürlich gut machen, wenn Sie draußen selbst Kräuter sammeln gehen. Aber auch wenn Sie vor einer frisch zubereiteten Tasse Heilkräutertee sitzen, ist eine solche kleine Meditation möglich. Sie können sicher sein, dass sie die Heilwirkung noch verstärken wird.

Sie können das auch mit einer Atemübung verbinden und sich vorstellen, dass Sie die Heilkräfte dieser Pflanze mit der Einatmung aufnehmen und in sich an genau den Stellen wirken lassen, die sie brauchen.

Entzündungen allgemein

Viele Kräuter wirken sehr gut gegen Entzündungen – insbesondere die Kamille. Entzündungen gehen oft mit Fieber einher, weil der Körper extrem arbeiten muss, um mit der Disharmonie fertigzuwerden. Andere reagieren mit Unwohlsein und Mattheit. Auch dann sind entzündungshemmende Tees sehr wertvoll. Ebenso wenn sich ein Zahn entzündet, die Nasennebenhöhlen, ein Nagel oder eine Verletzung der Haut.

Zur Kamille hinzu kommen Ringelblume, Käsepappel und Lavendel. Lavendel sollte allerdings sparsam verwendet werden, wenn Ihnen der Geruch sonst zu intensiv ist. Auch Ehrenpreis und Labkraut wirken entzündungshemmend.

Einen Tee aus einer Mischung aus ein paar dieser Kräuter sollten Sie für einige Tage richtiggehend in Mengen trinken. Wenn es beispielsweise um eine Lungenentzündung geht, kann man noch spezielle Lungenheilkräuter (siehe Seite 190) hinzugeben.

Bei äußerlichen Entzündungen können Sie auch ein Leinentuch in eine Teezubereitung legen, auswringen und auf die betroffene Stelle auflegen. Diesen Tee sollten Sie dann natürlich nicht trinken. Oder Sie geben ein paar mehr Kräuter in ein Säckchen, erwärmen es über dem Dampf und legen es auf.

Bei Augenentzündungen wird seit alters her Augentrost verwendet. Man kann ihn auch allgemein als entzündungshemmendes Kraut nutzen, aber am besten wirkt er einfach auf die Augen.

Knochenleiden

Osteoporose

Zinkkraut ist für Knochenleiden, für abnehmende Knochendichte und Osteoporose wirklich ideal. Diese besondere Heilpflanze wirkt auf zwei Ebenen: Zum einen ist sie ausleitend, also entgiftend, und zum anderen kann sie den Aufbau der Knochensubstanz unterstützen. Diese beiden Wirkweisen erfordern aber jeweils eine ganz andere Zubereitung. Es gibt jedoch eine Möglichkeit, beide zu kombinieren: Dafür tun Sie wie immer eine geringe Menge Kräuter in ein Gefäß, diesmal am besten einen Topf, und gießen mit kochendem Wasser auf. Zehn Minuten ziehen lassen, nur die Hälfte abgießen und die andere Hälfte mit den Kräutern drin für weitere zehn Minuten kochen lassen, dann ebenfalls abgießen und mit der anderen Hälfte zusammenschütten. Diesen Tee trinken Sie dann wieder über den Tag verteilt und dehnen die Kur über drei Wochen aus. Danach legen Sie etwa drei Wochen Pause ein, während der Sie einen anderen Tee nutzen können. Eine solche Kur empfehle ich auf jeden Fall allen Frauen ab der Lebensmitte. Es ist eine so einfache Möglichkeit, sich das Maximum an

Knochensubstanz zu erhalten. Auch Isländisch Moos enthält sehr viel Kalzium, Sie können es als normale Teezubereitung nutzen.

Rheumatische Erkrankungen, Arthrose und Arthritis

Ein Großteil aller Krankheiten, vor allem aber diese Gruppe, geht auf eine starke Übersäuerung und einen entgleisten Stoffwechsel zurück. Deswegen muss unbedingt die Ernährung umgestellt werden, weg von tierischen Produkten und hin zu Obst und Gemüse, die im Körper Basen bilden und ihm helfen, die Säuren abzubauen.

Als Tees wirken Zinnkraut (wie bei der Osteoporose beschrieben zubereitet) und Isländisch Moos hervorragend. Gut begleiten können die Käsepappel (Malve) und die Brennnessel zum Ausleiten und der Wegtritt sowie die Goldrute für die Niere. Diese Kräuter können Sie in eine Teemischung mit Isländisch Moos geben. Das Zinnkraut sollten Sie wegen der besonderen Zubereitungsart natürlich extra vorbereiten, danach können Sie die fertigen Tees mischen oder Sie machen abwechselnd Kuren mit beidem.

Trinken Sie von diesen Tees wirklich reichlich, am besten zwei Liter am Tag. Rheumatische Erkrankungen sind schwere Leiden, sie brauchen enorme Heilimpulse, die die Kräuter ihnen geben können. Diese Tees lösen die Schlacken aus dem Organismus, die sich dort über Jahre und Jahrzehnte festgesetzt haben. Gleichzeitig erhält die Knochensubstanz neue Impulse, sich wieder aufzubauen. Das geschieht vor allem durch die Zinnkrautabkochung.

Eine besondere Mischung bei Rheuma und Arthritis

Vermengen Sie 8 g Brennnessel, 6 g Zinnkraut, 4 g Wegtritt und 2 g Johanniskraut zu einem Tee, den Sie auch über einen längeren Zeitraum kurmäßig trinken. Sie lassen eine Prise von der Mischung im heißen Wasser zehn Minuten ziehen, seihen die Hälfte ab und lassen den Rest zehn Minuten köcheln. Dann seihen Sie auch das ab und geben es zu der anderen Flüssigkeit. Trinken Sie davon reichlich, sogar für zwei, drei Monate. Danach machen Sie eine Pause und nutzen derweil andere Tees. Wenn Sie merken, dass Sie wieder einen Krankheitsschub verspüren, wiederholen Sie die Kur mit dieser Mischung. Es kommt vor, dass ein nächster Schub erst mal stärker ist – wiederholen Sie dann immer wieder diese Kur, um das Leiden langfristig auszuheilen, unterstützt von einer Ernährungsumstellung, Auflagen und Bädern.

Betroffene Gelenke können Sie zusätzlich mit Heilerde-Auflagen (siehe Kapitel »Heilerde und Sole für die Gesundheit«) behandeln. Auch Kohlblätterwickel helfen sehr gut: Sie schälen große Blätter vom Kohlkopf und walken Sie mit einem Nudelholz etwas aus, dann kommen sie auf den betroffenen Körperteil und werden mit einem Stoff umwickelt. Oder Sie geben Quark auf die Gelenke und wickeln darum ein Tuch und lassen das Ganze eine Zeit lang wirken. Außerdem helfen die weiter unten beschriebenen Bäder.

Bei solchen chronischen Leiden sollten Sie auf möglichst vielen Ebenen parallel etwas für Ihre Gesundung tun. Wichtig ist auch, unbedingt in Bewegung zu bleiben. Wenn die Gelenke schmerzen, dann bewegen Sie sie entsprechend sanft und vorsichtig. Aktivität muss sein, um das ganze System wieder in Fluss zu bekommen. Es reichen wirklich kleine, aber regelmäßige Bewegungen, die Ihnen guttun und mit dazu beitragen, die Schlacken zu lösen.

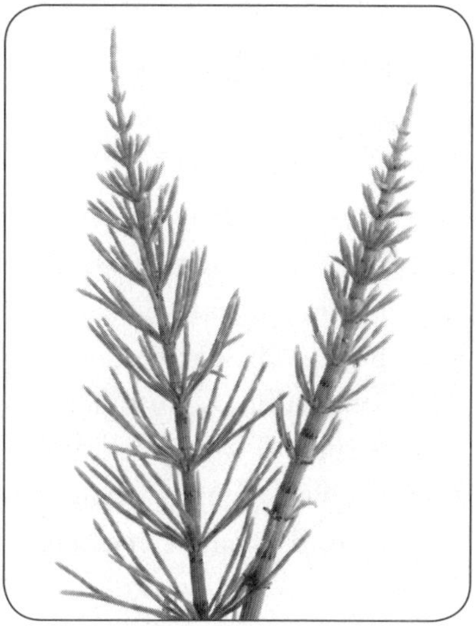

Zinnkraut

Wie sein Wuchs schon zeigt, schenkt uns das Zinnkraut Struktur und Klarheit. Es hilft insbesondere dem Halteapparat, sorgt aber auch für die Ausleitung von Schadstoffen. Es richtet uns geistig und körperlich auf.

Wirkung: ausleitend, entgiftend, knochenstärkend, immunstärkend, menstruationsausgleichend, wundheilend.

Anwendung: Spült Niere, Harnleiter und Blase durch, reguliert den Wasserhaushalt, bei Knochenleiden aller Art – Osteoporose, Rheuma, Arthrose, Arthritis, Knochenverformungen und Überbein. Bei Süchten und psychischer Schwäche, vorgebeugter oder zu stark zurückgebeugter Haltung. Bei Nasenblutungen, starken Verletzungsblutungen, zu starker Menstruation, Zysten, Myomen und sogar Krebs. Wirkt positiv auf Bindegewebe und Ödeme.

Für die Küche lassen sich die braunen Stellen zwischen Hauptstiel und Seitentrieb nutzen, die pilzartig schmecken. Zinnkraut eignet sich fürs Kräutersalz und als Suppengrün. Auch Ackerschachtelhalm genannt sollte es beim Sammeln nicht mit dem Winterschachtelhalm verwechselt werden, der bis zu einem Meter hoch wird und weich wie Frauenhaar ist.

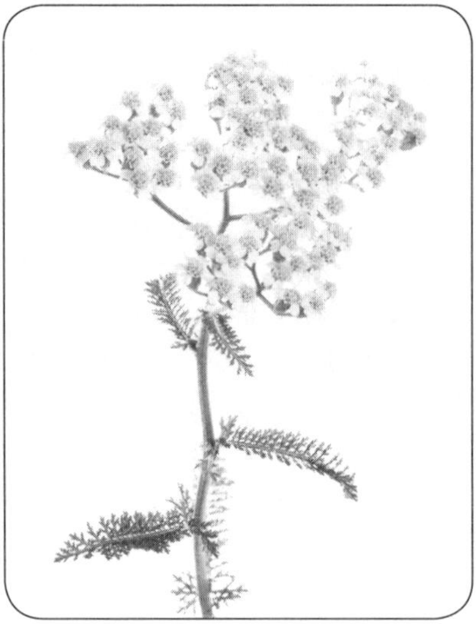

Schafgarbe

Der Gesundmacher schlechthin! Die Grundthemen sind Kampf und Liebe und damit auch Kämpfe in Beziehungen oder um die Gesundheit. Schafgarbe war früher Teil des Liebeszaubers, der Visionen zeigen und wahr machen konnte. Das Heilkraut verbindet unsere Sexualität mit Herz und Verstand.

Wirkung: entzündungshemmend, krampflösend, anregend, regulierend, ausgleichend.

Anwendung: bei allen Arten von Verdauungsstörungen, insbesondere gut für Leber, Galle, Magen, Darm, Bauchspeicheldrüse, auch bei Sodbrennen, Appetitlosigkeit, Blähungen und Durchfall, Hämorrhoiden. Ausgleichend für das Herz, den Stoffwechsel, die Geschlechtsdrüsen, den Unterleib (auch äußerlich als Auflagen). Sehr gute Schnellhilfe bei einsetzender Migräne. Bei Zahnproblemen, Mundfäule, Akne, Venenleiden, Verpilzung. Bringt geistige Klarheit. Schafgarbe sollte sparsam verwendet werden, da sie sehr stark wirkt, was bei einem Zuviel zu Schwindel führen kann.

In der Küche lassen sich die Blätter sehr gut als Würze nutzen. Sie passen überall da, wo sonst Muskatnuss verwendet wird.

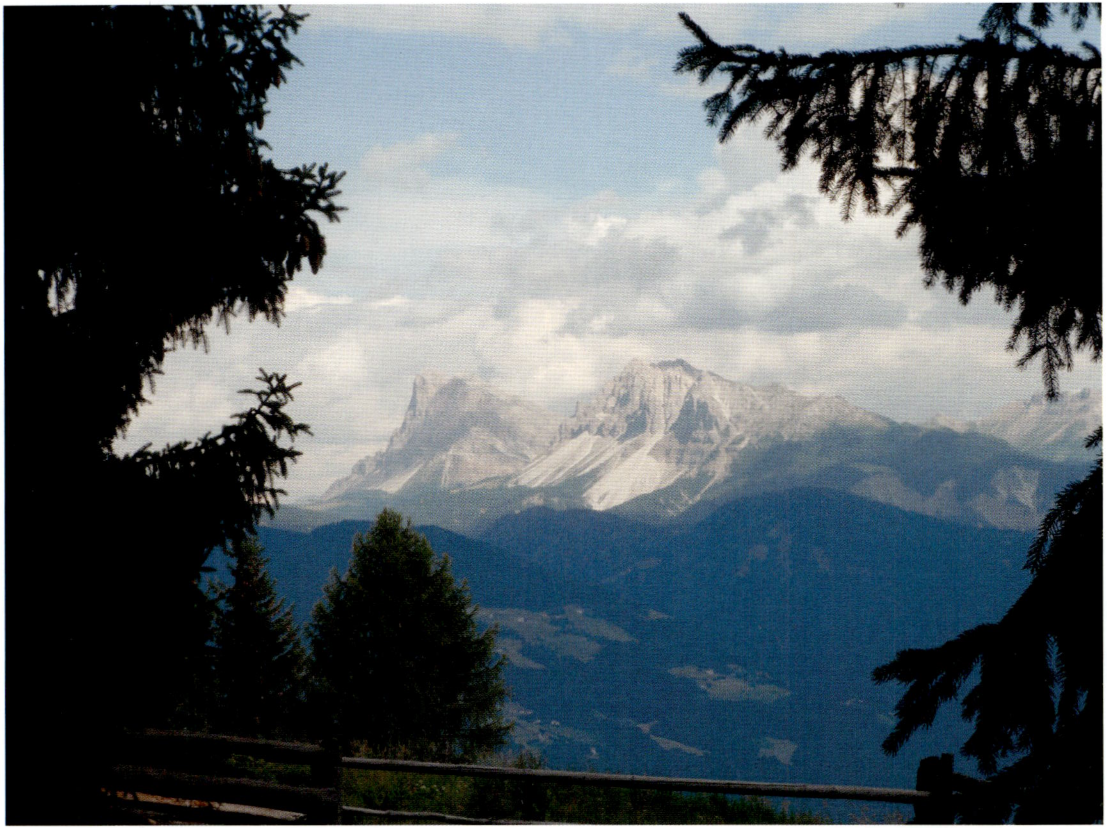

Die Schönheit Südtirols.

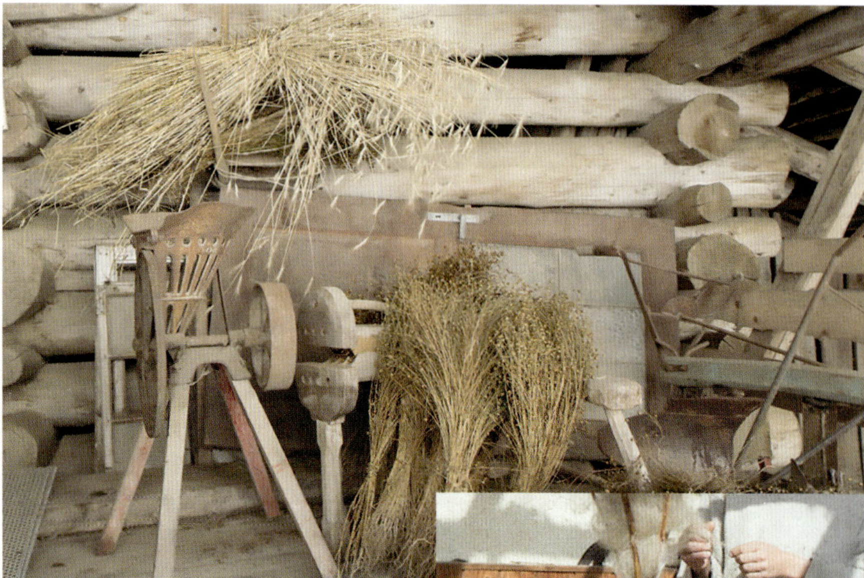

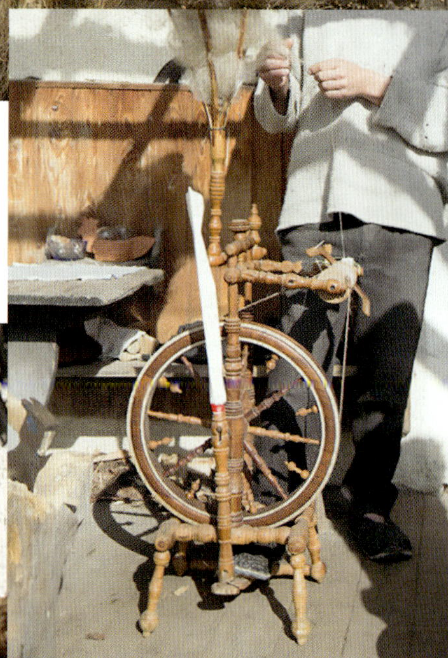

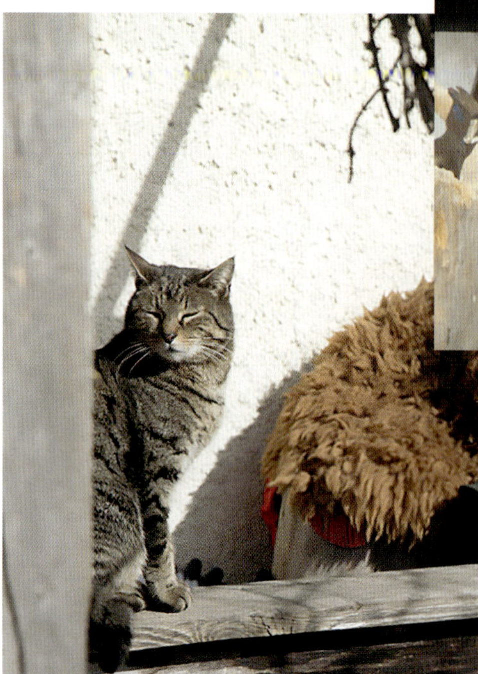

Aus Flachs wird auf dem Hof heute noch Leinen gemacht, das Bild zeigt eine Brechel. Unten ein Spinnrad für Schafwolle.

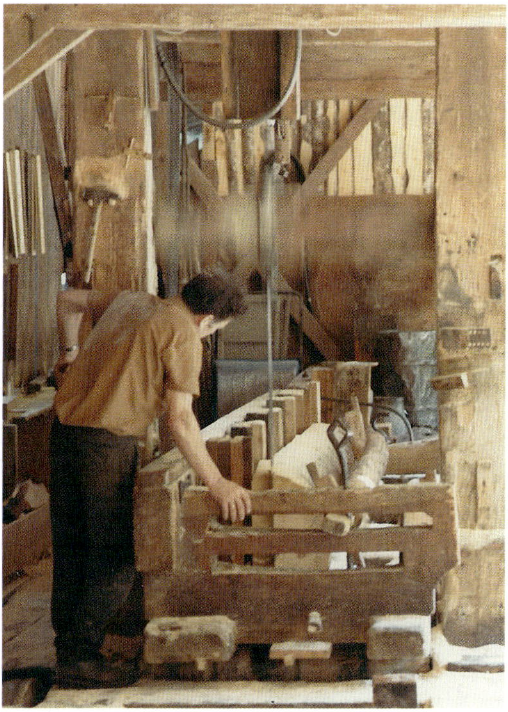

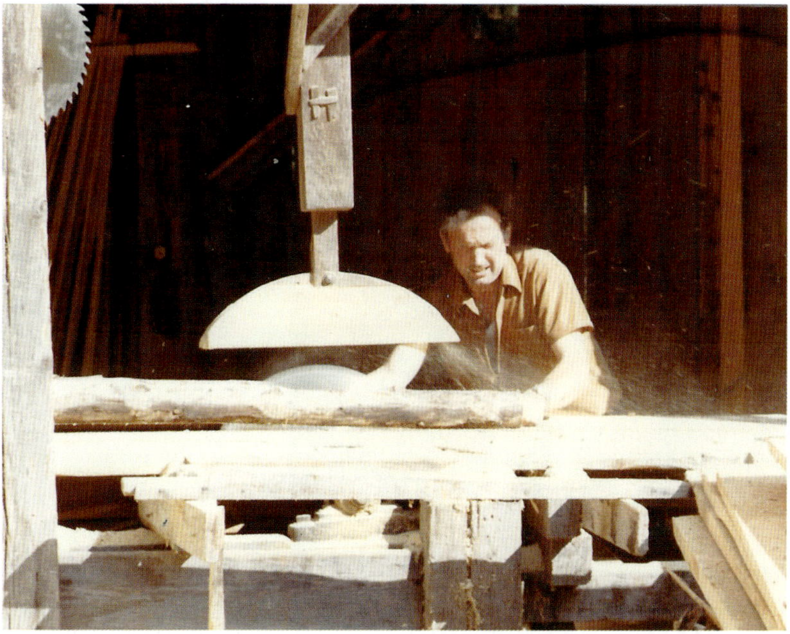

Das Sägewerk unterhalb des Hofes konnte schon frühzeitig elektrisch betrieben werden.

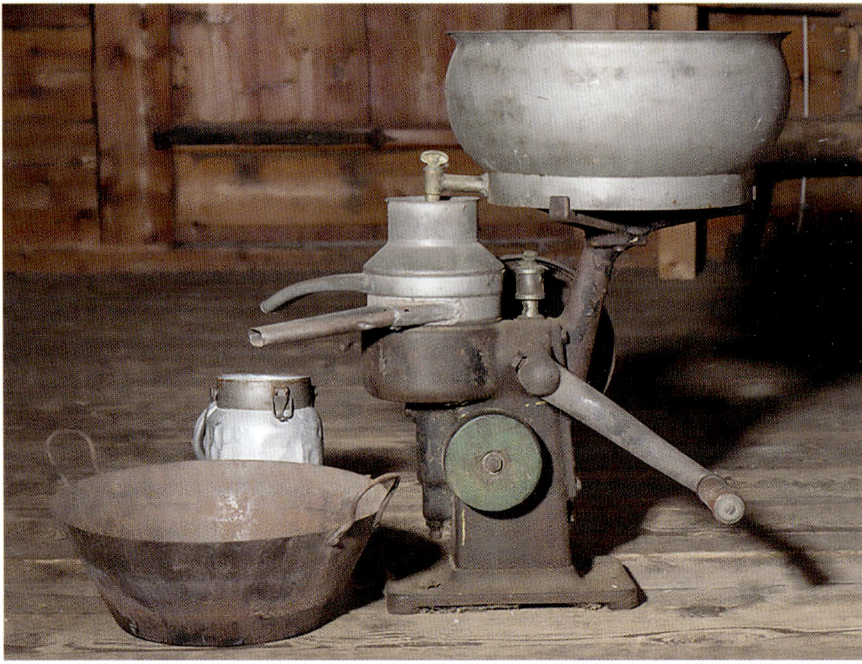

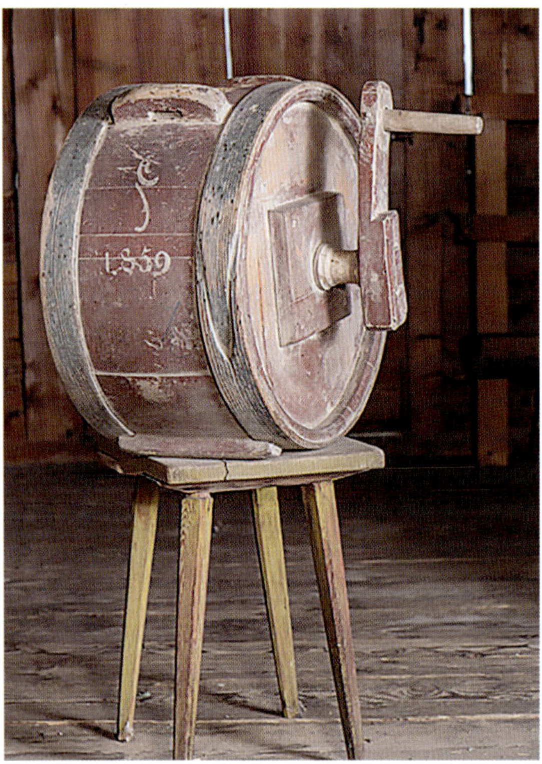

Oben: mit diesem Gerät wurde die Milch vom Rahm getrennt. Dann wurde gebuttert: unten ein Butterfass zum Kurbeln.

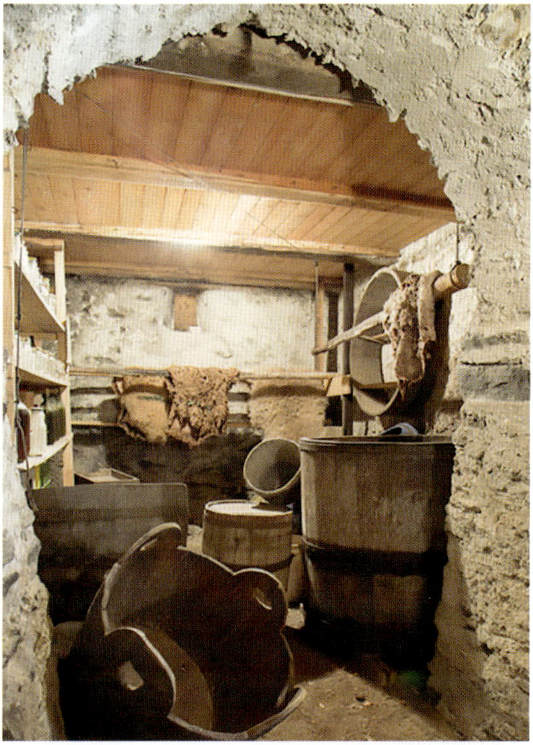

In den Kellerräumen hat die Familie vieles von der Ernte gelagert und verarbeitet. In dem Kessel unten wurde Käse gemacht und für verschiedene Arbeiten das Wasser erhitzt.

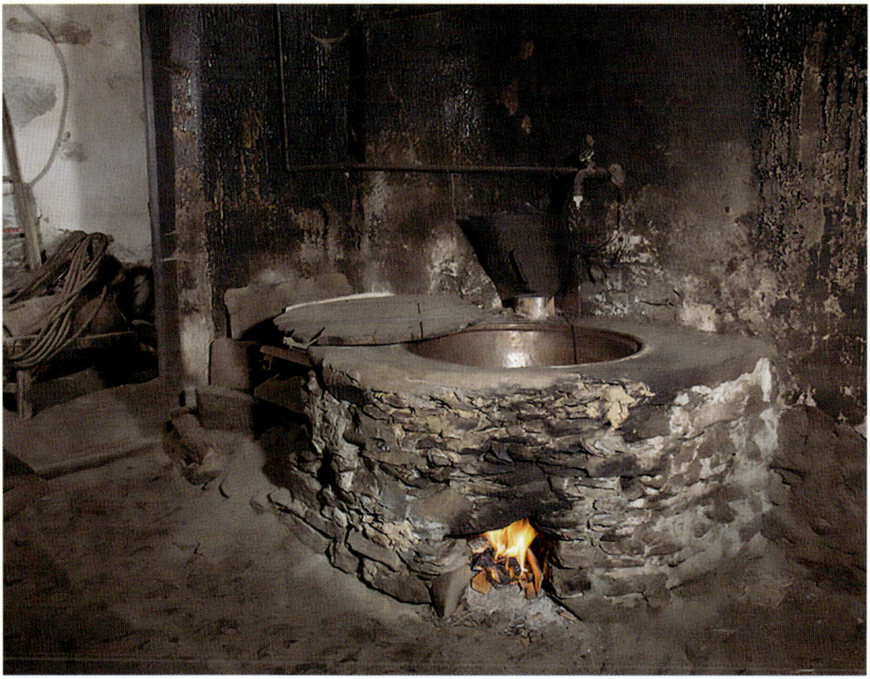

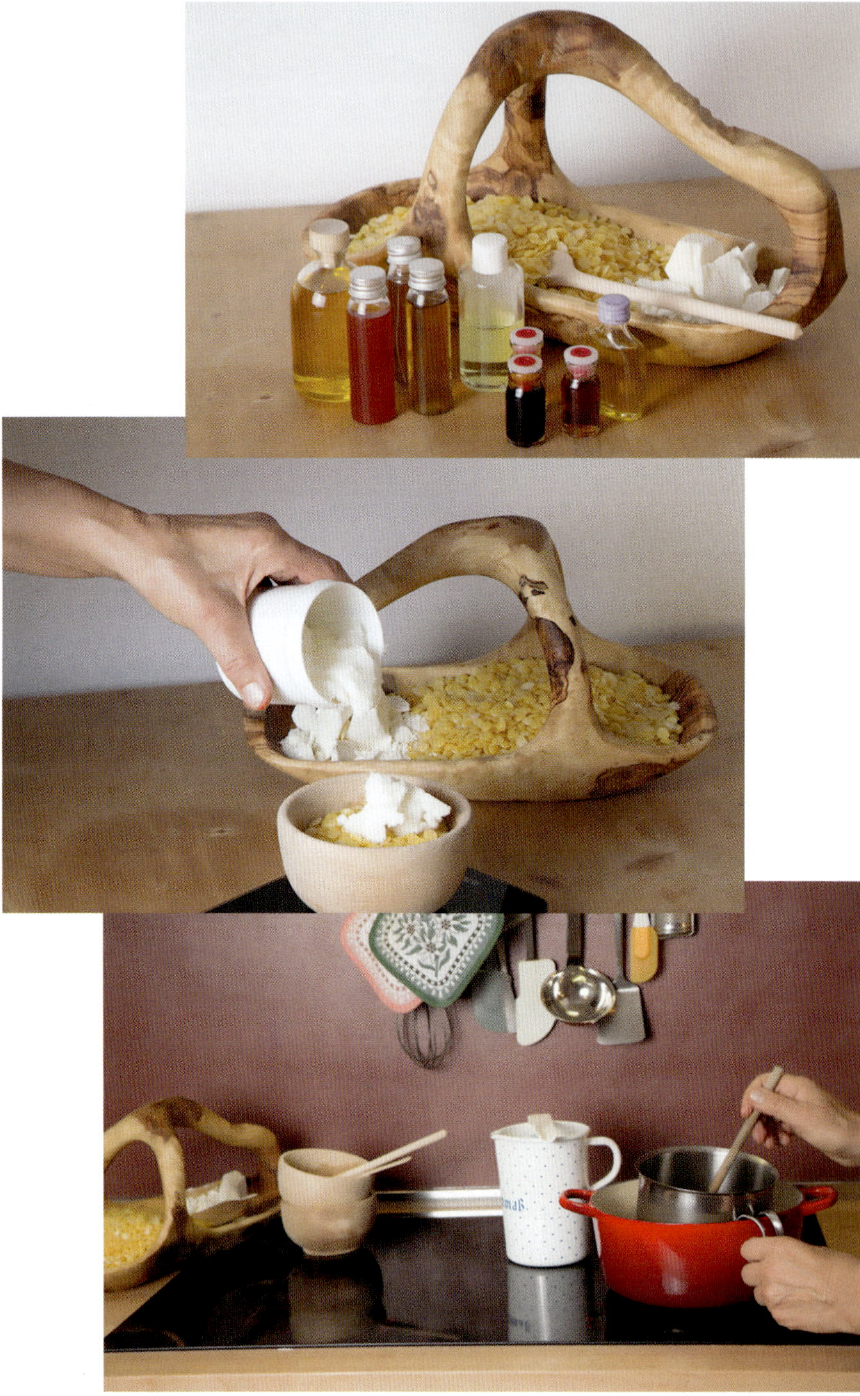

Die Grundzutaten für Naturkosmetik: Bienenwachs, Kokosfett, Öle und Düfte. Wachs und Kokosfett werden in einem Wasserbad geschmolzen.

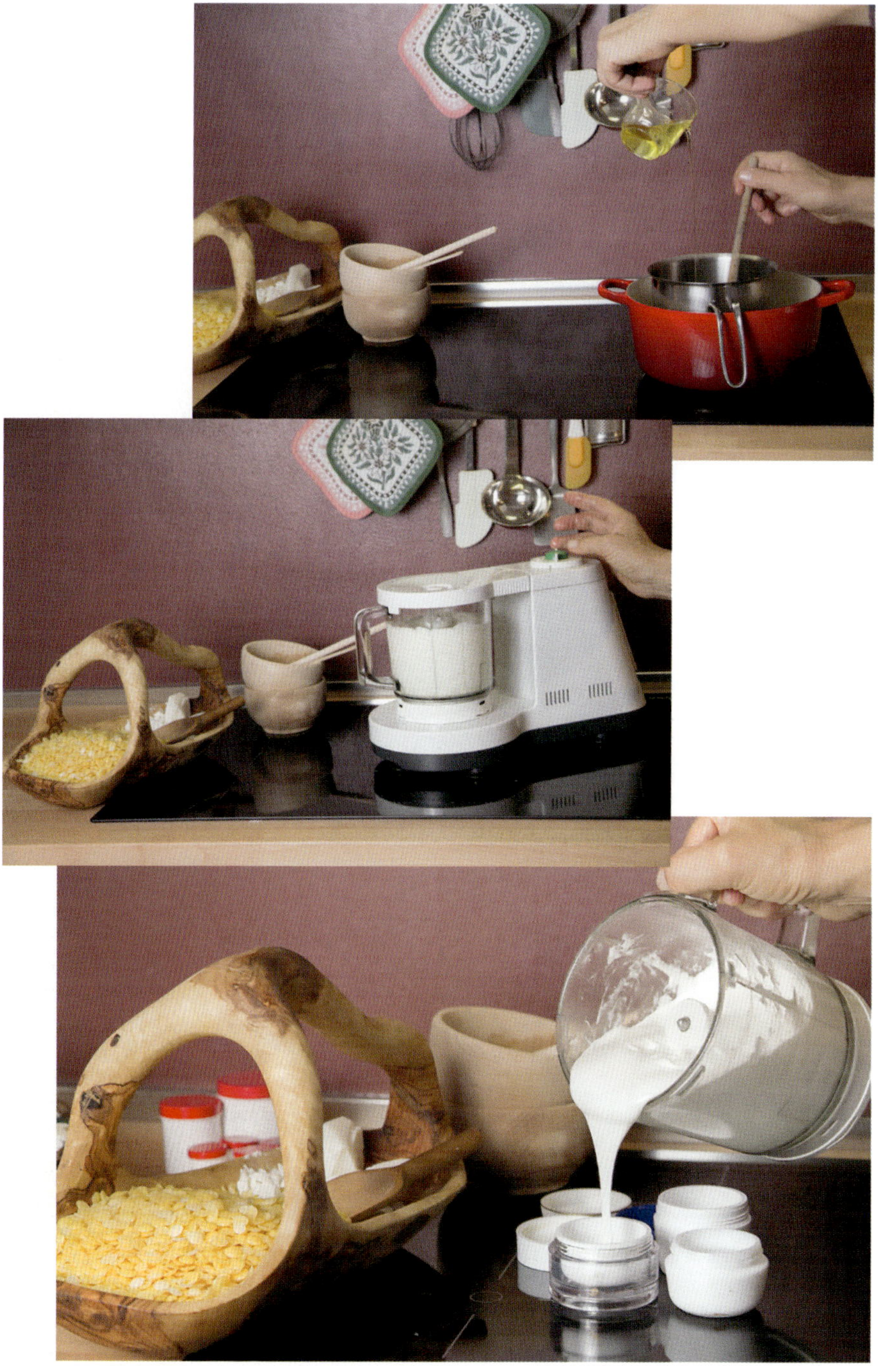

In das flüssige Wachs wird langsam und unter Rühren das Öl gegossen.
Sind alle Zutaten vermengt, kommt immer wieder kurzzeitig der elektrische Mixer zum Einsatz, bis die Cremes oder Salben erkaltet sind.

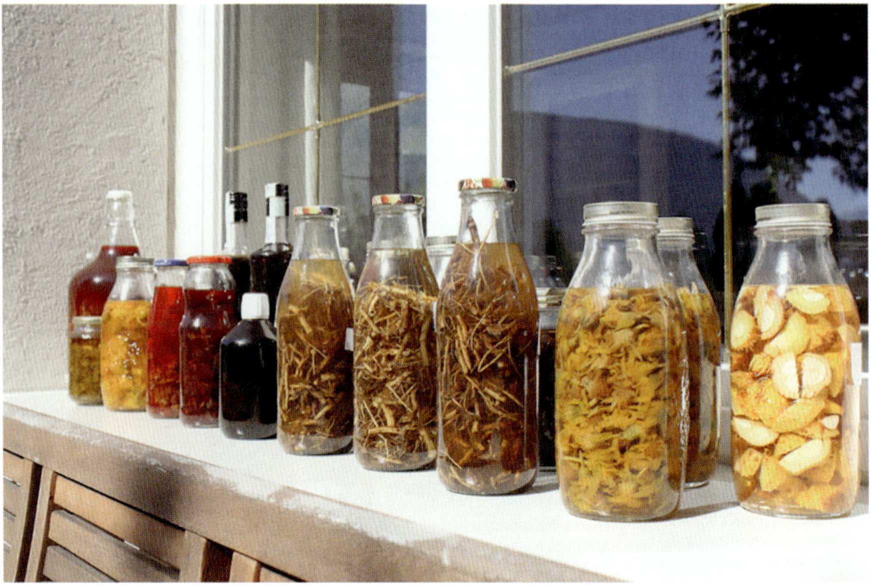

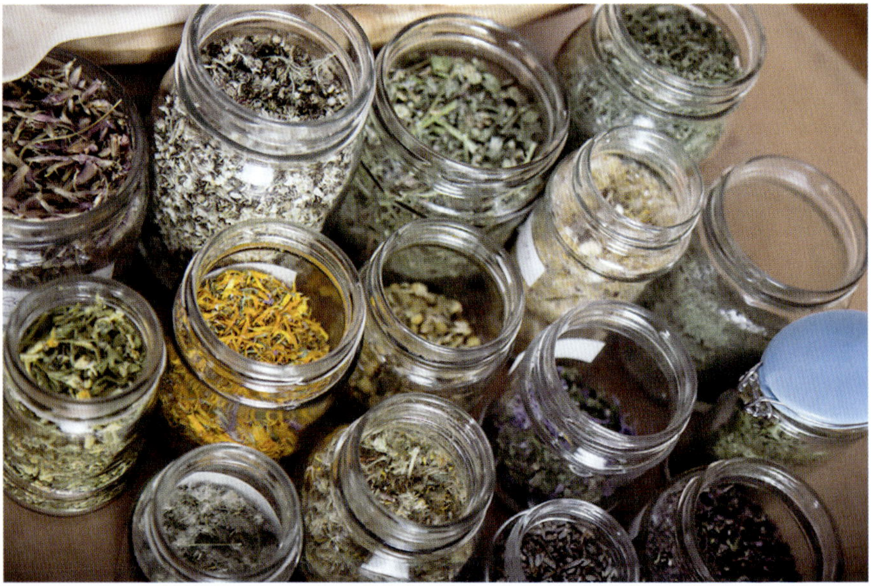

Oben: Auszüge und Tinkturen, die in der Sonne durchziehen.
Unten: eine Vielfalt an getrockneten Kräutern.

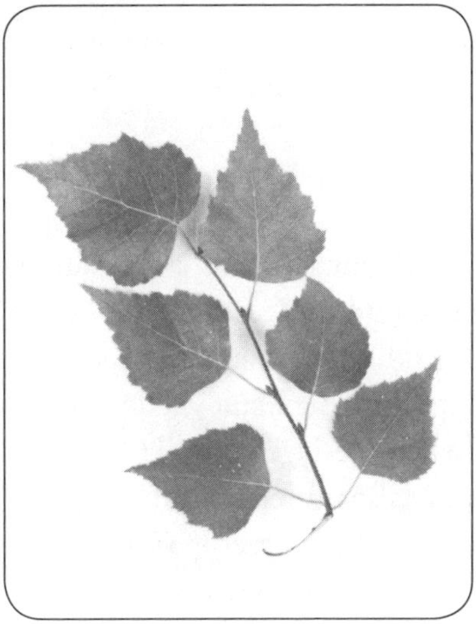

Birkenblätter

Vom Wesen her vereint die Birke die Polaritäten von Leben und Tod und überhaupt alle Gegensätze. Außerdem weckt sie unseren Sinn für Schönheit und Ästhetik, so wie sie auch selbst als »Schönmacher« wirkt, wenn die jungen Blätter im Frühjahr zur Reinigung und Entgiftung genutzt werden.

Wirkung: blutreinigend, entsäuernd, schweißtreibend und harntreibend.

Anwendung: Birkenblätter wirken als Schön- und als Muntermacher. Sie unterstützen die Ausscheidungskraft des Körpers und treiben Gifte aus. Damit wirken sie positiv auf Nieren, Blase, Haut und Haare. Die Entgiftung kann auch Haarausfall und Glatzenbildung eindämmen – denn die Haarwurzeln sterben nie ab, nur wachsen die Haare nicht mehr. Nach einer intensiven Entgiftung kann das Haarwachstum wieder einsetzen. Birkenblätter fördern den Stoffwechsel ganz allgemein und bauen Fettleibigkeit ab. Sie wirken zudem positiv auf Herz, Immunsystem und Knochenapparat.

In der Küche können die jungen Blätter, die frischen Triebe als Würze in den Salat gegeben werden.

Weitere Beschwerden

Absterbende Hautteile

Es kann vorkommen, dass Teile der Haut langsam absterben. Sie werden gefühllos, obwohl man ab und zu Zuckungen spürt, und die Haut wird schwarz. Hier sind unbedingt lange Kuren mit Brennnesseltee angezeigt, so lange, bis die Haut wieder eine normale Farbe hat. Außerdem helfen Auflagen mit Heilerde (siehe Seite 246f.) gut. Durch diese Maßnahmen konnten sogar bereits anstehende Amputationen oder Hautverpflanzungen verhindert werden. Auch bei Hautkrebs sind solche Kuren ein sehr wirksames Mittel.

Augenprobleme

Neben dem Augentrost, der vor allem entzündeten Augen hilft, aber zum Beispiel auch bei einem Gerstenkorn, sind die besten Augenkräuter Zinnkraut, Mariendistel und Schafgarbe. Sie können Waschungen mit ihnen machen und zur Beruhigung noch Kamille dazugeben. Am besten bereiten Sie eine Tasse Tee zu, tunken ein Tuch oder Baumwollwattepad hinein und wischen die Augen damit aus – immer zur Nase hin. Oder Sie machen das Tuch gut nass und legen es für eine Zeit auf die geschlossenen Augen. Die einmal zubereitete Flüssigkeit darf den ganzen Tag über immer wieder verwendet werden.

Die Kräuter können Sie natürlich auch als Tee trinken, wobei speziell der Augentrost äußerlich intensiver wirkt. Eine Salzlösung aus einem Zehntel Sole und neun Zehnteln Wasser eignet sich ebenfalls gut für Augen-Waschungen. (Mehr zur Sole und zu ihren Anwendungen finden Sie im Kapitel »Heilerde und Sole für die Gesundheit«.)

Für Fehlsichtigkeit und auch die Alterssichtigkeit ist das Wichtigste ein regelmäßiges Augentraining, das die Muskeln trainiert, neu aufbaut und zugleich entspannt. Dafür gibt es heute viele Angebote und Bücher.

Bettnässen bei Kindern

Dieses Thema kennen sehr viele Eltern – und ich empfehle hier eine Teekur mit Johanniskraut, Maisbart, Schafgarbe und Zinnkraut.

Schmerzende Brustwarzen beim Stillen

Selbst wenn die Brustwarzen bereits offen sind, kann ein öliger Auszug mit Hopfen sehr schnell helfen. Frischer wilder Hopfen wird mit Leinöl angesetzt, drei Wochen stehen gelassen und abgeseiht. Am besten machen Sie das schon gegen Ende der Schwangerschaft, dann haben Sie gleich einen Vorrat. Bei Bedarf wird dieser Auszug immer mal wieder auf die Brustwarzen aufgetragen. Die Wunden heilen sehr schnell ab.

Haarausfall

Haarausfall hängt immer mit einer geschwächten Nierenfunktion zusammen und mit einer Beeinträchtigung der Leber. Als Tees bieten sich also die entsprechenden Kräuter an: Zinnkraut, Schafgarbe, Mariendistel und Löwenzahn sind die wichtigsten. Was die Ernährung betrifft, sollten Sie unbedingt viel Hirse essen, die alle nötigen B-Vitamine enthält, die beim Haarausfall oft fehlen.

Es gibt auch eine sehr wirkungsvolle Packung: Olivenöl und ein Eigelb miteinander verschlagen, auf dem Haarboden verteilen und mindestens zwei Stunden einwirken lassen. Sie können auch ein Tuch darumwickeln und das Ganze über Nacht einwirken lassen. Danach werden die Haare gewaschen.

Außerdem ist eine Tinktur sehr hilfreich: Dafür nehmen Sie zu gleichen Teilen Holunderrinde, Birkenrinde, Brennnesselwurzeln und Wacholderbeeren, nach Wunsch noch Zinnkraut. Alles wird etwas zerkleinert und in eine Flasche gegeben, dann mit einem Schnaps aufgefüllt, für drei Wochen in der Wärme, wenn möglich direkt in der Sonne, stehen gelassen und danach abgeseiht. Täglich dreimal fünf bis zwanzig Tropfen mit Wasser verdünnt einnehmen. Zusätzlich können Sie diese Tinktur tropfenweise mit einer Pipette auf den Haarboden geben und einreiben. Massieren Sie die Kopfhaut so, dass Sie die Haut auf dem Schädel hin und her bewegen. Nach zwei, drei Wochen täglicher Anwendung ist der Haarausfall nach meiner Erfahrung in den meisten Fällen behoben.

Ohrentzündungen

Hier wirken die bereits genannten entzündungshemmenden Kräuter als Tees (siehe Seite 218f.). Im Sommer können Sie außerdem draußen den Spitz- oder den Breitwegerich holen. Die Blätter dieser Kräuter sind von starken Fäden durchzogen – die reißen Sie raus, drücken sie etwas zusammen und geben sie ins Ohr. Die Schmerzen hören meist sofort auf.

Außerdem hilft eine Auflage aus Polenta, also gekochtem Maisgrieß, und zwar aus gelbem Mais. Sie geben dafür einfach den Maisgrieß in kochendes Wasser, lassen ihn für wenige Minuten kochen und dann auf dem ausgeschalteten Herd ausquellen. Wenn die Polenta etwas abgekühlt, aber immer noch warm ist, streichen Sie sie auf ein Leinentuch und prüfen an Ihrer Wange, ob die Auflage auch unter etwas Druck angenehm temperiert ist. Sie sollte keinesfalls zu heiß sein, vor allem natürlich nicht bei einem Kind. Stimmt die Temperatur, legen Sie das Leinentuch mit der Polenta auf das schmerzende Ohr, darüber ein weiteres Tuch und oben drauf am besten eine Mütze, damit das Ganze nicht verrutscht. Kinder schlafen so meist sofort ein, auch wenn sie vorher lange vor Schmerzen geweint haben. Die Polenta zieht die Entzündung schnell heraus und wirkt beruhigend. Wiederholen Sie die Prozedur mehrmals, bis die Ohrentzündung vollständig ausgeheilt ist. Die Auflage sollte möglichst lange draufbleiben, man muss natürlich während dieser Zeit liegen bleiben. Lassen Sie sie also so lange wirken, wie Sie selbst oder der Betroffene Ruhe geben kann. Sie sollte aber nicht kalt werden, das würde gegenteilig wirken.

Splitter in der Haut

Sie lassen sich am leichtesten entfernen, wenn man die Haut über einem Dampfbad weich werden lässt und den Splitter dann herausdrückt. Früher wurde auf die entsprechenden Stellen Lärchenpech, also das Harz dieser Bäume, gegeben, das zog die Splitter raus. Eine Pechsalbe gab man auf Geschwüre.

Übergewicht

Hier noch ein Hinweis für eine Behandlungsform bei starkem Übergewicht: Sie können Arnikablüten mörsern und immer morgens nüchtern eine Messerspitze voll in den Mund nehmen und mit Wasser runterspülen. Es sollte aber nicht mehr als diese eine Messerspitze voll sein.

Venenleiden

Die pflanzlichen Mittel für Leiden wie Krampfadern oder dicke Beine sind Arnika, Ringelblume, Beinwell, Johanniskraut, Rosskastanie und Rotes Weinlaub (ungespritzt natürlich). Aus den

Kräutern wird Tee zubereitet. Von der Rosskastanie nimmt man die unreifen Früchte, die in der grünen Schale sind und sich noch schneiden lassen. Sie werden für eine Tinktur in Schnaps angesetzt. Das Rote Weinlaub wird ebenfalls als Tinktur angesetzt oder als Auszug in kalt gepresstem Olivenöl. Dafür die geschnittenen Kräuter in eine Flasche geben, Öl aufgießen und drei Wochen in der Wärme stehen lassen. Dabei ab und zu aufschütteln. Vom Beinwell nehmen Sie die Blätter und die Blüten als Tee und die Wurzeln, um einen Auszug oder eine Tinktur zuzubereiten.

Diese Auszüge und Tinkturen werden tropfenweise eingenommen – dreimal am Tag fünf bis maximal zwanzig Tropfen – oder mehrfach am Tag pur auf die betroffenen Hautstellen eingerieben. Auch die abgeseihten Kräuter tun gut, wenn Sie sie in Säckchen auf die Haut auflegen.

Aus den Auszügen können Sie unter Zugabe von Bienenwachs eine Heilsalbe herstellen. Das einfachste Rezept ist, auf 100 Milliliter Öl 15 Gramm Wachs zu geben. Wie das genau geht, erfahren Sie im Kapitel zur Kosmetik am Ende des Buches.

Kombinieren Sie mehrere der genannten Pflanzen in einer Tinktur, dann ist diese ausschließlich zur Behandlung von Venenleiden geeignet. Wählen Sie dagegen nur eine Heilpflanze aus, können Sie die Tinktur auch bei anderen Beschwerden einsetzen, die auf diese Heilpflanze ansprechen. Übrigens sind alle hier genannten Hilfen auch gegen Cellulite gut. Und die wohltuende Wirkung eines Bades dürfen Sie auch mit Krampfadern durchaus genießen, wenn Sie es nicht über 37 Grad erhitzen.

Warzen, Hühneraugen und Hauterhebungen

Diese Dinge werden mit wildem Krokus behandelt, den Zeitlosen des Frühlings (keinesfalls die des Herbstes verwenden, die sind hochgiftig!). Legen Sie einfach die ganze Blüte auf. Außerdem ist das Schöllkraut mit seinem gelben Saft gut, der aufgestrichen wird. Am besten wirkt das bei abnehmendem Mond. Aus dem Schöllkraut sollte man aber keinen Tee zubereiten. Zwar gibt es solche Anwendungen, aber die gehören in professionelle Hände.

Alltagstees

Um den Bereich der Tees gut abzuschließen, möchte ich Ihnen noch einige Alltagsmischungen empfehlen, die der ganzen Familie guttun. Diese Tees können Sie immer trinken, wenn Sie wollen. Sie sind sehr gesund, ausgleichend für Körper und Geist, aber nicht auf eine spezielle Heilwirkung ausgerichtet. Ich habe sie außerdem so zusammengestellt, dass sie farblich recht schön aussehen und über das Jahr etwas Abwechslung bringen. Nehmen Sie die Kräuter ungefähr zu gleichen Teilen. Auch hier müssen Sie nicht unbedingt alle Kräuter nehmen, sondern können auswählen. Aber insgesamt stellen sie schon sehr gute Mischungen dar.

Morgentee für das Frühjahr

Birkenblätter
Brennnessel
Huflattich
Schlüsselblume

Morgentee für den Sommer

Spitzwegerich
Vergissmeinnicht
Käsepappel
Holunderblüten

Morgentee für den Herbst

Frauenmantel
Kleinblühendes Weidenröschen
Goldrute
Spitzwegerich

Morgentee für den Winter

Ringelblume
Isländisch Moos
Hirtentäschel
Ehrenpreis

Abendtee Gold

Goldmelisse
Taubnessel
Mariendistel
Zinnkraut

Abendtee Silber

Baldrian
Ehrenpreis
Labkraut
Frauenmantel

Abendtee Bronze

Hopfen
Johanniskraut
Schafgarbe
Kamille

Stimmungstee

Johanniskraut
Zinnkraut
Hirtentäschel
Holunderblüte

Bürotee

Ehrenpreis
Vergissmeinnicht
Breitwegerich
Schafgarbe

Auflagen mit Kräutern

Für einige Beschwerden eignen sich Heilwickel beziehungsweise Auflagen mit Kräutern, die die Heilkraft der Kräuter über die Haut nach innen dringen lassen.

Husten und Lungenprobleme

Bei Lungenproblemen, beispielsweise starkem Husten und Verschleimung, sind Wickel mit Heublumen heilsam und angenehm. Die Heublumen holen Sie sich am besten von einer Alm, die natürlich bewirtschaftet wird. Dann wird ein Säckchen mit den Heublumen im Wasserdampf für etwa zehn Minuten aufgewärmt. Es darf nicht selbst ins heiße Wasser. Um die Temperatur zu prüfen, können Sie es sich an die Wange halten – ist das angenehm, dann ist der Wickel gut.

Dieses Säckchen kühlt schnell aus, deswegen müssen Sie es schnell auf die Brust oder den Rücken legen und mit einem großen Badetuch fest um den Oberkörper wickeln. Sie können auch zwei Säckchen nehmen und eins auf den Rücken und eins auf die Brust legen. Dann bleiben Sie tief atmend so liegen und lassen die Kräuter am besten über Nacht einwirken. Auch für Babys ist das sehr wohltuend, falls sie Husten haben oder schwer atmen können. Achten Sie aber unbedingt darauf, dass es nicht zu heiß ist: Machen Sie also den Wangentest. Und wer unter Heuschnupfen leidet, sollte eine andere Heilmethode finden, also beispielsweise einen Tee für die Lungen aus Spitzwegerich, Huflattich oder Isländisch Moos trinken. Oder er macht den Umschlag mit Zinnkraut, einem wahren Alleskönner, der die Krankheiten aus dem Körper zieht.

Mit Wickeln und Auflagen wurden sogar sehr gute Erfahrungen bei der Ausheilung von Lungenkrebs gemacht. Bei solch schweren Erkrankungen reicht es aber natürlich nicht aus, nur eine äußere Anwendung zu machen. Hier müssen sich die Betroffenen fragen, ob sie bereit sind, ihr Leben insgesamt in gesündere Bahnen zu lenken, zurück zur Natur, zum Natürlichen. Eine zweite wesentliche Frage ist die: Können sie lernen, der Natur zu vertrauen, die Gesundheit für uns Menschen vorgesehen hat und die genug wachsen lässt, was uns beim Gesundbleiben und -werden unterstützt? Ist dieses Vertrauen innerlich da, dann wird man sich auf den Weg machen, alternative Heilmethoden ihre Kraft entfalten zu lassen. Es ist ein bisschen wie das tiefe Vertrauen früherer Generationen, die sagten: »Der liebe Gott schafft das.«

Kneippen bei Husten

Eine andere sehr wirkungsvolle Möglichkeit ist eine Anwendung nach Sebastian Kneipp. Dafür tauchen Sie ein Leinentuch ins eiskalte Wasser, wringen es aus und legen es auf den Brustkorb. Ein großes Badetuch wird darüber um den Oberkörper gewickelt, dann kommt eine warme Decke drüber und so kann der kleine oder große Patient ruhen. Der Husten ist meist sofort weg. Auch andere Lungenleiden lassen sich sehr gut auf diese Weise behandeln. Bei Bedarf muss die Prozedur am nächsten Tag wiederholt werden.

Fieber

Fieber ist zunächst eine Heilreaktion des Körpers. Daher muss es nicht immer sofort unterdrückt werden. Wenn es aber zu hoch wird oder zu lange andauert – oder wenn Sie einfach Angst bekommen, um sich selbst oder um Ihr Kind oder Ihren Partner –, dann ist es natürlich besser, es etwas zu senken. Hier helfen Wadenwickel: Tücher in eiskaltes Wasser (oder in eine Mischung von Wasser mit einem Drittel Essig) tauchen, auswringen und um die Waden wickeln. Die Hitze geht dann vom Kopf weg nach unten zu den Beinen.

Auch ein Einlauf senkt das Fieber. Gerade wenn der Kranke schon fantasiert oder das Fieber lebensbedrohlich wird, ist das ein sehr schneller Weg.

Unterleibsbeschwerden

Myome und Zysten bekommt man ebenfalls mit kalten Wickeln ausgeleitet. Oder man nutzt Kräuterauflagen, vor allem mit Schafgarbe. Die werden so angewendet, wie ich es für die Heublumen bei Husten und Lungenproblemen beschrieben habe, nur dass sie dann auf den Unterleib aufgelegt werden. Auf den Wickel kommt ein dickes Leinentuch und am besten eine Art Stretchhose, sodass Sie das Ganze über Nacht wirken lassen können.

Bäder – genussvoll und heilsam

In den letzten Jahren, eigentlich schon Jahrzehnten, ist das Duschen sehr in Mode gekommen. Damit bekommt man schnell Schweiß oder Körpergeruch weggewaschen, es hat aber letztlich keine positiven gesundheitlichen Effekte. Im Gegenteil schadet man damit dem Säureschutzmantel der Haut auf Dauer. Er wird gewissermaßen nach und nach »weggespült«, und deswegen cremen und salben die meisten nach jedem Duschen, was die Haut meist nur zusätzlich belastet.

Früher wurde viel mehr gebadet, aber natürlich nicht täglich, und das ist auch gar nicht nötig. Doch so ein Bad ist für die meisten sehr angenehm und nebenbei hat es viele positive Wirkungen auf die Gesundheit. Es durchwärmt, entspannt und aktiviert den Körper und über gezielt ausgewählte Zusätze lassen sich bestimmte Heilreaktionen anregen.

Für ein Bad nimmt man sich Zeit, das allein entstresst und entschleunigt schon. Eine halbe Stunde muss man sich mindestens gönnen, wovon man zumeist zwanzig Minuten im Wasser liegt – es ist eine Entscheidung für einen Genuss für Körper und Geist. Aus meiner Sicht empfiehlt es sich, abends zu baden, denn kurzfristig betrachtet entkräftet es. Es morgens vor einem vollen Arbeitstag und allerhand Unternehmungen zu machen, das scheint mir nicht sinnvoll. Abends hingegen kann ein Bad sehr gut dabei unterstützen, den Tag abzuschließen und allmählich zur Ruhe zu kommen. Das gilt für reine Genussbäder ebenso wie für Heilbäder.

Insgesamt stärken Bäder, nur muss man dem Körper die Zeit geben, die Impulse in sich umzusetzen und die Anstöße zur Heilung und Regenerierung zu nutzen. Deshalb ist ein Nachruhen sehr wichtig – oder man begibt sich nach dem Bad gleich ins Bett zur Nachtruhe. Am besten ist es sogar, sich nach dem Bad nicht einmal abzutrocknen. Man steigt aus dem Wasser, zieht sich den Bademantel über und geht sofort ins Bett, wo man noch etwas »nachdampft«.

Vorsicht bei Herzklopfen!

Der Brustbereich sollte bei einem Vollbad nicht mit untergetaucht werden. Wenn man in einer normalen Wanne liegt, schaut er meist sowieso aus dem Wasser. Das ist gerade bei heißeren Bädern sehr wichtig, um das Herz nicht zu stark zu beanspruchen. Wenn jemand beim Baden starkes Herzklopfen bekommt, sollte er unbedingt aus dem Wasser steigen.
Bäder sind insgesamt eher etwas, womit sich weitgehend gesunde Menschen unterstützen können. Vor allem Herzkranke und Menschen mit Herz-Kreislauf-Problemen sollten andere Wege der Heilung nutzen. Kranke sollten insgesamt nicht in Wasser baden, das wärmer ist als die Körpertemperatur, sondern lieber das Badezimmer schön warm halten, um beim Baden nicht zu frieren.

Im Folgenden finden Sie einige Rezepte für gezielte Bäderanwendungen, im Kosmetikkapitel unter »Bäder für die Schönheit« eher die verwöhnenden Rezepturen und solche für eine gute Haut. Bei reinen Schönheits- oder Erholungsbädern können Sie mehrere Zutaten gut mischen. Für Heilbäder empfehle ich das nicht, dort ist es meist besser, nur eine Zutat, also ein Kraut oder eine Rindenart, zu benutzen. Jedes Bad, auch wenn Sie es in purem warmem Wasser machen würden, hat eine ausziehende Wirkung, es zieht also Giftstoffe aus dem Körper heraus und ist somit eine Reinigung. Die Wärme hat außerdem einen entspannenden Effekt. Daher ist ein Bad zwar kurzfristig erschöpfend, insgesamt aber kräftigend.

Übung

Heilkräuterbäder ganz allgemein

- Für ein medizinisches Bad werden die Kräuter oder auch Baumrinden ganz anders zubereitet als für einen Tee. Um sich den Abfluss nicht zu verstopfen, brauchen Sie ein Leinensäckchen, in das Sie die Kräuter geben. Es eignet sich auch ein Leinentuch, das Sie gut zubinden können. Außerdem sollte es möglich sein, es nach der Anwendung auszukochen, um es für einen weiteren Gebrauch zu neutralisieren.

- Geben Sie ungefähr zwei Doppelhände voll von Ihren Kräutern in das Leinensäckchen und binden Sie es gut zu. Für ein Bad wird tatsächlich eine ordentliche Menge an Heilkräutern genommen, damit sich eine Wirkung zeigt. Sollten die Kräuter fein gerieben sein, würde eine Handvoll reichen.

- Legen Sie das Säckchen mit den Kräutern in einen Topf und füllen Sie ihn mit kaltem Wasser auf. Jetzt kommt der Deckel drauf und Sie lassen die Kräuter für acht Stunden stehen. Für ein Bad am Abend machen Sie diesen Ansatz also am Morgen.

- Wenn Sie dann baden möchten, erhitzen Sie den Topf mit dem Kräutersäckchen bis zum Siedepunkt. Derweil lassen Sie die Wanne voll mit warmem Wasser laufen und geben dann das heiße Wasser aus dem Topf samt Kräutersack hinzu. Nehmen Sie keine weiteren Zusätze und natürlich vor allem nichts Chemisches.

- Jetzt können Sie wie gewohnt für zwanzig Minuten oder länger baden und sich dabei auch mit dem Säckchen waschen und abreiben.

- Danach sollten Sie für etwa zwei Stunden nachruhen oder gleich ins Bett gehen.

- Das Kräutersäckchen wringen Sie aus und hängen es irgendwo luftig zum Trocknen auf. Sie können es noch dreimal verwenden, wobei Sie dann jeweils wieder genauso vorgehen müssen: acht Stunden in kaltem Wasser einweichen, bis zum Siedepunkt erhitzen und ins Badewasser geben. Nach vier Bädern, die möglichst innerhalb von ein bis maximal zwei Wochen stattfinden sollten, leeren Sie das Säckchen aus, entsorgen die Kräuter und waschen das Tuch. Sie sollten es vor einem nächsten Gebrauch unbedingt auskochen, da es gemeinsam mit den Kräutern gewissermaßen die Krankheit aus Ihrem Körper gezogen hat und damit verunreinigt worden ist.

- Heilbäder sind ein- oder zweimal pro Woche sinnvoll. Bei rheumatischen Beschwerden können Sie auch jeden zweiten Tag baden.

Entspannungsbäder

Zur Entspannung und Beruhigung ist ein Lavendelbad ideal. Hier brauchen Sie nur maximal eine Handvoll Samen, das ist mehr als genug. Sie würden ansonsten den Geruch kaum ertragen. Lavendel beruhigt und entspannt das gesamte System, die Nerven, das Denken, das Herz. Wenn zu viel Aktivität da ist, fährt er uns etwas runter. Auch die Haut wird entspannt und Entzündungen heilen aus.

Hopfenbällchen beruhigen ebenfalls sehr gut im Bad, Kamille und Baldrian sind weitere Alternativen. Gerade nach einem stressigen Tag, der Nerven und Herz aufgeregt hat, sind sie alle gleichermaßen ideal. Vielleicht legen sie sich dazu noch eine Meditationsmusik auf – aber sie müssen das Gerät unbedingt mit einem großen Abstand zur Wanne aufstellen, damit es keinesfalls, auch nicht durch eine unbeabsichtigte, ungeschickte Bewegung hineinfallen und einen tödlichen elektrischen Schock auslösen kann.

Obwohl diese Bäder sehr beruhigend wirken, sollten Sie auch hier darauf achten, dass der Herzbereich nicht mit unter Wasser ist, um den Kreislauf nicht zu stark zu belasten. Eine lange Ruhepause danach, möglichst viele Stunden Schlaf, das bringt dem Körper die nötige Erholung.

Gerade zur Stimmungsaufhellung eignen sich die entspannenden Bäder ebenfalls sehr gut. Am besten geben Sie zusätzlich ein paar Esslöffel Natursalz mit hinein, um die Entgiftung zu verstärken. Das Bad wirkt zunächst etwas erschöpfend, vor allem wenn Sie es wärmer als 37 Grad einlassen. Wenn Sie dann aber ruhen und sich vielleicht auch gleich ins Bett legen, werden Sie am Morgen spüren, dass Sie sich leichter fühlen und eine bessere Stimmung haben.

Erkältung und Husten

Baden Sie bei den kleinsten Anzeichen einer Erkältung – die Wärme und die Entgiftung verhindern meist, dass Husten und Schnupfen durchkommen. Das Nachruhen ist natürlich hier besonders wichtig.

Bei Keuchhusten können die Kinder in Tannenzweigen baden – die genaue Anwendung finden Sie auf Seite 191.

Entgiftungsbäder

Mit einem Kilo Natursalz in der Badewanne entgiften und entsäuern Sie sehr gut. Es zieht Giftstoffe aus dem Körper und kann Sie erst mal müde machen, da der Körper ordentlich Entgiftungsarbeit leistet. Zugleich baut es den Körper über seine reichhaltigen Mineralien auf. Ein Bad mit Natursalz empfiehlt sich besonders als Teil einer Entschlackungskur. Sie können darin sogar bis zu einer Stunde liegen bleiben – das Salz hält das Wasser sehr gut warm. Möchten Sie sich einfach regenerieren, genügen drei Esslöffel Salz für eine Badewanne.

Frauenleiden

Auch viele Frauenleiden kommen letztlich von einer Verschlackung und Übersäuerung. Zysten, Myome, Vibrome können sich nach mehreren Zinnkrautbädern lösen. Es reichen hierfür Sitzbäder, die Sie täglich machen können, bis die Beschwerden abgeklungen sind. Die Schafgarbe ist ebenfalls ein gut geeignetes Kraut – es lässt sich bei jeglichen Frauenbeschwerden einsetzen. Parallel zum Bad können Sie einen Tee – so dünn wie üblich zubereitet – trinken und sich nachher das Kräutersäckchen noch über Nacht auf den Unterleib legen. Danach allerdings sollten Sie nicht noch einmal damit baden.

Schafgarbe, Zinnkraut oder auch Käsepappel wirken alle sehr gut. Selbst bei Krebsgeschwüren sind Zinnkraut und Käsepappel einen Versuch wert, als Bad und vor allem als Auflage. Sie sollten sich nur für eines der Kräuter entscheiden, bei Bädern würde ich nicht mischen.

In einem dickeren Käsepappeltee können Sie einen Stofflappen aufkochen und als Auflage auf Krebsgeschwüre legen und möglichst lange einwirken lassen. Er sollte nur keine Kühle erzeugen, also gut abdecken.

Rücken- und Knochenbeschwerden

Die Knolle der roten Pfingstrose wird ausgegraben, gewaschen und dann gerieben in ein Säckchen gegeben und genauso behandelt wie die Badekräuter. Dieses Bad ist allerdings nur für Erwachsene, denn die Pfingstrose ist hochgiftig und Sie dürfen keinesfalls einen Schluck vom Badewasser trinken. Wenn Sie diese Vorsichtsmaßnahme einhalten, haben Sie ein perfektes Mittel bei allen möglichen Beschwerden des Bewegungsapparates und auch rheumatischen Leiden. Es gibt den alten Spruch: Ein Bad heilt allen Schmerz – er bezieht sich auf die Pfingstrose. Zumindest werden Sie sehr schnell eine Besserung verspüren.

Heilbäder für junge Mütter

In der Schwangerschaft kann es sehr angenehm sein zu baden, vor allem bei Rückenschmerzen tut das gut – hier wäre ein Bad mit Zinnkraut das Beste. Allerdings sollten Schwangere sehr vorsichtig sein. Jedes warme Vollbad hat eine ausleitende Wirkung und kann deswegen eine Geburt einleiten. Vor allem wenn Frauen psychisch etwas angeschlagen sind, passiert dies noch leichter. Sie sollten also unbedingt abwägen, ob das Bad jetzt gut sein wird oder ob eine Gefahr besteht, dass frühzeitig die Wehen einsetzen. Wird der Bauch beim Baden hart, dann müssen Sie unverzüglich aus dem Wasser, denn das können Scheinwehen sein.

Auf jeden Fall sollten Schwangere nicht zu warm baden, 37 Grad sind absolut ausreichend. Auch zu lange sollte das Bad nicht dauern. Wenn der Geburtstermin bereits überschritten ist, sind Bäder ganz hilfreich, einen Impuls in Richtung Geburt zu geben – aber auch hier darf natürlich weder zu warm noch zu lange gebadet werden.

In der Zeit nach der Geburt können Bäder, auch Sitzbäder, mit Kamille die Wundheilung am Damm beschleunigen. Auch die Ringelblume oder der Lavendel leisten hier sehr gute Dienste. Wählen Sie eines dieser drei Kräuter, am besten das, was Sie vom Geruch her mögen. Baden Sie aber auch jetzt nicht zu warm und nicht zu lang, denn die dadurch intensiv einsetzende Entgiftung kann Sie so schwächen, dass die Milchbildung beeinträchtigt würde. Polenta und auch Brennnessel übrigens können den Milchfluss insgesamt gut anregen.

Heilbäder gegen Verpilzung, Neurodermitis und Ausschläge

Bei diesen Beschwerden wirkt die Eichenrinde beinahe Wunder. Für das Bad wird sie genauso zubereitet wie die Kräuter: Die Rindenstücke in einem Leinensäckchen für acht Stunden im kalten Wasser ziehen lassen, dann bis zum Siedepunkt bringen und ins Badewasser geben. Sie können auch damit insgesamt drei- oder viermal baden.

Heilerde und Sole für die Gesundheit

Zwei weitere heute beinahe vergessene Heilmittel aus der Natur sind die Heilerde und die Sole, also eine wässrige Salzlösung. Mit ihnen lassen sich ganz einfache Anwendungen machen, die eine enorme Wirkung entfalten können.

Anwendungen mit Heilerde

Jeder Bauer wusste früher, wo es in seinem Umfeld Lehm gab. Auch bei uns auf dem Hof sieht man an einigen Stellen noch die Gruben, wo wir immer den Lehm geholt haben. Er wurde vor allem für das Verputzen der Häuser innen und außen genutzt. Das brachte eine behagliche Atmosphäre, und da in diesen Lehm Stroh mit hineingemischt wurde, schirmte es die Räume von für den Menschen schädlicher Strahlung ab.

Man ging auch zu den Lehmstellen, um diese ganz feine weiche Erde für gesundheitliche Zwecke zu holen. Ob es Knochenbrüche sind, Hautverletzungen oder alles Mögliche andere, die Heilerde trägt ihren Namen nicht umsonst.

Ich habe viel in Altenheimen gearbeitet und oft mit ansehen müssen, wie die alten Leute unter offenen Beinen leiden. Als es auch meiner Mutter irgendwann so ging und die Ärzte ratlos waren, habe ich einfach Heilerde auf diese Stellen gegeben. Der Arzt ist fast durchgedreht, aber nach wenigen Tagen waren die Beine wieder in Ordnung. Es wurde die Durchblutung angeregt und alles Schädliche hat der Lehm aus dem Körper herausgezogen. Er musste nur entsprechend vorsichtig, mit Kamillenteewaschungen oder -güssen und ohne zu reiben wieder abgenommen werden.

Auflagen mit Heilerde

Das ist die typischste Anwendungsweise. Aus dem trockenen Lehm – den Sie wahrscheinlich nicht direkt aus der Natur, dafür aber beispielsweise aus dem Reformhaus oder der Apotheke beziehen werden – wird eine Paste gemischt, die dann auf betroffene Körperstellen aufgetragen und mit einem Tuch fixiert wird. Womit die Heilerde verrührt wird, hängt davon ab, was man erreichen möchte. Geht es zum Beispiel darum, einen Knochenbruch zu heilen, nimmt man Olivenöl, da es zusätzlich zur Wirkung der Erde selbst dafür sorgt, dass das Gewebe, das ja für eine Zeit stillgelegt ist, geschmeidig bleibt. Geht es darum, etwas aus dem Körper herauszuziehen, ihn zu entgiften, nimmt man Essig. Daher auch der Begriff essigsaure Tonerde.

Die Auflage wird über einige Stunden, am besten über Nacht gelassen und dann abgenommen. Hierbei braucht es etwas Geschick, damit Sie nicht nachher die halbe Wohnung putzen müssen, denn die Heilerde krümelt, wenn sie wieder abgetrocknet ist, sehr stark. Am besten stellen Sie sich in die Badewanne, legen ein Tuch auf den Abfluss und nehmen die Tücher dann von dem Körperteil herunter. Krümeln Sie alles erst einmal ohne Wasser von sich ab, nehmen Sie es mit den Händen oder Schaufel und Besen zusammen und werfen Sie es in den Müll. Danach können Sie sich abwaschen.

Heilerde bei Knochenbrüchen

Knochenbrüche wurden früher tatsächlich mit Heilerde komplett ausgeheilt, zusätzlich wurde die Stelle wenn möglich geschient, damit der Knochen wieder gerade zusammenwächst. Heute wird meist ein Gips angelegt, und dann kommen Sie mit Heilerde natürlich nicht mehr an den Bruch heran. Sie haben dennoch zwei wertvolle Möglichkeiten, sie zu nutzen.

Die Erste ist, dass Sie die Heilerde auf den frischen Bruch geben, noch bevor der Gips draufkommt. Oft muss damit ohnehin gewartet werden, weil beispielsweise die Stelle dick angeschwollen ist. Die Heilerde wird hierbei mit Essig angerührt, weil es neben der Heilung auch darum geht, Verkalkungen und Ablagerungen aus dem Knochen und dem Gewebe herauszuziehen. Bei Wirbelbrüchen, die nicht eingegipst werden, kann man ebenfalls so verfahren – nach drei Wochen sind sie meist ausgeheilt.

Wenn der Essig für die Haut – vor allem bei Kindern – zu scharf ist, kann man ihn mit Wasser verdünnen. Es ist auch möglich, bei einer mehrfachen Behandlung die Heilerde abwechselnd mit Essig und mit Olivenöl anzurühren. Essig ist gerade bei älteren Menschen wichtig, bei denen die Knochendichte bereits abgenommen hat, da tut der Essig gut. Haben Sie Essig verwendet, muss die Haut nach dem Abnehmen der Heilerde gut nachgefettet werden.

Die zweite Möglichkeit bietet sich an, wenn der Gips abgenommen wurde. Der Bruch ist dann weitgehend geheilt, aber der Knochen ist noch schwach und das Gewebe ist durch das Ruhigstellen ebenfalls geschwächt. Hier hilft die Heilerde enorm. Sie sollte dafür mit Olivenöl, am besten mit einem Johannisöl angerührt werden, dies macht das Gewebe wieder flexibel: Johanniskraut wird dafür für einen Auszug in Olivenöl angesetzt und nach drei Wochen abgeseiht. Johannisöl auf Olivenölbasis können Sie auch in der Apotheke kaufen, wenn Sie es nicht selbst herstellen wollen. Die Mischung mit der Heilerde streichen Sie wieder ein paar Millimeter dick auf die entsprechende Körperpartie, decken sie mit einem Tuch oder einer Baumwollbandage ab und lassen sie einwirken.

Auch bei Knochenverformungen hilft die Heilerde gemeinsam mit dem Essig. Eine solche Behandlung muss allerdings für zwei oder drei Wochen täglich gemacht werden. Die nach meiner Erfahrung beste Heilerde ist AION A aus der Schweiz, bei deren Abbaugebiet das Emma-Kunz-Zentrum entstand. Der langjährige Leiter des Zentrums war als Sechsjähriger an Kinderlähmung erkrankt und ausgiebige Behandlungen mit Heilerde haben ihn komplett wiederhergestellt.

Weitere Probleme mit Gelenken und Knochen

Natürlich lassen sich auch Prellungen, Verstauchungen und Gelenkprobleme mit Heilerde – in Johannisöl angesetzt – behandeln. Knieprobleme, versteifte Gelenke, Rheuma, Arthritis, Wirbelprobleme oder schmerzende Schultern – all das spricht sehr gut auf die Heilerde an. Bei Beschwerden an der Wirbelsäule muss die Heilerde entweder oben oder unten aufgelegt werden, keinesfalls an beiden Stellen gleichzeitig. Man zieht die Krankheit immer nach oben oder nach unten aus dem Körper. Dafür ist die Heilerde ideal. Auch viele Hüftoperationen könnten verhindert werden, wenn die Betroffenen Heilerde anwenden würden. Bei chronisch gewordenen Leiden und wenn stärkere Ablagerungen aufgelöst werden, dauert es natürlich länger als zwei oder drei Tage.

Oftmals braucht es zusätzlich bestimmte Übungen, die man am besten bei Therapeuten, die nach Dieter Dorn arbeiten, erlernen kann. Da die beschriebenen Beschwerden sehr oft auf eine Übersäuerung des Körpers und die entsprechenden Verschlackungen zurückgehen, muss auch die Ernährung umgestellt werden: Fleisch und Milchprodukte sollten stark reduziert werden, ebenfalls Kaffee, Alkohol und Zigaretten, die alle Säuren im Körper bilden.

Dauer der Behandlung

Für einige ist es zu unangenehm, einen solchen Heilerde-Wickel über Nacht auf der Haut zu haben. Oftmals werden eingespeicherte Ablagerungen im Gewebe so intensiv herausgezogen, dass Schmerzen auftreten. In einem solchen Fall sollten Sie mit einer Dauer von zwanzig Minuten beginnen und die Auflage bei jeder neuen Behandlung zehn Minuten länger einwirken lassen. Auf diese Weise ist es auch zweimal am Tag möglich, beispielsweise morgens und abends. Der Heileffekt ist sehr intensiv.
Wenn Sie Heilerde nur mit Wasser anrühren, dann sollten Sie sie nicht über Nacht aufliegen lassen, weil sie dann sehr schnell komplett eintrocknet. Hier eignet sich die Methode, die Dauer der Anwendung jeden Tag um zehn Minuten zu steigern.

Hautschäden

Bei Verbrennungen wird Heilerde mit einem ganz besonderen Öl verrührt: Leinöl, in dem Johannisblüten ausgezogen wurden. Ein solches Öl gehörte früher ganz selbstverständlich in die Hausapotheke, denn natürlich konnte man es nicht erst herstellen, wenn eine Verbrennung passiert war, da die Blüten für drei Wochen im Öl ziehen müssen. Dass Leinöl für die Ernährung nur relativ frisch genutzt werden sollte, spielt für diese Anwendung keine Rolle. Die Heilwirkung bleibt erhalten. Alternativ lässt sich ein Johannisöl auf der Basis von Olivenöl nehmen.

Mit diesem Johannisöl und Heilerde lassen sich, wie ich schon erwähnt habe, auch die offenen Beine, unter denen alte Leute häufig leiden, komplett ausheilen. Ein paar Anwendungen und Sie können zuschauen, wie sich wieder gesunde Haut bildet. Viele haben allerdings Angst, die Heilerdemischung auf die offenen Wunden zu legen. Obwohl das aus meiner Erfahrung gar kein Problem ist, kann man sich damit behelfen, eine sterile Gaze dazwischenzulegen. Die Packung muss nach dem Einwirken (je nach Verträglichkeit über Nacht oder kürzer) sehr vorsichtig und feucht entfernt werden: Entweder wird das Bein in einen hohen Eimer mit angenehm warmem Kamillentee gestellt oder man gießt den Tee immer wieder über das Bein, bis sich die Auflage gelöst hat. Hier darf natürlich keinesfalls gerissen und gerieben werden.

Heilerde bei Schilddrüsenproblemen

Mit Essig angerührte Heilerde können Sie bei Schilddrüsenproblemen direkt auf den unteren Halsbereich auftragen, mit einem Tuch abdecken und möglichst gut fixieren, damit Sie sie über einige Stunden einwirken lassen können. Diese Auflagen sollten für zwei bis drei Wochen täglich wiederholt werden. Da die Haut dort sehr empfindlich ist und unbedingt Essig oder zumindest eine Essig-Wasser-Lösung zum Anrühren des Lehms genutzt werden sollte, muss nachher immer gut gecremt werden. Sie können sich speziell dafür sogar eine Heilcreme, zum Beispiel mit Ringelblume, herstellen, die die Schilddrüse zusätzlich unterstützt (siehe Seite 264).

Bäder mit Heilerde

Ein Bad mit Heilerde eignet sich vor allem, wenn jemand sehr geschwächt ist. Dafür darf das Wasser aber natürlich nicht zu heiß sein. Da in recht warmem Wasser gebadet wird, muss die Heilerde hierfür auch nicht erst einweichen, man kann ihre Heilkraft gleich sehr gut nutzen. Die Haut nimmt die Mineralien auf – und zugleich zieht die Heilerde über die Haut die Gifte und Säuren heraus. Damit sind solche Bäder bei 37 Grad sehr aufbauend bei Erschöpfung, Unruhe, Müdigkeit, Schwäche allgemein. Da sie stark entgiftend wirken, eignen sie sich auch hervorragend bei rheumatischen Erkrankungen.

Noch einmal der Hinweis: Bei medizinischen Bädern sollte unbedingt darauf geachtet werden, dass der Herzbereich nicht mit unter Wasser ist, vor allem nicht, wenn das Bad recht heiß ist. Für Heilerde-Bäder gilt das ganz besonders.

Damit die Erde am Ende nicht den Abfluss verstopft, sollte der beim Ablassen des Wassers mit einem Tuch bedeckt werden, das den Lehm auffängt. Oder Sie geben die Heilerde gleich in ein Leinensäckchen, das Sie ins Badewasser legen. Früher war das sehr viel einfacher, da badeten wir in großen Holzbottichen und kippten das Wasser danach einfach mit allem, was darin war, zurück in die Natur.

Heilerde für innerliche Anwendungen

Früher wurde Heilerde nicht innerlich genommen, dafür umso öfter äußerlich. Wer sie dennoch innerlich nehmen will, kann das vor allem zur Remineralisierung des Körpers tun, denn sie enthält in hohem Maße wichtige Mineralstoffe. Damit der Körper die aber auch aufnehmen kann, sollte die Erde vorher eine Zeit lang in Wasser stehen. Sie sollten sie also in ein Glas Wasser einrühren und dann aber nicht sofort trinken, sondern erst nach ein bis drei Stunden oder noch besser am nächsten Tag.

Sole-Anwendungen

Natursalz, egal ob aus dem Meer oder aus den Bergen, kann viel mehr als nur das Essen zu würzen. Es ist seit alters ein geschätztes Heilmittel. Meistens wird dabei die Sole verwendet, also eine wässrige Salzlösung, für die Sie einfach einen Salzstein (als Himalajasalz verkauft) in ein Schraubglas mit Wasser geben. Es löst sich so auf, dass 26 Prozent im Wasser enthalten sind. Wenn Sie immer Stein und Wasser im Glas haben, passt die Mischung.

Entgiftungsbäder wurden bereits beschrieben – sie sind sehr wirkungsvoll und nutzen die Fähigkeit des Salzes, negative Energien zu vertreiben. Salz reinigt ungemein. Es ist ein uralter Brauch, zum Reinigen eines Raumes Salz in die Ecken zu streuen und am nächsten Tag oder zumindest etwas später wieder zusammenzukehren und hinauszuschaffen. Wenn es Ihnen schlecht geht, können Sie einfach einen Teller mit Natursalz unter Ihr Bett stellen – es wird Ihnen rasch besser gehen. Das Salz nimmt das Negative auf.

So ist es auch ein schöner Silvesterbrauch, mit einer Hand voll Salz alles Alte, Verbrauchte, Negative und Kranke aus der

Wohnung zu werfen. Sie stellen sich dafür bei der geöffneten Haustür auf die Schwelle, mit dem Blick nach innen ins Haus. In der Hand halten Sie das Natursalz und stellen sich vor, dass alles, was Sie für das nächste Jahr nicht mehr wollen, von diesem Salz aufgesogen wird. Und dann werfen Sie es mit Schwung und allen guten Wünschen für das Neue hinter sich zur Tür hinaus, am besten mit dem Glockenschlag Mitternacht.

Alltägliche Stärkung

Geben Sie von der Sole jeden Tag einen Tropfen in ein Glas Wasser und trinken Sie es. Es braucht wirklich nicht mehr sein als dieser Tropfen. Es war einmal eine Zeit lang Mode, ganze Esslöffel voll davon zu trinken – das halte ich nicht für sinnvoll. Dieser eine Tropfen enthält den Impuls für den Körper, der nötig ist. Natursalz ist ein Urgestein und enthält alle Mineralien, die der Körper braucht. Auf diese Weise kann er sie gut aufnehmen. Natürlich können Sie die Sole auch in der Küche zum Würzen der Speisen nutzen.

Hautunreinheiten

Ob es sich um Akne, aufgeplatzte Äderchen oder vom jahrelangen Rauchen beeinträchtigte Haut handelt, Heilerde in Sole aufgelöst macht die Haut wunderbar sanft und rein. Sie mischen die Heilerde dafür mit der Salzlösung zu einer Paste, streichen die für zwanzig Minuten auf das Gesicht, waschen sie dann wieder ab und geben eine fettende Creme, am besten mit Kamille oder Ringelblume, auf die Haut. Auch diesen Vorgang sollten Sie täglich wiederholen, bis die Beschwerden abgeklungen sind.

Schnupfen und Nebenhöhlenentzündungen

Im Akutfall, noch besser aber natürlich vorbeugend und jeden Tag können Sie eine Nasenspülung mit Sole vornehmen. Dafür brauchen Sie ein sogenanntes Neti-Kännchen, eine kleine spezielle Kanne mit einem schnabelförmigen Ausguss, den Sie in ein Nasenloch stecken können. Sie geben in diese Kanne einen Teelöffel voll Sole, gießen mit angenehm warmem Wasser auf und halten den Kopf schräg über das Waschbecken, sodass Sie die Sole in das eine Nasenloch einführen können – die Flüssigkeit fließt hinein und zum anderen Nasenloch wieder hinaus. Das machen Sie zu beiden Seiten, während Sie natürlich durch den Mund atmen.

Es ist eine uralte Reinigungsübung aus dem Yoga, mit der Sie sich ein für alle Mal von Nebenhöhlenentzündungen und verstopfter Nase verabschieden können. Man sagt ihr nach, dass sie auch die Sehkraft verstärkt, und ich habe immer das Gefühl, sie reinigt sogar das Gehirn mit. Wer diese kleine Übung jeden Morgen macht, tut wirklich etwas Gutes für seine Gesundheit.

Auch Gurgeln und Spülen mit Sole-Verdünnungen sind sehr wirkungsvoll. Dafür mischen Sie eins zu zehn Sole und Wasser. Das ist selbst als Begleitung bei Kehlkopfkrebs empfehlenswert.

In guter Zusammenarbeit

Als meine Kinder nach Unfällen im Krankenhaus lagen, habe ich von Anfang an mit dem Personal dort gesprochen und ihm deutlich gemacht: »Ich bitte Sie, Ihre Arbeit gut zu machen, und gleichzeitig möchte ich meine Kinder selbst mit Kräuteranwendungen und Ähnlichem unterstützen.« Das wurde immer akzeptiert, ich durfte sogar mit auf die Intensivstation, es gab nie Probleme, im Gegenteil: Beide Seiten konnten voneinander profitieren. Was es am Ende ist, das den entscheidenden Heilimpuls gibt, das ist gar nicht wichtig. Hauptsache, der Mensch wird wieder gesund.

So möchte ich auch Ihnen ans Herz legen, immer alles zu versuchen, was Ihnen möglich ist – im Krankenhaus ebenso wie zu Hause. Wenn Sie offen auf Mediziner zugehen, sind diese fast immer gern bereit, auch Alternativen eine Chance zu geben. Letztlich muss derjenige entscheiden, der die Krankheit hat. Es ist sein Körper, sein Leben. Und auch nur er selbst kann die Verantwortung übernehmen.

Kosmetik mit den Kräften der Natur

Auch im kosmetischen Bereich haben wir früher alles selbst gemacht, was wir brauchten. Ich mache das zu einem großen Teil auch heute so und erlebe immer wieder begeisterte Teilnehmer an Seminaren, bei denen wir selbst Reinigungsmilch, Shampoo, Creme und so weiter herstellen. Das Gute daran ist nämlich: Man weiß nicht nur, was in der Pflege drin ist, nämlich lauter naturreine Sachen, sondern kann auch auf spezielle Beschwerden eingehen und die Kosmetik um einen Heilaspekt erweitern. Dazu möchte ich Sie in diesem abschließenden Kapitel ebenfalls einladen und Ihnen zumindest ein paar der Rezepte vorstellen, die mir im Laufe der Jahre lieb geworden sind.

Bäder für die Schönheit

Wie ich schon erzählt habe, wurde früher nicht geduscht, sondern meist einmal pro Woche gebadet. Dafür wurden neben Kräutern bei bestimmten Beschwerden im Alltag vor allem Milch und Buttermilch eingesetzt. Die kamen ins warme Badewasser und sorgten für eine wunderbar weiche Haut – auch von Kleopatra weiß man bekanntlich, dass sie in Milch gebadet hat.

Die Gründe bei uns lagen allerdings woanders. In unserer streng katholischen Gegend durfte niemand den anderen nackt sehen, was sogar für uns Geschwisterkinder galt. Am besten war es, wenn man nicht einmal die eigenen Geschlechtsteile sah. Und in dem milchig trüben Badewasser war das nicht möglich. So konnten dann auch mehrere Geschwister auf einmal in den großen Holzbottich. Aber natürlich streng nach Mädchen und Buben getrennt. Es wurden sogar die Fenster verhangen und die Badezimmertür verriegelt. Jeder aber wusste, dass es an einem der Fenster zum Bad eine kaputte Scheibe gab, ein kleines Stückchen fehlte. Oft haben wir Mädchen oder die Jungs versucht, von dort aus den Vorhang ein bisschen zur Seite zu schieben, um die jeweils anderen Geschwister beim Baden zu sehen. Letztlich gab es durch dieses winzige Löchlein nicht viel zu entdecken – doch die katholische Erziehung machte einfach neugierig.

Es ging beim Baden in Milch also nicht um die guten Effekte für die Haut, obwohl meine Mutter schon damals immer zu uns Mädchen gesagt hat: So ein Bad mit Milch macht euch schön. Tatsächlich haben Milch und Buttermilch eine natürlich fettende Wirkung auf die Haut, weswegen solche Bäder heute noch zu empfehlen sind.

Hier ein paar Rezepte:

Milch-Honig-Bad

1 l Milch oder Buttermilch
150 g Honig

Milch und Honig gemeinsam erwärmen und ins Badewasser geben.

Ölbäder

100 ml Pflanzenöl
10 ml Sojalecithin

Beides gut vermischen und pro Bad 3 EL ins warme Wasser geben.

Das Sojalecithin sorgt dafür, dass sich das Öl nicht an den Rändern der Badewanne absetzt und ebenso wenig im Abfluss. Außerdem macht es die Haut fein und samtig.

Sie können für so ein Bad unterschiedliche Pflanzenöle mischen – Sonnenblumenöl, Weizenkeimöl, Olivenöl … Und auch Kräuter oder ätherisches Öl nach Geruchsvorliebe und Hauttyp lassen sich zusetzen.

Für eine besonders feine Haut

200 g Haferflocken
100 g Weizenvollkorn
2 EL Weizenkleie
1 EL Lavendel
1 EL Kamille

Haferflocken und Weizenvollkorn sehr fein mahlen und dann mit Weizenkleie, Lavendel und Kamille zusammenmischen. Pro Bad 1 EL für Kinder, 4 bis 5 EL für Erwachsene in ein Leinensäckchen und ins Badewasser geben.

Auch Kinderhaut wird damit sehr gut gepflegt. Es ist kein Nachcremen nötig. Das Säckchen lässt sich beim Baden außerdem wie ein Waschlappen benutzen.

Öle in Lebensmittelqualität

Öle können Sie »für kosmetische Zwecke« kaufen, dann sind aber bereits die wertvollsten Bestandteile herausgefiltert. Ich kaufe sie daher immer für die innerliche Einnahme, sprich für die Küche. Das geht in Apotheken oder Reformhäusern und Bioläden sehr gut. Sie enthalten dann alles, was uns auch äußerlich nährt und heilt. Öl ist nämlich auch in der Kosmetik nicht nur »Trägeröl«, sondern hat selbst pflegende und heilende Eigenschaften.
Alkohol hingegen sollten Sie für Kosmetik nur in kosmetischer Qualität kaufen. Er sollte – auch bei den entsprechenden Auszügen – nur 38 bis 40 Prozent Alkoholgehalt haben.

Duschbad

Für das Duschen, wenn Sie es denn mögen, können Sie ganz leicht ein Gel selbst herstellen, indem Sie folgende Zutaten mischen:

100 ml Betain
2 g Xanthan zum Verdicken
100 ml Kräutertee nach Wunsch
5 bis 10 Tropfen ätherisches Öl
(beispielsweise Zitrone, Orange, Minze, Rose, Lavendel oder Rosmarin)

Haarpflege

Schönes, kräftiges glänzendes Haar zeigt eine gute Gesundheit an. Und natürlich sieht es wunderbar aus. Bei den Kräuteranwendungen hatten Sie bereits Kuren gegen Haarausfall kennengelernt, die auch ganz allgemein für schönes, gesundes Haar sorgen – vor allem eine Tinktur und die Haarpackung aus Olivenöl und einem Eigelb.

Ein Shampoo lässt sich ganz leicht so herstellen:

Shampoo

140 ml Wasser
1 TL Kräuter, zum Beispiel
Kamille (für blonde Haare),
Walnussblätter (für dunkle Haare)
Melisse, Brennnessel oder Ringelblume
60 ml Betain
1 TL Zitronensaft
5 Tropfen ätherisches Öl nach Wunsch
1 TL Sojalecithin
Xanthan

Aus dem Wasser und den Kräutern einen Tee bereiten und etwas abkühlen lassen. Betain mit dem Tee mischen, dann mit dem Zitronensaft und dem Öl zusammenrühren. Am Ende Sojalecithin dazumischen. Nach Bedarf noch Xanthan dazugeben und abwarten, es dickt die Flüssigkeit langsam ein.

Eine solche Menge hält sich so lange frisch, bis Sie sie bei zwei Haarwäschen pro Woche aufgebraucht haben. Beim letzten Ausspülen der Haare sollten Sie vor allem bei härterem Wasser etwas Essig in das warme Wasser geben. Sie gießen sich das dann am besten aus einer großen Flasche oder einem Krug über den Kopf. Das macht die Haare weich und glänzend. Unsere Mutter hat das bei uns früher ganz selbstverständlich so gemacht.

Eine Haarspülung herzustellen ist etwas aufwendiger, aber auch nicht schwierig:

Haarspülung

1 l Essig
Zitronenschale
Rosmarin
Lavendel
Melisse
Rosenblüten

Alles zusammen mit dem Essig ansetzen und für sechs Wochen stehen lassen. Anschließend geben Sie 100 ml davon auf 1 l warmes Wasser zum Spülen. Mit 1 TL 70-prozentigem Alkohol wird der Auszug noch intensiver in der Wirkung.

Gesichtspflege

Wie in so vielen Bereichen haben wir Menschen auch in der Kosmetik versucht, Dinge zu erfinden, die besser sind, als sie uns die Natur gibt. Aber es ist nicht möglich. Das Natürliche ist das Beste für uns.

Reinigung und Peeling

Reinigungsmilch

Für die einfachste Reinigungsmilch geben Sie folgende Zutaten in eine Flasche und schütteln diese gut durch:

50 ml Buttermilch
2 TL Grapefruitsaft
1 TL Honig

Diese kleine Portion hält sich gut, bis sie aufgebraucht ist. Wenn die Milch schon sauer riecht, macht das für die Reinigung nichts. Zum Abschminken können Sie einfach 100 ml Öl mit ein paar Tropfen ätherischem Lavendel- oder Zitronenöl mischen.

> **Vorsicht mit ätherischen Ölen!**
>
> Ätherische Öle sollten niemals pur auf die Haut kommen, dafür sind sie viel zu stark. Epileptiker und auch Schwangere sollten mit den intensiveren Düften wie Zypresse, Ysop, Zeder, Kampfer, Rosmarin oder Minze besonders vorsichtig sein oder sie am besten nicht benutzen.

Das Schmelzen im Wasserbad

Eine Creme oder Salbe entsteht, wenn flüssige Öle mit Wachs verbunden werden und das Ganze so mehr Festigkeit erhält. Dafür muss das Wachs, manchmal gemeinsam mit Kakaobutter oder Kokosfett, in einem Wasserbad geschmolzen werden: Sie stellen dazu einen Topf mit Wasser auf den Herd und ein kleineres Metallgefäß mit den Wachsstückchen in diesen größeren Topf. Das Wasser darf allenfalls köcheln, denn wenn das Wachs zu heiß wird, verbindet es sich nicht mehr mit dem Öl. Mit der Zeit werden Sie immer mehr Geschick darin haben, das Wachsgefäß etwas aus dem Wasser zu heben und wieder hineinzusetzen, je nach Wärme und Bedarf. Öle und andere Flüssigkeiten müssen ganz langsam und unter ständigem Rühren mit einem Holzlöffel in das geschmolzene Wachs gegossen werden, damit sich alles gut verbinden kann. Kühlt zu viel vom Öl das Wachs aus, entstehen Klumpen. Ist alles verrührt, lassen Sie die Creme abkühlen und rühren dabei immer mal wieder gut durch. Bei kleinen Mengen rühren Sie weiter mit dem Holzlöffel, bis die Creme kalt und fest ist. Bei größeren Mengen nehmen Sie unbedingt den Mixer. Es reicht, wenn Sie ab und zu kurz alles durchquirlen.

Peeling

3 EL Weizenkleie
2 EL Mandeln
2 EL Trockenmilchpulver
1 EL Kräuter, zum Beispiel
Salbei, Pfefferminze, Kamille
oder Rosmarin
200 ml Wasser

Weizenkleie und Mandeln sehr fein mahlen. Tee mit den Kräutern bereiten, zehn Minuten ziehen lassen, abseihen, abkühlen lassen und langsam zu den anderen Zutaten geben, bis die Masse dickflüssig ist.

Creme

Auch wenn wir früher meines Wissens nie gecremt haben, sondern nur mit Milch, Sahne und der Speckschwarte an unserer Haut waren, habe ich heute ein großes Repertoire an Cremes, die ich mir selbst herstelle. Cremes sind anfangs etwas aufwendiger, aber nach den ersten Malen wissen Sie, wie es geht.

Pflegecreme

40 g Bienenwachs
40 g Kokosfett
200 ml Jojobaöl
100 ml Mandelöl
300 ml Orangenblütenwasser
etwa 10 bis 20 Tropfen
ätherisches Öl nach Wunsch

Bienenwachs und Kokosfett im Wasserbad schmelzen lassen. Jojobaöl, Mandelöl und Orangenblütenwasser nach und nach dazugeben und unter Rühren erkalten lassen. Ätherisches Öl untermischen, wenn alles verrührt ist.

Augenpflege

Die feine Haut um die Augen herum neigt früher zu Fältchen und kann deshalb besonders gepflegt werden. Ganz nach Wunsch kommen hier Augenpackung, Augencreme und Augengel infrage.

Augenpackung

20 ml Jojobaöl
10 ml Karottenöl
50 ml Weizenkeimöl

Alle drei mischen und in eine dunkle Flasche geben.

Diese Pflege geben Sie auf die Augenpartie, lassen Sie zehn Minuten einwirken und tupfen den Rest dann ab. Falls etwas von dem Öl in die Augen kommt, kann kurzzeitig ein Film darauf entstehen. Das ist völlig unproblematisch.

Augencreme

5 g Kakaobutter
5 g Bienenwachs
50 ml Fenchelauszug in Mandelöl

Kakaobutter und Bienenwachs im Wasserbad schmelzen. Fenchelauszug langsam einrühren. Unter Rühren erkalten lassen.

Den Fenchelauszug stellen Sie mit ganzen Fenchelsamen her, die für drei Wochen in das Mandelöl kommen. Wenn Sie den Fenchel vorher fein mörsern, reicht ein Zehntel der Menge.

Augengel

50 ml abgekochtes Wasser
1 TL Fenchel oder Augentrost
1 TL Kornblume
1 TL Xanthan

Einen Tee aus Wasser, Fenchel und Kornblume bereiten und etwas abkühlen lassen. Zum Eindicken Xanthan dazugeben, gut durchschütteln.

Masken

Dekolleté-Maske

Weizenkeimöl
Olivenöl
Mandelöl

Zu gleichen Teilen mischen und auf Gesicht und Dekolleté auftragen.

Diese Maske sollten Sie mindestens 20 Minuten ziehen lassen, beispielsweise beim Baden. Wenn Sie sie etwas abdecken, kann sie auch gut über Nacht draufbleiben. Sie macht die Haut wunderbar zart und weich. Das Olivenöl baut das Gewebe auf und sättigt es sehr gut.

Sie müssen auch nicht alle drei Öle nehmen, eins oder zwei davon pflegen ebenfalls sehr gut. Bei Couperose können Sie einen Ölauszug mit Rosmarin herstellen und für eine solche Maske verwenden.

Heilmaske bei Couperose oder Akne

Rühren Sie Heilerde mit zehnprozentiger Sole an – das heißt, Sie mischen einen Teil fertige Sole mit zehn Teilen Wasser – und tragen Sie die Paste dick auf das Gesicht auf. Bei starker Couperose, Raucherhaut oder durch zu viel Alkohol zerstörter Haut können Sie die Sole eins zu zwei mit Wasser mischen und darin die Heilerde anrühren. Lassen Sie die Packung 20 Minuten auf der Haut und rubbeln Sie sie dann ab, am besten natürlich draußen im Garten. Jetzt gut nachcremen.

Einfache Hefemaske für eine feine und reine Haut

Eine ganz simple Maske erhalten Sie, wenn Sie einen Hefewürfel mit etwas Honig zerdrücken und als Paste aufs Gesicht auftragen. Sie lässt Akne abklingen und macht die Haut glatt und fein. Durch das Vitamin B der Hefe wirkt sie schön gesättigt.

Für die Rasur

Ob für Männer im Gesicht oder für Frauen an den Beinen oder in der Bikinizone – Rasieren kann die Haut sehr belasten und wird mit den folgenden Mitteln leichter.

Rasiergel

20 ml kosmetischer Alkohol
(oder eine Lavendeltinktur)
2 g Xanthan
3 Tropfen ätherisches Öl (Zeder, Lavendel, Minze)
60 ml abgekochtes, abgekühltes Wasser
5 g Sojalecithin
5 ml Jojoba- oder Haselnussöl

Alkohol, Xanthan und Öl vermischen und fünf Minuten ziehen lassen. Wasser, Sojalecithin und Jojoba- oder Haselnussöl mischen und dazugeben.

Für Männerkosmetik ist allgemein Haselnussöl sehr gut, da es nicht so stark fettet.

Rasierwasser ohne Alkohol

40 ml Haselnussöl
4 Tropfen ätherisches Sandelholzöl
6 Tropfen Benzoe
4 Tropfen Kamille (oder Lavendel, Melisse, Myrthe)

Rasierwasser mit Alkohol

25 ml kosmetischen Alkohol
100 ml Rosenwasser (oder Kamillentee)
Ein paar Tropfen ätherisches Öl (Zeder, Rose, Minze, Zitrone)

Für beide Rasierwasser alles gut vermischen.

Körperpflege

Als wir früher Seife herstellten, war das eine Riesenaktion. Kiloweise wurde in riesigen Töpfen Rinderfett mit allerlei Zusätzen gekocht und dann lag die Seife zum Festwerden räumeweise auf den Böden aus. Wir haben sie für ein ganzes Jahr hergestellt und auch viel davon gebraucht, nicht nur zum Waschen, sondern auch für die Haare, zum Schrubben der Böden, zum Putzen und für die Wäsche. Die Kernseife war überall dabei.

Seife selbst herstellen

Auch heute lässt sich diese Seife herstellen, den meisten ist das aber zu aufwendig. Einfacher wird es, wenn Sie Seifenflocken kaufen, mit Wasser verdünnen, sodass Schmierseife entsteht. Die können Sie dann mit Düften und Zugaben verfeinern.

Salben

Wer gute Badezusätze verwendet, braucht den Körper eigentlich nie nachzucremen. Salben können verwendet werden, wenn man bestimmte Stellen besonders pflegen will, beispielsweise die Venen oder die Oberschenkel bei Cellulite.

Das Prinzip einer Salbe ist ganz einfach: Sie pflegen sich mit einem guten Öl und geben nach Wunsch noch ätherische Öle dazu oder machen aus den Ölen zuvor einen Auszug mit einem heilsamen Kraut. Ringelblume für die Venen zum Beispiel. Um aber nicht immer so ölig zu sein, vermischen Sie das Öl mit geschmolzenem Bienenwachs, wie Sie es bei der Creme kennengelernt haben. Auf 100 ml Öl kommen 15 g Wachs. Hier noch zwei andere Möglichkeiten:

Cellulite-Salbe

100 ml Sesamöl
100 ml Weizenkeimöl
1 Handvoll Efeublätter
3 Tropfen Rosmarinöl
30 g Bienenwachs

Aus Sesamöl, Weizenkeimöl und Efeublättern einen Auszug bereiten. Am Ende das Rosmarinöl hinzumischen. Das Bienenwachs im Wasserbad schmelzen lassen und den Ölauszug hineinrühren, unter Rühren abkühlen lassen.

Heilsalbe

175 ml Öl (Jojoba-, Mandel-, Sonnenblumen- oder Sesamöl)
125 ml abgekochtes Wasser
75 g Heilerde
20 g Bienenwachs
1 Prise Salz
nach Wunsch etwa
10 Tropfen ätherisches Öl

Öl und Wasser gut miteinander vermixen, es wird fast wie Mayonnaise. Die Heilerde mit einem Holzlöffel dazurühren, mixen und zehn Minuten ruhen lassen. Dann ins Wasserbad geben und erwärmen. Bienenwachs zerkleinert dazugeben, gut rühren, bis das Wachs geschmolzen ist. Nicht zu heiß werden lassen, bis 75 Grad. Salz und Öl dazurühren und unter häufigem Rühren erkalten lassen.

Diese Salbe ist naturgemäß braun vom Lehm, aber sie verstreicht sich gut auf der Haut und wirkt da auch nicht dunkel. Sie können an ätherischen Ölen hineingeben, was Sie brauchen oder mögen – sogar die Bachblüten-Notfalltropfen haben sich sehr gut bewährt. Und auch hier können Sie statt der puren Öle Auszüge verwenden, die eine bestimmte Wirkung haben. So kommen Schönheit und Gesundheit zusammen.

Stiefmütterchenpflege

Bei Neurodermitis und Schuppenflechte können Sie sich eine Paste mischen, die die Haut gut ausheilt. Sie brauchen dafür die wilden Stiefmütterchen. In Apotheken bekommen Sie Teile der gesamten Pflanze getrocknet und müssten diese dann mörsern. Frische Pflanzen sollten Sie im Mixer fein pürieren. Es sind aber wirklich die wilden Stiefmütterchen nötig, nicht die gezüchteten Zierblumen. Auch Veilchen und Hopfenbällchen könnten Sie noch dazugeben. Sie rühren die pulverisierten oder pürierten Pflanzenteile mit einem Johannisöl an – also einem Ölauszug vom Johanniskraut in Olivenöl. Die entstehende Paste geben Sie auf die betroffenen Hautstellen und lassen sie für 20 Minuten als Maske wirken. Oder Sie verarbeiten sie mit Bienenwachs zu einer Heilsalbe.

Sonnenschutz

Als Sonnenschutz kann ich Ihnen guten Gewissens nur zweierlei empfehlen: Zum einen ist es sinnvoll, sich nur mit ausreichend Kleidung und eventuell noch einem Hut gegen intensive Sonnenstrahlung zu schützen. Zum anderen sollten Sie auf Ihr Gefühl hören und die Sonne meiden oder in den Schatten wechseln, wenn Sie spüren, dass sie zu intensiv wird. Um keinen Hautkrebs zu riskieren, sollten Sie wirklich niemals einen Sonnenbrand zulassen.

Früher waren die Leute ähnlich vorsichtig. Wenn ich an die Feldarbeiten denke – wir hatten immer langärmelige Kleidung an. Mein Vater und mein Großvater haben sich ab und zu mittags das Hemd ausgezogen und für etwa eine halbe Stunde die pure Sonne auf der Haut genossen. Dann aber war es auch gut. Mein Großvater hatte sich sogar eine Wanne voll eiskaltem Wasser vorbereitet, in die er sich nach seinem Sonnenbad gelegt hat. Eine sehr effektive Kneippkur, die Sie unbedingt nachmachen sollten. Zwanzig Minuten nackt in die Sonne legen und dann kurz ins möglichst kalte Wasser. Das können Sie drei-, vier- oder fünfmal machen – es wirkt stabilisierend und stärkend. Den Kopf allerdings sollten Sie nicht mit unter Wasser tauchen, denn der Schreck des Temperaturwechsels kann dazu führen, dass die Kopfhaut »die Haare loslässt«. Auf diese Weise kann man tatsächlich Haarausfall bekommen.

Wenn wir früher merkten, dass wir uns beim Wandern oder bei der Feldarbeit etwas zu viel Sonne geholt hatten, gingen wir zum Kühlschrank, der immer voller frischem Rahm, also Sahne, war. Den gaben wir auf die Haut, wenn nötig auch drei- oder viermal hintereinander, wenn die Haut ihn immer so schnell aufsog. Auch Quark oder Joghurt helfen, sie wirken angenehm kühl und lindern leichte Verbrennungserscheinungen. In der Jugend, als wir alle möglichst braun sein wollten, haben wir uns auch mit der Speckschwarte über das Gesicht und die Haut gestrichen. Das gab etwas Fett und vor allem mehr Bräune.

Auch wenn Sie das vielleicht nicht nachmachen wollen: Zu synthetischen Cremes mit all ihren Zusatzstoffen und künstlichen Lichtschutzfaktoren kann ich nicht raten. Sie sind, oftmals gerade im Zusammenhang mit der Sonneneinstrahlung, schädlich für die Haut, auch wenn sich das oft erst nach Jahren oder Jahrzehnten zeigt. Viele empfehlen natürliche Öle zum Sonnenschutz, weiter als bis vier oder sechs reicht der Lichtschutzfaktor hier aber nicht – und das ist keinesfalls genug für ausgiebige Sonnenbäder.

Lassen Sie das Wunder der Heilung geschehen!

Meine grundlegende Botschaft an meine Klienten und Seminarteilnehmer und auch an Sie, die Sie dieses Buch zur Hand genommen haben, lautet: Es ist uns Menschen möglich, gesund zu sein und bis ins hohe Alter gesund zu bleiben. Sterben werden wir natürlich trotzdem. Das aber muss nicht nach Jahren des Leidens passieren, sondern kann aus einem Gefühl heraus entstehen, dass es jetzt genug ist. In meiner Kindheit habe ich das bei vielen alten Menschen so erlebt. Sie gingen friedlich, nach einem erfüllten Leben, als ihre Zeit gekommen war.

Ich bestreite nicht, dass das Gesundbleiben in unserer heutigen Zivilisation sehr viel schwieriger geworden ist. Aber wir haben zu großen Teilen die Wahl, was wir mitmachen möchten, was wir konsumieren möchten und was nicht. Uns stehen so viele Möglichkeiten offen, Stabilität und Vitalität zu gewinnen und über die Jahre und sogar Jahrzehnte zu erhalten. Die Bereitschaft, ein paar Veränderungen in der eigenen Lebensweise vorzunehmen, ist das Entscheidende.

Heute wird ja gern von Wunderkuren gesprochen. Ich denke, die wundervollste Kur ist es, wenn Sie lernen, auf die Natur zu achten und auch auf Ihre innere Natur zu hören. Das Wunder kann nur in Ihnen selbst und durch Sie selbst geschehen. Kräuter, Ärzte, Heiler – sie alle geben nur Impulse. Die Heilung ist das, was Sie, Ihr Körper und Ihr Geist dann daraus machen. Heilung ist möglich und ich wünsche sie Ihnen von Herzen!

Ihre
Bernadette Schwienbacher

Danksagung

Mein größter Dank gilt dem Universum für die wunderbare Fügung, die mich zu diesem Buch führte. Mein Traum war es schon seit Jahren, ein Buch über meine Erfahrungen, mein Leben und mein Wissen zu schreiben – wach gehalten durch unzählige Bitten und Anstöße von Kursteilnehmern und Klienten. Von Herzen danke ich nun Christina Vikoler, die mich als Literaturagentin »entdeckte« und weiterempfahl, Jakob Mallmann und Elena Grunwald vom Integral-Verlag für ihr großes Interesse, ihre Offenheit und die freundliche und kompetente Betreuung durch die gesamte Zeit, bis aus den ersten Ideen das fertige Buch geworden war. Und ich danke Diane Zilliges, die mir half, meine Gedanken in eine geeignete Form zu bringen. Ohne euch wäre »Wenn Körper und Seele zueinander finden« niemals entstanden – danke.

Ein herzlicher Dank geht weiterhin an all meine Wegweiser: besonders an meine Kinder, die immer für mich da sind und sich meisterhaft entwickelt haben, sodass ich mit großer Freude auf sie blicken kann. An all meine Klienten und Seminarteilnehmer über die vielen Jahre, die mich immer weiterlernen ließen. Ich danke all denen, die mich auf meinem Weg begleitet haben und mir erlaubten, auch sie ein Stück zu begleiten.

Register der Beschwerden

Register der Übungen

Bildnachweis

Fotos Innenteil:
Flora Press: 196 (Stephan Rech), 208 (Martin Hughes-Jones);
Fotolia: 195 (emer), 223 (womue); iStockphoto: 183, 197 (Avalon_Studio),
205 (IgorDutina), 207 (Picture Painters), 212 (LianeM), 224 (AndreiRybachuk),
225 (xxmmxx); Samira Suljevic: 54, 55, 56, 62, 70;
Ullstein Bilderdienst: 206 (imageBROKER / Richard Becker/FLPA).

Bildteil 1:
Privat: Bild 1-7, 9, 11-16; Samira Suljevic: Bild 8, 10.

Bildteil 2:
Privat: Bild 1, 5-6; Samira Suljevic: Bild 2-4, 7-18.

Angebote der Autorin

Als Therapeutin, Seminarleiterin und Ausbilderin steht Bernadette Schwienbacher Ihnen bei den vielfältigsten Beschwerden oder Heilungsinteressen gern zur Seite. Sie nimmt sich der Schwierigkeiten von Menschen aus ganzheitlicher, also körperlicher, psychischer, geistiger und seelischer Sicht an. Schwerpunkte sind dabei die Balance der Wirbelsäule als Basis für die Gesundheit, energetische Ursachenentfernung, Prana-Atembehandlungen und die Begleitung mit Heilkräutern, Mineralien (Schüßler) und Homöopathie.

Mehr Informationen unter: www.therapie-bz.com.

Dort finden Sie unter anderem:

- DVDs & CDs zu den Fünf Tibetern® und zu tibetischen Atemtechniken, verschiedene CDs zu Meditation, Atemtechniken sowie tibetische Mantras und Klangschalen
- Kursangebote zu den Themen Heilkräuter, Heilerde, Naturkosmetik, Atemtechniken, Fünf Tibeter®
- Ausbildungsangebote für InnerFitness®, Fünf Tibeter®, Pranaheilung, Methode Dorn, Breuss-Massage, Schamanic, Phytotherapie

- Infos zu den Gesundheitswochen auf El Hierro, die auch als Fastenwochen gestaltet werden können.
- Grundlagen für ein gesundes Leben in der Säure-Basen-Balance, gesunde Ernährung und basisch antioxidantes Wasser (www.bernadette.sanuslife.net)